명가명사의안총서8

黃煌 경방의화

명가명사의안총서8

黃煌 경방의화

지은이 黃煌
옮긴이 박주연, 유미선

1판 1쇄 인쇄 2024. 02. 01
1판 1쇄 발행 2024. 02. 05

발행처_물고기숲 • 발행인_임민수 • 등록번호_제406-2012-000004호 • 등록일자_2012. 01. 03.
• 주소_(㊥10323) 경기도 고양시 일산동구 위시티2로 11번길 11, 102-1001 • 전화_031)943-2090

값은 뒤표지에 있습니다. • ISBN 978-89-98038-93-9 93510 • 카카오톡 ID_fishwood • 카카오스토리_http://story.kakao.com/fishwood • 이메일_ fishwoodbooknaver.com • 블로그_http://blog.naver.com/fishwoodbook • 물고기숲은 독자 여러분의 의견에 귀 기울여 좋은 책을 만들겠습니다.

명가명사의안총서8

黃煌 경방의화

황황 지음
박주연, 유미선 옮김

물고기숲

서문

나는 고등학교 때 문학을 좋아했다. 소설을 읽고, 시 쓰기를 좋아했으며, 교내에서 발간하는 신문 《해바라기》를 편집했었다. 나의 꿈은 작가나 기자였는데, 중의학의 길을 걸어온 이후에도 여전히 글쓰기를 좋아했다. 학생일 때는 중의 고전 의안을 정리하고, 실습 일기를 썼다. 연구생과 교직 시절 독서노트를 쓰고, 논문·논저論著·강연 원고를 썼다. 10여 년 전 나는 공익성을 띠는 사이트에서 "황황경방黃煌經方살롱"을 연재하면서 내가 보고, 듣고, 생각한 것을 끊이지 않게 기록하여 모두가 경방經方을 배우고 응용할 수 있게 안내하였다. 글쓰기는 나를 더 신중하게 만들었고, 내 경험을 남기도록 하였으며, 여러 사람들과 공유할 수 있게 하였다. 이 세 권의 작은 책은 지난 10년간의 나의 임상과 독서, 강의와 인터뷰, 기억과 반성의 실제 기록이다.

《임상편臨床篇》은 의안으로 구성되어 있다. 의안을 정리하는 것은 중의학의 전통적인 공부, 연구방식이다. 각각의 치험례는 경험과 경방方證을 가려내는 능력을 총정리하게 하였고 사고를 활성화시킬 수 있었다. 역사적으로 의안을 정리하는 방법은 여러 가지가 있다. 크게는 기록하는 방법과 회고하는 방법이 있는데 나는 후자를 사용한다. 게다가 대부분 1인칭 서술 방식을 주로 사용하고 언어도 최대한 단순하게 하였다. 왜냐하면 나는 내 글을 읽는 독자들이 대부분 젊고 초보자가 많은 것을 알기 때문이다. 치험례는 대부분 경방의 효과적 사례이며, 비록 그 사례 수는 적지만 작은 것을 통하여 큰 것을 본다고 하였듯, 독자들 또한 경방 방증方證을 이해하고 구별하는 큰 방법을 체화할 수 있을 것이다.

《사상편思想篇》은 경방의학 이론과 발전에 대한 고찰, 그리고 나의 언론 인터뷰 기록과 약간의 강의록을 담았다. 1970년대 초반 나는 중의학을 공부한 후 한동안 혼란스럽고 막막하고 초초한 시간을 보냈었다. 1990년대 초반에야 비로소 마음을 가다듬고 경방經方이라는 길에 제대로 들어설 수 있었다. 같은 질의를 마주하고 있는 혼란스러운 학생들을 보고 참을 수 없이 키보드를 두드려 "경방이란 무엇인가", "방증이란 무엇인가", "왜 경전을 읽어야 하는가", "어떻게 경전을 어떻게 배우는가", "왜 경방을 보급하는가", "경방의학은 어떻게 발전하는가"에 대답을 하기 시작하였다. 사고와 집필을 거쳐 나는 경방을 널리 보급하려는 결심을 더욱 확고히 했고, 경방을 널리 보급하는 방향과 전략도 분명해졌다.

《운유편雲遊篇》은 여행기이자 경방에 관해 그때그때 떠오르는 생각을 적은 것이다. 몇 년 동안 나는 출국하여 강의할 기회가 비교적 많았다. 강의를 하는 곳마다 경방은 청중의 큰 환영을 받았다. 경방은 "경전처방"의 약칭으로 동한東漢시대 유명한 의학자인 장중경張中景이 쓴 《상한론傷寒論》·《금궤요략金匱要略》의 처방이다. 경방은 중화민족의 천연약물 사용의 결정체로, 선인들이 질병을 인식하고 치료하는 사상과 방법 및 경험을 담고 있다. 나는 경방을 널리 보급하는 과정에서 경방의 소중함을 더욱 체득하고 경방의 매력을 더욱 느낄 수 있었다. 이국땅의 진기한 경치가 넘쳤으나, 오직 경방만이 눈에 보였었다. 《운유편》에도 내 회고록이 일부 있는데 대부분 고향 음식에 대한 것이다. 나의 어린 시절은 물질적 결핍이 극심했다. 먹는 것이 가장 큰 즐거움이 되고 기억도 가장 깊다. 중의를 공부한 후에야 비로소 중의는 일종의 생활 의학이라는 것을 알게 되었다. 일상생활에서 얻는 지식과 경험은 중의학에서 피와 살이 되었다. 다시 말해 중의는 먹어서 나온 의학이다. 그래서 이런 고향의 보편적인 음식을 중의학에서 써보면 더 느낌이 있을 것 같다.

의학에 발을 디딘 지 43년이 넘었다. 임상과 글쓰기, 연단과 컴퓨터가 내 삶의 일부가 되었다. 나는 이생에 중의사라는 직업을 선택하게 되어 기쁘고, 경방의 세계로 들어간 것을 다행으로 여긴다. 경방은 나에게 의사가 되는 존엄과 즐거움을 줄 뿐만 아니라, 경방의 풍부한 삶의 기운과 인문적 특징은 끊임없이 나에게 글을 쓰고 강의를 하게 하는 에너지이자 소재가 되었다. 이 책의 짧은 문장은 의학적 이로움을 찾는 길에 나의 발자취를 조금이나마 남긴 것이며, 나아가 평범한 중의사의 감정을 보여주고 있다.

황황黃煌

2017년 5월 1일

역자 서문

이 책은 중국의 유명한 경방가이자 남경중의약대학의 황황黃煌 교수가 쓴 의화醫話를 우리말로 옮긴 것입니다.

《黃煌 경방의화·임상편》에 수록된 의화는 대부분 황황 교수가 십여 년간 진료하는 동안 그의 생각과 말을 기록한 것인데, 의화란 의사가 자신의 임상 경험에 대해 기록한 메모, 짧은 에세이, 수필 등의 형태로 중국 학술계의 중요한 부분을 차지합니다.

이 책은 특히 상한론과 금궤요략을 공부할 때 도움이 되며, 특별히 어려운 내용 없이 저명한 의가의 진료일기를 보는 것과 같아 한의대 본과생에게 추천합니다. 아울러 임상 경험이 많으신 임상의께도 추천을 드리는데, 그 이유는 치험례 안에서 저자가 방증에 다가가는 독창적인 방식은 독자에게 많은 통찰을 줄 것이기 때문입니다. 또한 현대의 질병을 경방의 변증 방식에 따라 치료하는 과정과 그 효과에 대해서도 엿볼 수 있어, 한의약 연구에도 영감이 될 것으로 생각합니다.

황황 교수는 중국의 다른 의가들과 다른 노선에 있다고 평가받는 의가입니다. 특히 중의학뿐 아니라 일본 한의학에서도 영감을 많이 받았기에, 이 책에는 일본의 요시마스 토도吉益東洞에게 영감을 받은 내용도 담겨 있어, 방증과 약증에 대해 관심이 있는 한의사들이 흥미 있게 읽을 수 있는 임상 치험례가 있습니다. 또한 저자는 병증의 처방과 약물을 다룰 때 객관적인 정보와 혈액검사, 조직 검사 등을 비롯한 여러 검사의 수치를 바탕으로 진료하기도 하며, 현대 실험 연구들도 적극적으로 수용하는 태도를 보입니다. 그렇기에 그의 임상경험은 매우 다채롭고 여러 통찰력을 제공한다고 할 수 있습니다.

번역 과정에서 원작의 의도와 분위기를 최대한 살리려 노력하였습니다. 하지만 언어적 차이와 문화적 이해의 한계로 인해 완벽히 전달되지 않는 부분도 있을 수 있습니다. 이 점 양해 부탁드립니다. 마지막으로 함께 번역하며 수고해주신 유미선 원장님과 물심양면으로 도와주신 신재승 원장님께 감사를 전합니다.

박주연

차례

001 관상동맥우회술 후 케어

2007-05-09 11:43

왕王 씨, 남성, 58세, 공무원, 장인江陰 사람. 2004년 11월 22일 진료를 하였다. 심계心悸, 흉민胸悶 증상이 나타난 것은 10년이 되었고, 활동성 천식이 악화된 지 3년 되었다. 환자는 10년 전 뚜렷한 유인誘因 없이 갑자기 가슴이 두근거리고, 동시에 메스껍고 식은땀을 흘렸다고 하였다. 또 가슴 통증과 압착감壓榨感이 어깨, 등으로 방사가 되어 10분 이상 지속되었으나, 휴식을 취하면 완화되었기 때문에 주의를 기울이지 않았다고 하였다. 6년 전, 위 증상들이 재발하여 장인江陰시인민의원에서 진료를 받은 후 급성심근경색으로 진단받았으나, 치료 경과는 좋지 않았다. 이후 장쑤江蘇성인민의원에서 진료를 받았고 관상동맥 조영술 검사에서 좌측관상동맥의 미만성협착이 발견되었고 87퍼센트까지 좁아져 있었다. 스텐트 삽입 및 회전마찰 등의 관상동맥 중재요법을 시행하였고 수술 후 회복이 잘 되어 일을 다시 할 수 있었다.

2002년 11월 흉민胸悶과 흉통胸痛 증상이 다시 나타났고, 가벼운 활동 후에도 호흡곤란, 피로, 심계心悸 증상이 생겨 장쑤江蘇성인민의원에 내원하였다. 관상동맥조영술을 진행한 경과 관상동맥 협착이 또다시 발견되어 상하이중산上海中山의원으로 옮겨 관상동맥우회술을 시행하였고 수술 결과는 양호했다. 하지만 몸과 머리에 각질이 많이 생기고, 가려움증이 나타나기 시작했으며, 흰색 반점이 전신의 20퍼센트까지 증가해 건선 진단을 받았다.

2003년 11월부터 또다시 기침과 함께 농과 피가 섞인 가래가 나왔고 사지무력과 수족 저림 증상이 동반되었으며, 활동 후 증상이 가중되었다. 바로 상하이중산의원에서 검사 결과 Creatine Phosphokinase 2970U/L, 흉부 CT에서 기관지염, 폐기종, 양폐 섬유증, 림프절 비대가 나타나 "다발성 근염"으로 진단받았다. Azithromycin, prednisolone, Flumucil, Metoprolol Tartrate, aspirin, Perindopril, 통심락通心絡[01], 첨이심甜爾心, 뇌공등富露施(미역줄나무), 삼등합

01 중성약.

제三藤合劑[02], 강복신액康複新液, potassium oxide, 보산심輔酸心 캡슐, Acarbose, 인슐린 주사제 등을 투여했으며 복용약이 15종이나 되었다.

치료 1년 후인 2004년 11월 검사한 결과, 폐의 염증과 섬유화가 사라졌고 양측 폐의 림프절 비대가 감소했으며 Creatine Phosphokinase가 약 297U/L로 떨어졌지만, 몸과 머리, 얼굴의 많은 곳에 피부염증과 통증이 있었고, 가려움이 그치질 않아 참기 힘들어했다. 혈중 콜레스테롤은 9.0mmol/L, 중성지방은 약 2.5mmol/L로 조절이 쉽지 않았다. 평소 팔다리에 여전히 힘이 없고 가벼운 활동 후에는 두근거림과 숨 가쁨을 느끼며 100미터 이상 걷지 못하고 휴식을 취해야 했으며, 매일 5시간 동안 산소를 흡입해야 했다. 매일 안정제와 산소를 흡입하고 잠들어야 했으며, 경제적 부담감과 함께 신체 대사 능력 저하가 심각했고 삶의 질이 매우 낮았다. 한약으로 이런 부분을 케어하기 위해 2004년 11월 22일부터 탕약을 복용하기 시작했다.

생황기生黃芪 80g, 계지桂枝 20g, 육계肉桂 10g, 적작약赤芍 40g, 백작약白芍 20g, 단삼丹參 20g, 목단피丹皮 12g, 도인桃仁 20g, 회우슬懷牛膝 60g, 자초紫草 20g, 생강生薑 4장, 대추紅棗 20매를 처방하였고 물에 달여 1일 2회 복용하도록 하였다. 그리고 아스피린, Metoprolol Tartrate, Acertil, Acarbose 등 4가지 양약을 제외한 나머지는 모두 복용을 중단하고 평소 적절한 운동을 할 것을 당부했다.

위의 한약 처방 구성은 기본적으로 변화를 주지 않고, 용량과 맛만 약간 조절하여 2005년 9월 23일 검사일까지 총 315첩을 복용하였다. 검사 결과, 콜레스테롤 5.9mmol/L, 중성지방 2.1mmol/L, 양측 폐섬유화 및 림프절 비대증을 소실되었고, Creatine Phosphokinase 정상이었다. 또 양 팔꿈치에 작은 반점만 남아 있었고, 피부발진은 소실되었으며, 통증, 가려움증 등의 불편함도 없었다. 몸무게는 86kg에서 78kg으로 줄었다. 체질이 뚜렷하게 개선되어, 아침에 태극권, 체조, 조깅, 저녁에 산책, 조깅을 하였고 매일 13,000보 이상 걸었다. 사지에 힘이 생겼고 숨차는 증상, 두근거림, 피로, 호흡곤란이 호전되었

02 중성약.

고, 정신상태도 좋아져 일상생활에 자신감이 생겼다.

2004년 11월, 환자가 다시 찾아왔을 때 나는 그를 전혀 알아보지 못했다. 눈에 띄게 살이 쪘고, 게다가 노쇠하여 당시 고위관리직으로 잘생기고 카리스마 있던 모습은 좀처럼 찾아볼 수 없었다. 이유는 호르몬 복용 때문이었는데, 그의 얼굴은 보름달과 같았고 안색은 검붉고 부은 모습이며, 전신의 피부는 온통 크고 작고 두껍거나 얇은 붉은 발진과 구진이 있었고, 그 위에는 흰 비늘 같은 각질이 일어났다. 그는 피곤한 얼굴로, 숨을 헐떡이며 자신의 상태를 천천히 이야기했고, 책상 위에는 두꺼운 병력과 검사 보고서가 쌓여 있었다.

그는 내가 그를 낫게 해주기를 바랐고, 그에게 딱 맞는 처방으로 그의 고통을 덜어주기를 바랐다. 우리는 오래 알아 왔기 때문에, 6년 전 첫 번째 심근경색 발병 당시 그에게 과루해백온담탕瓜蔞薤白溫膽湯을 처방한 기억이 났다. 하지만 마비증상이 나타나서 이후 복용을 중단했고, 결국 병이 재발해 재수술을 하였었다. 지금도 온담탕을 쓸 수 있을지를 본다면, 내 오랜 망진望診 경험으로 판단해 볼 때 그는 온담탕증溫膽湯證이 아니라 이미 황기체질黃芪體質이 되었다.

황기체질은 대량의 황기黃芪를 사용하거나 황기가 많이 들어간 처방을 쓸 수 있는 환자에 대한 약칭이다. 황기체질을 가진 사람의 안색은 대부분 황백黃白색 또는 은은한 황홍黃紅색이거나 어두운 황색으로 얼굴의 광택은 부족하고 피부는 부어 있고, 눈은 흐리멍덩하다. 근육은 부드럽고 복벽은 약하고 힘이 없어 꼭 솜베개와 같으며, 누르면 저항력과 통증이 없으며 이런 배를 나는 "황기 배"라고 부른다. 평소에는 쉽게 땀이 나고, 바람을 싫어하며, 차가운 바람을 맞으면 과민해지고 코가 막히거나, 기침이나, 천식이 나타나기도 하고, 감기에 걸리기 쉽다. 또 쉽게 부으며, 특히 하시가 붓고 손발 저림이 쉽게 나타난다. 설질은 담반淡胖하며 설태는 윤潤하다.

이런 사람을 《금궤요략金匱要略》에서는 "뼈가 약하고 살과 피부가 실한" 것을 "존용인尊容人"[03]이라고 하는데, 나는 이를 "황기체질"이라고 부른다. 중의적으로 말한다면 양기陽氣가 허虛하고 수곡水穀이 정미精微되지 않아 체내 수습담水濕

03 존귀한 용모를 가진 상류층의 사람이다.

痰이 저류된다는 것이다. 이것은 마치 늪처럼 물이 차고 축축한 모양이다.

이 체질은 유전적 요인 외에도 운동 부족, 영양실조, 질병, 노화 등과도 관련이 있다. 이런 체질은 중장년층에서 특히 흔하다. 나의 경험에 따르면 황기체질의 심혈관 및 뇌혈관 질환은 대부분 황기 사용이 필요하다. 분명히 그들은 황기가 필요하고, 더구나 많은 양이어야 한다.

그렇다면 황기류黃芪類 처방이 적지 않은데, 어떤 방법으로 처방을 선택해야 할까? 나는 황기계지오물탕黃芪桂枝五物湯이 필요할 것이라 생각했다. 이것은 고대 "존용인尊容人"의 혈비血痹와 같은 질병을 치료하는 처방이다. 구성은 간단하다. 황기黃芪 3냥, 계지桂枝 3냥, 작약白芍 3냥, 생강生薑 6냥, 대추紅棗 12매를 물에 달여 복용하도록 한다.

혈비란 무엇인가? 사지가 저리고 아픈 것이다. 장중경은 이 질환이 바로 상류층이었던 "존용인尊容人"이 걸리기 쉽다는 것을 알아냈다. 이유는 쉬기를 좋아하고 일하기를 싫어하며 음식을 즐겨 비만이 되었기 때문이다. 이런 사람들은 대부분 살이 쪘고, 근육은 부드러우며 활동을 하고 나면 땀이 등에 비 오듯 흘러내리고 숨이 차서 헉헉댄다. 또한 풍한風寒에 특히 민감하여 날씨가 조금만 차가워지면 관절이 아프고 활동에 제약이 온다. 또 잠시 앉아 있으면 몸이 저리기 시작한다. 현대의 시각으로 본다면, 혈비血痹라고 하는 것은 대부분의 중장년층에게 흔하게 나타나는 심뇌혈관질환 및 퇴행성 관절염, 고혈압, 동맥경화, 관상동맥질환, 협심증, 척추-기저동맥 혈액공급 부족 등의 질환과 비슷하다. 특히 설체舌體가 비교적 두껍고 기육肌肉이 물컹거리고 부드러우며, 움직이면 천식이 나타나고 하지가 붓는 중장년층 환자에게 자주 사용하며, 대부분은 효과가 좋았다.

왕王 씨의 병세는 황기계지오물탕黃芪桂枝五物湯만을 사용하는 것으로는 부족하고 활혈화어活血化瘀 약도 필요했다. 왜냐하면 그의 피부는 이미 거북이 등껍질 같은 상태가 되었고, 이것은 어혈증瘀血證이 외부로 표현되는 징후이기 때문이다. 경방 중 계지복령환桂枝茯苓丸은 전형적인 활혈방活血方이지만 복령茯苓은 사용하지 않아도 된다. 왜냐하면 내 경험상 이수약利水藥으로 설질舌質에 치흔齒痕이 있는 사람에게는 복령을 사용하는 것이 더 효과적이지만, 이 환자의 설질舌質은 비교적 단단하고 치흔齒痕이 없었기 때문이다. 피부가 빨갛게 달아오르는 것은 전통적으로 혈열血熱이라 하여 자초紫草를 더하였다. 심혈관 질환이므로 그때의 약을 사용하는 습관에 따라 단삼丹參을 더하였다. 그렇다면 왜 우슬牛膝을 넣었을까. 나는 주로 하지의 부종, 특히 어혈瘀血로 인한 요각통腰腿痛, 발의 부종이 있고 고혈압이 내려가지 않는 사람들에게 회우슬懷牛膝을 사용하는 것이 더 효과적이라는 것을 발견했기 때문이다.

처방에 있는 황기黃芪의 용량은 80g으로 많고, 회우슬懷牛膝의 용량 역시 60g으로 많고, 작약芍藥의 용량도 많아서 적작약赤芍 40g, 백작약白芍 20g이었다. 계桂의 용량 역시 육계肉桂, 계지桂枝 용량이 각각 30g으로 많았다. 황기黃芪의 대량 사용은 환자의 식욕이 비교적 좋을 때 고려할 수 있다. 보통 식사를 잘할 수는 있지만, 힘이 없는 사람의 경우 대량으로 황기黃芪를 사용할 수 있는 징후이다. 또 왕청임보양환오탕王清任補陽還五湯의 황기黃芪는 4냥에 이르는데, 이는 120g 정도가 된다. 우슬牛膝을 대용량으로 처방하는 것은 장쑤江蘇의 명의 수웬화徐文華 선생의 경험으로, 그는 우슬로 크롬 세포종, 복강 악성 종양 등을 치료했는데 복용량이 매우 많았고, 최대 250g까지 이르렀다. 다려서 200g을 복용하여도 이상 반응은 발생하지 않았다. 이후 하지정맥순환장애로 인한 부종, 강경화복수, 비만환자의 고혈압 등을 대용량의 우슬을 사용하여 치료한 것은 효과가 좋았다. 적작약赤芍은 활혈活血하여 혈전血栓을 제거하므로 중용重用하였다.

이 처방 중 계桂의 사용에 대해 두 가지를 이야기하고 싶다.

첫째, 육계와 계지를 함께 사용하는 이유는 무엇인가? 이것은 나의 습관적인 용약 방식이고, 최선의 방법이 아닐 수 있다. 계지의 명칭은 《상한론傷寒論》에서 시작되었고 동시대의 《신농본초경神農本草經》에는 계지의 명칭이 없다. 당대唐代의 《신수본초新修本草》에서는 "그 모계牡桂[04]의 연한 가지 껍질은 육계라고 하고, 또 계지라고 부른다"라고 하였으며, 《본초연의本草衍義》에서는 "계桂라 칭하는 것을 금해야 한다(《본경本經》). '계지桂枝'라 함은 육계나무 가지의 상피上皮

04 육계(肉桂)를 말한다. 《한의학대사전》

를 뜻하니, 가지 본체의 두꺼운 부분은 사용하지 않는다(《중경中經》)."라고 한 것으로 보아, 당송唐宋 이전의 "계지"는 곧 육계나무의 연한 가지의 상피上皮를 뜻한 것임을 알 수 있다. 현재 육계의 기본원칙은 육계나무의 줄기나무 또는 건조한 껍질인데, 이는 당송唐宋 이전에 사용되었던 계지와 같다. 그래서 대량의 계桂를 사용할 때 나는 반드시 육계를 사용하지만, 전통적인 용약用藥의 관습을 고려해 계지의 효과 역시 무시할 수 없기 때문에 계지와 육계를 동시에 사용한다.

그리고 또 하나는 왜 육계를 대량으로 사용하는가이다. 계桂는 통양약通陽藥으로 심장기능부전이 있는 사람에게 필수로 사용해야 한다. 장중경은 심각한 심계에는 계지가계탕桂枝加桂湯을 사용하고 계지를 5냥까지 사용했다. 1냥이 현대의 3g에 해당한다고 계산하면 15g에 도달해야 하며, 상하이上海중의약대학 커쉐판柯雪帆 교수의 검증 결과에 따라 "1냥=15.625g"으로 계산하면 복용량은 78g에 이른다.

다시 황기계지오물탕黃芪桂枝五物湯에 약물을 사용하는 비율로 볼 때 황기黃芪, 계지桂枝, 작약芍藥의 복용량은 모두 3냥으로 동일하며, 현재 황기黃芪는 80g, 적작약赤芍과 백작약白芍의 총량이 60g인 반면 육계肉桂와 계지桂枝는 30g에 불과하여 계지桂枝가 가장 적다. 따라서 이론적으로는 계桂의 양이 증가해도 된다. 내가 약을 사용하는 상황을 보았을 때 계지桂枝와 육계肉桂에 음陰을 상하고 혈血을 동動하게 하는 부작용·상반相反은 없었고, 연한 붉은색의 혀가 약간 담淡하게 약간 변할 수 있는데, 이는 심장 기능이 호전된 후 혈액 공급 및 산소 공급 증가와 관련이 있을 수 있다.

환자가 위 처방을 복용한 후, 효과는 점진적으로 나타났다. 보름간 복용한 후 스스로 느끼기에 호전되었다고 하며, 이후에도 꾸준히 복용하여 마침내 건강을 회복하게 되었다. 이것은 그가 인내심을 가지고 복용한 결과이다. 황기계지오물탕은 반드시 장기간 복용해야 한다.

002 말기 암을 치료할 때, 구병舊病은 상관하지 말자

2007-07-12 10:31

어제 F씨의 딸에게서 메시지를 받았다. F씨의 검진 결과, 혈색소가 10g 이상 상승했고, 몸무게는 69kg이던 것이 72kg으로 늘었다는 것이었다. 나는 이 소식을 듣고 매우 기뻤다.

F씨는 올해 82세로 평생 큰 병 없이 살다가 몇 년 전에 고지혈증이 발견되었고, 관상동맥 죽상경화증 가능성이 있다는 이야기를 들었다. 의사의 권유로 다이어트를 시작했고, 지질강하제(Drugs in Dislipidemia), 항응고제(anticoagulant) 등을 복용하였다. 그런데 작년 가을 체중이 빠지고, 빈혈이 생겨 검사를 한 결과 말기 위암으로 판정받았다. 하지만 수술을 하지 않고 한약 치료를 하였다. 설날 즈음 치료를 위해 그를 처음 보았을 때, 얼굴은 초췌하며 하지 부종이 있고, 빈혈이 심한 상태였다. 다행히 식욕은 괜찮았다.

내가 보기에 아직 생기가 있다고 느껴졌다. 경방[05]의 자감초탕가미방炙甘草湯加味方을 처방하고, 동시에 족발과 소 힘줄을 먹으라고 했다. 그는 사실 그동안 고기를 넉고 싶었는데, 그동안 건강을 위해 채식만을 했다고 하며, 고기를 먹을 수 있다는 사실에 매우 기뻐했다.

한약을 한 달 동안 복용한 후, 체중이 늘고 빈혈이 호전되었으며 식사량도 점점 늘었다. 이후 위산과다증과 입술포진이 발생했지만, 나는 신경 쓰지 말라고 하였고 계속 이전 처방을 복용하게 하였다. 올해 6월 입원을 하여 재검사를 하였는데, 위내시경 검사 결과 놀랍게도 위벽이 매끄럽고 종양도 전이되지 않았으며 종양표지자(CEA) 수치도 떨어졌다.

하지만 입원한 지 오래되지 않아 그의 가족에게서 전화가 왔다. 그의 빈혈이 또 심각해졌고 체중도 다시 내려가기 시작했다는 것이다.

오랜 상담 끝에 그의 가족이 그를 속였다는 것을 알게 되었다. 이번에 입원한 병동은 심혈관과였다. 입원 후 의사는 심혈관질환 관련약과 모티리움

05 《상한론(傷寒論)》·《금궤요략(金匱要略)》 등의 고의서(古醫書)에 기재된 처방(전)이다.

(Motilium) 등 위장운동제, 제산제를 복용시켰다. 나는 모든 심혈관약과 위장약을 복용하지 말고, 계속 한약으로 치료할 것을 권유했다. 한약을 위주로 치료하고 적절한 수혈이나 영양제를 복용하면 되기 때문이었다. 일주일 후 연락이 와 얘기하기를, 보름 전 양약을 중단하자마자 그가 편안함을 느꼈으며 소 힘줄과 족발을 매일 먹었다는 메시지를 어제 받았고, 나는 한참 동안 기뻤다.

만성일지라도 과도한 약 복용은 지양하고 영양에 좀 더 신경 써야 사람이 살 수 있다. 이것이 말기암의 치료원칙 중 하나다.

003 미만성 범세기관지염

2007-07-15 08:27

천陳 씨(여성, 21세, 학생). 반복적인 코막힘, 콧물, 기침, 가래가 6년이 되었고, 악화된 지 2년 정도가 되었다. 환자는 6년 전 뚜렷한 요인 없이 코가 막히고 누런 콧물이 나왔으며 심한 경우 관자놀이 부근의 통증이 동반되었고, 이후 기침과 누런 가래가 나왔고 양은 많지 않았다. 발열은 없었고 담혈痰血도 없었다. 장인江陰시인민의원에서 검사한 결과, 당시 흉부에는 이상이 없었고 비용종(양쪽)으로 진단받아 이비인후과에서 용종제거수술을 시행하였으며 수술 후 증상이 뚜렷하게 완화되었다. 4년 전 코막힘, 기침, 가래 증상이 다시 나타나 "부비동염"으로 진단받아 수술하였고 이후 증상이 완화되었다. 2003년 7월 위의 증상이 악화되어 계단을 오를 때 약간 숨이 차는 증상이 나타났고, 일반적인 육체노동은 가능했다. 장인江陰시인민의원 이비인후과에 입원하여 진행한 CT 검사에서 만성 부비동염이 확인되어 사골동을 통해 양측 상악골 확장술을 하여 증상은 완화되었지만, 입원 중 흉부 이상이 생겨 폐 CT 스캔과 고해상전산단층촬영술(HRCT)을 진행한 결과, 미만성 범세기관지염(Diffuse panbronchiolitis) 및 기관지 확장, 국한성 폐기종, 경도 폐섬유증 소견을 받았고 이후 푸단復旦대학부속중산中山의원에 입원하였다. 입원 기간의 병리검사 결과는 기관지 확장, 우측 기관지 점막 만성 염증, 우측 하부 기저부 미만성 세기관지염이고, 진단받은 바는 ①특발성 폐간질 섬유화, ②미만성 범세기관지염 및 기관지 확장, ③만성 부비동염이다. 미만성 범세기관지염 진단은 확정되지 않았다. 입원 중 흉부 압박감, 양쪽 폐에서 긴습성 천명이 들렸으며 항경련제, 복애력福愛力[06]을 경구 투여했다. 같은 해 8월 22일 퇴원 시, 기침 증상은 완화되었고 흉부 압박 증상도 확실히 사라졌다. 왼쪽 아래 폐에서 수포음이 들리고 오른쪽 폐에서 약간의 건조음이 들려 의사는 복애력福愛力을 장기간 복용해야 한다고 말했으나, 퇴원 후 간기능에 이상이 있어 한약 치료를 위해 양약 복

06 항생제 erythromycin.

용을 중단했다.

2003년 9월 8일 초진 시 환자는 기침, 가래, 누렇고 진득한 콧물이 많이 나오고, 발열과 두통은 없었다. 안색은 어둡고, 얼굴엔 여드름이 났고 등에는 발진이 생겼다. 월경 주기가 불안정하고, 생리통이 있으며 음식을 받아들이기 힘들어했다. 설홍舌紅하고, 태苔는 박황薄黃했다. 시호柴胡 15g, 생감초生甘草 5g, 황금黃芩 20g, 제반하制半夏 6g, 당삼黨參 12g, 생석고生石膏 20g, 연교連翹 20g, 산치자山梔 10g, 생강生薑 3장, 대추紅棗 5매를 처방하였고 매일 1제를 복용하게 하였다.

2003년 9월 25일 재진 시 기침이 사라졌고, 여전히 누렇고 진득한 콧물이 나왔으며 양은 확실히 줄었다. 안색은 이전보다 밝아졌고 여드름과 등의 발진도 호전되었다. 위 처방에서 황금黃芩 25g, 생석고生石膏 30g, 연교連翹 40g, 대추紅棗 10매로 용량을 조절하였다.

11월 11일 재검사 결과 Gamma-glutamyltransferase 48U/L, Alanine transaminase 79U/L, Aspartate Transaminase 55U/L 수치가 이전에 비해 호전되었으며 여전히 기침, 누런 가래, 진득한 콧물은 가끔 나왔다. 2003년 11월 22일 시호柴胡 12g, 생감초生甘草 6g, 황금黃芩 12g, 제반하制半夏 10g, 당삼黨參 12g, 생석고生石膏 15g, 연교連翹 30g, 치자山梔 10g, 길경桔梗 5g, 생강生薑 3장, 대추紅棗 10매로 처방하였다.

2004년 1월 15일 중산병원에서 흉부 CT 재검사 결과, 폐의 문양이 뚜렷하고 폐에 섬유결절이 발견되지 않았다. CT 검사 결과를 보고 중산의원 의사들도 매우 놀랐으며, 환자 스스로 느끼기에도 변화가 매우 컸고 식욕도 전보다 좋아졌으며, 기침·흉민·콧물 증상은 이미 사라졌다. 환자도 의식 변화가 있었고, 식욕이 좋았으며 기침과 가슴 답답함, 콧물 증상이 없고 여드름과 등 발진이 현저히 감소했으며, 월경 주기도 안정화되었으나 생리통은 뚜렷하게 좋아지지 않았다. 체질개선을 위해 일정 기간 위 처방을 소량씩 계속 복용하게 하였다.

2004년 9월 12일 연락했을 때 그의 어머니는 매우 기뻤다. 환자는 학교에서 공부하는 동안 한약 복용을 이미 중단했고, 간기능 및 기타 검사 지표는 정상이었으며, 7월에 진행한 CT 검사에서 양 폐에 이상이 없는 것으로 나타났고 이는 1월 검사와 동일했다고 하였다. 또 현재 환자의 피부는 윤기 있고, 체중은 증가했으며 건강 상태가 매우 좋다고 하였다.

미만성 범세기관지염(DPB)의 특징은 일종의 독특한 임상 질환인 부비동–기관지 증후군으로 만성 부비동염과 기관지 염증이 특징이 있으며, 호흡기 특징은 만성 기관지염이 나타난다는 것이다. 주요 임상증상은 만성 기침, 가래 및 활동 후 호흡곤란이며 호흡 장애도 유발할 수 있다. 반복적인 폐 감염이 자주 발생하고 호흡 부전을 유발할 수 있으며 대부분의 예후가 좋지 않다. 최근 서양의학에서는 에리트로마이신(erythromycin)으로 장기간 치료하여 미만성 범세기관지염(DPB)의 예후가 개선되기도 했다. 이 질병은 일본에서 드물지 않게 나타나며, 발병률은 폐기종과 비슷하다. 중국에서도 이 질병에 대한 사례 보고가 있다.

천陳 씨는 비교적 건장하고, 여드름이 얼굴 전반과 등까지 있고, 입술이 붉고 두꺼웠으며, 비염 때문에 콧소리를 냈다. 눈은 크지 않고 외꺼풀이며 성격이 비교적 시원시원하여 말할 때 목소리도 큰 편이었다. 또 무좀이 있고 양말 냄새가 고약하다고 말했다. 내 경험에 의하면, 천陳 씨에게는 소시호탕가청열약小柴胡湯加清熱藥을 사용할 수 있다.

임상문헌을 통해 보았을 때, 소시호탕은 호흡기질환을 치료하는 데 사용할 수 있다. 청나라 명의 당용천唐容川이 말하길, 《내경內經》에서는 "해수咳嗽는 오장육부에 모두 있어 위胃에 모이지 않는 바가 없고 폐와 관련되지 않는 바가 없으니"라고 하였으니, 이 처방은 능히 폐위肺胃를 치료할 수 있으며, 소시호탕만 한 것이 없다고 하였다.

소시호탕은 기침 치료의 기본방으로 사용된다. 임상적으로 소시호탕은 대부분 다른 약재를 가감하여 사용한다. 《상한론傷寒論》의 소시호탕 조문에는 "만약 기침이 있는 경우…… 오미자五味 반 되升와 건강 두 냥兩을 더한다"라는 기록이 있다. 《소심양방蘇沈良方》에는 "원우 2년(1087)에 남녀노소 할 것 없이 기침이 유행하였는데, 본방(즉 소시호탕)에서 인삼, 대추, 생강을 빼고, 오미자, 건강을 각각 반 냥씩 더하여 복용하니 모두 나았다"라고 하였다.

이런 기침은 한의학에서 말하는 한해寒咳이다. 내 경험에 따르면 대부분의 환자가 감기 후 기침이 낫지 않고 약간의 풍한風寒 혹은 자극적인 냄새에 노출되면 증상이 악화되어 항생제를 복용해도 뚜렷한 효과가 없는 경우가 많았다. 이때 소시호탕小柴胡湯에 건강과 오미자를 넣으면 효과가 있다. 목이 빨갛게 붓고 기침과 가래가 노랗고 몸에 열이 많고 땀이 많이 나는 "열해熱咳"의 경우 오미자五味子와 건강乾薑을 넣으면 안 되고 석고石膏, 연교連翹, 산치자山梔子 등을 넣어야 한다. 이 환자가 바로 이런 경우이다.

황금의 경우 한 번에 25g까지 사용하였는데, 이는 이시진李時珍 선생께서 황금으로 기침을 치료한 경험을 참고한 것이다. 이시진은 21세에 기침을 심하게 앓은 적이 있는데, 이때 황금을 써서 나은 경험을 다음과 같이 서술하였다. "골증발열骨蒸發熱로 입은 옷이 마치 불에 닿은 듯하고, 매일 사발을 채울 정도로 가래를 토하며, 여름철에는 번갈煩渴하여 갑갑하고 갈증이 나서 먹고 자는 것을 전혀 할 수 없게 되니, 이후에 부친께서 이르길 "황금 한 냥을 물 두 잔과 달이는데, 한 잔이 되게 달여 복용하라"고 했고, 다음 날 열이 다 내리고 가래와 기침 모두 나았다고 하였다(《본초강목本草綱目·초부草部·제13권第十三卷·황금黃芩》). 임상적으로 특히 입술과 인후가 붉고 가래와 콧물이 진득하고 노란 사람은 반드시 중용重用해야 한다.

산치자山梔子와 연교連翹는 특히 흉격 사이의 울열鬱熱을 제거할 수 있으며 흉민胸悶, 담황痰黃, 번조煩躁, 불안不安한 사람은 두 가지 약재를 함께 사용해야 한다. 연교는 꼭 사용해야 하며 원방에는 그 양이 40g에 달한다.

석고는 밖으로는 피부의 열을 내릴 수 있으며, 안으로는 폐와 위의 화를 내리는데, 호흡기 감염에서는 석고를 단독으로 사용하거나 마황과 배합하여 마황행인석고감초탕을 처방하거나 혹은 소시호탕과 함께 사용한다. 일본의 한의학자들은 소시호탕에 석고·길경을 더하여 상기도의 아급성 또는 만성염증을 치료한다.

독자는 천陳 씨에게 기침 외에도 여드름과 비염 두 가지 증상이 더 있었음을 기억할 것이다. 이 두 질환은 현대의학에서 피부과와 호흡기과로 나뉜다. 그러나 고대 한의학의 관점에서 피부, 비강 및 폐는 모두 동일한 관점에서 본다.

이는 《소문素問·육절장상논편六節藏象論篇》에서 "폐는 기의 근본으로…… 그 영화로움은 털로 나타나며, 그 충실함은 피부로 나타난다"라고 하여 피부와 폐가 상통相通한다고 설명한 것에서 알 수 있다. 《영추靈樞》에서는 "폐기는 코로 통하며, 폐가 조화로우면, 코로 능히 냄새를 맡을 수 있다"라고 하였고(〈맥도脈度〉), 또한 "폐가 병들면 호흡이 가쁘면서 콧방울을 벌름거린다"라고 하였다(〈오열오사五閱五使〉).

이처럼 사람의 후각은 폐와 관련이 있으며 비강은 호흡기의 일부다. 옛사람들은 인체를 매우 자세하게 관찰했다. 이 환자의 여드름과 비염은 모두 이른바 폐열肺熱로 인한 것으로, 따라서 청폐열淸肺熱하는 처방을 사용하였다. 즉 소시호탕에 가감하여 여러 질병을 동시에 치료할 수 있는 것이다. 마침내 환자는 아름답게 변했다.

이 치험례에서 주목할 만한 부분이 있다. 소시호탕小柴胡湯은 간질성 폐렴을 치료할 수 있을 뿐만 아니라 간기능 또한 향상시킬 수 있다는 것이다. 일본에서는 소시호탕이 간질성 폐렴과 간기능 부전을 유발할 수 있다고 보고하여 소시호탕에 대한 일본 사회의 극심한 공포를 불러일으켰다. 그러나 이 치험례에서도 소시호탕을 장기간 복용한 결과 간질성 폐렴이 완치되었을 뿐만 아니라 간기능 또한 회복되었다는 것을 알 수 있다. 이는 소시호탕을 전통적인 방식에 따라 사용해야만 비교적 안전하다는 것은 보여준다.

004 틱장애와 마황부자세신탕麻黃附子細辛湯

2007-08-16 21:47

이틀 전 장張 씨가 진료를 보러 와서 한 달 동안 불면증으로 고생했다고 하였다. 수면제 복용은 원하지 않고, 한약으로 치료하고자 했다. 그는 한의학에 믿음이 있었고 특히 내 처방을 신뢰했다. 왜냐하면 내가 그의 아들의 고질적인 틱장애를 치료해 줬기 때문이다.

3년 전의 치험례이다. 고등학생인 그의 아들은 머리를 늘 흔들고 어깨를 으쓱거리며[07] 행동을 스스로 제어할 수 없었다. 장張 씨는 아들을 데리고 다니며 진료비로 약 200만 원[08]쯤 썼지만 효과를 전혀 보지 못했고, 마침 장張 씨의 친척이 우리 부서의 운전사였기 때문에 추천을 받아 내게 진료를 받으러 찾아왔다. 그의 아들은 키가 180cm 이상으로 크고 외모도 늠름했다. 일단 먼저 시호가용골모려탕柴胡加龍骨牡蠣湯과 온담탕溫膽湯 등을 처방했고, 효과는 있었지만 뚜렷하지 않았다. 이후 마황부자세신탕麻黃附子細辛湯에 대황大黃, 감초甘草, 생강薑, 대추棗를 더하여 처방함과 동시에 내가 직접 만든 정풍定風캡슐(반하半夏, 천마天麻, 전갈全蠍, 지네蜈蚣)을 복용하게 하였다. 이 약을 먹은 후 증상이 매우 빠르게 호전되었다. 환자 스스로 신뢰가 상승하여 약을 꾸준하게 복용한 결과, 반년 만에 회복할 수 있었다.

당시 마황부자세신탕麻黃附子細辛湯을 처방한 근거로 첫째는 환자의 피부색이 어두운 편이었다. 즉 마황체질이다. 둘째는 성격이었다. 그는 활동적이지 않고 말이 많지 않았다. 셋째는 잠을 잘 자고 불면증이 없었다. 청열잠양진정清熱潛陽鎮靜의 효과가 없는 이상 아예 반대 방향으로 발산제發散劑를 사용해 흥분을 시켜 과연 "기인여광其人如狂"의 반응이 나타나는지 지켜보았고, 뜻밖에도 고질병이 치료되었다. 이것은 매우 기쁜 일이었다.

돌이켜 생각해 보면, 정신병 치료에 경방을 사용하는 많은 의가들이 있

07 틱장애의 행동장애이다.

08 본서에서는 중국 화폐단위인 위안(元)이 아니라 한국 화폐단위인 원(圓)으로 표기하였다.

었다. 정신병에도 마황부자제麻黃附子劑를 사용하는데, 그 안에 깊은 이치가 있다. 충분한 발산 없이 충분한 억제를 할 수 있겠는가? 요즘 틱장애를 겪고 있는 아이들을 볼 때, 적절한 처방 외에도 부모들에게 아이들의 운동량을 늘려야 한다고 당부한다. 특히 하루 한 번은 땀을 뻘뻘 흘리는 게 좋은데, 여기에서 처방했던 방제에 대한 생각이 시작되었다.

005 사람들이 따라 쓰는 경방

2007-11-01 13:07

내 처방 중 사람들이 따라 쓰는 몇 가지 처방이 있다. 이 처방들이 난치병을 치료했다는 이유로, 여러 사람들에게 보물 같은 처방이 되었다.

하나는 저령탕가산치자猪苓湯加山梔子이다. 이 처방을 통해 줄곧 중년 여성들의 오래된 방광염과 요혈尿血을 치료해 왔는데, 이 질환은 매우 사람을 괴롭게 한다. 피곤하면 발생하고 요혈과 소변 시 통증을 유발하고, 허리가 아프며 배가 고프고, 심지어 열이 나기도 한다. 한약·양약 모두 적지 않게 사용하여도 바로 이렇다 할 효과가 없는 경우가 많은데, 나는 저령탕가산치차猪苓湯加山梔子를 처방했고 중년 여성들은 곧바로 효과를 보았다. 이 처방은 같은 증상을 호소하는 많은 여성들에게 사용되었다.

다른 하나는 계지복령환가회우슬桂枝茯苓丸加懷牛膝이다. 환제를 탕제로 바꿔서 처방했다. 그 당시, 한 운전기사가 그의 연로한 외할아버지의 소변 저류가 오래되고 낫지 않아 좋은 처방을 수소문하고 있었다. 노인은 소싯적 유격대장으로, 키가 크고 체격이 건장하며, 안색이 검붉다고 들었다. 나는 그의 하초에 어혈이 있다고 진단하고 계지복령환가회우슬을 처방했다. 그는 약을 복용한 지 3일 만에 도뇨관을 뽑고 퇴원했다. 사람들은 모두 기묘한 처방이라 여겨 전립선 질환을 앓고 있는 노인들에게 앞다투어 따라 처방했다.

또 하나의 처방은 시령탕가연교柴苓湯加連翹이다. 이 처방은 내가 암 후유증에 자주 사용하는 처방이다. 조성은 간단하지만, 그 효과는 좋았다. 복용 후, 환자는 감기에 잘 걸리지 않고, 식욕이 증가하였으며, 대변도 점차 형태를 갖춰갔다. 항암치료의 부작용을 완화시키는 데에도 효과가 있어 복용하는 사람이 많았다. 그 당시 한 중년의 폐암 환자가 처방을 받기 위해 찾아왔는데, 수술 후 3년간 중단 없이 복용하였고 스스로 느끼기에 몸이 아주 좋았으며 하루 4km 이상을 걸어도 지치지 않고 걸을 수 있었다고 한다. 그는 나에게 난징南京 종양의원腫瘤醫院의 재검사결과를 알려주었는데, 원래 크게 있었던 종격림프절은 이미 없어졌고, 각종 검사 지표는 모두 정상이라고 했다. 나는 그에게 계속

위 처방을 복용하라고 당부했다. 노인은 적지 않은 환자들이 이 처방을 따라 사용하였다고 기뻐하며 말을 전했다.

이 처방들은 내가 만든 것이 아니라 바로 수천 년 동안 전해 내려오는 경방, 즉 장중경의 처방이다. 많은 사람들이 따라 쓴다니 나는 매우 기뻤다. 이는 경방이 실용적이고 매력적이라는 것을 말해 준다. 자세히 생각해 보면, 한의학의 많은 처방은 바로 이렇게 민간에서 널리 전파되어 왔으며, 끊임없는 수정과 보완을 통해 최종적으로 완성된 것이 오늘날의 경방이다. 민간에서 널리 베끼고 인정받는 처방만이 생명력 있는 처방이라고 할 수 있다.

006 혈소판 감소성 자반증

2007-12-28 16:41

쇼그렌증후군으로 인한 혈소판 감소성 자반증을 앓고 있는 쑤蘇 씨가 오늘 세 번째 진료차 내원하였다. 쑤蘇 씨는 한약치료 효과에 매우 만족했는데 혈소판 수치가 130×10^9/L까지 증가했으며 정신상태 또한 양호했다. 최근 반년 동안 그는 병을 고치는 데 수백만 원을 썼지만, 현재 6가지 한약재만으로 건강을 빨리 회복하였으니, 어찌 만족하지 않겠는가?

쑤蘇 씨는 살이 쪘고 피부는 흰 편이고 줄곧 건강했었다. 올여름에 갑자기 심박수가 빨라지더니, 병원 검사결과 혈소판 수치가 16×10^9/L로 매우 낮았으며, 쇼그렌증후군으로 인한 혈소판 감소성 자반증으로 진단받았다. 비장 절제 수술을 받은 이후 호르몬제제를 복용했고, 이후 혈소판 수치는 약 30×10^9/L 정도로 회복된 상태를 유지하였다.

한 달 반 전, 쑤蘇 씨는 한약 치료를 통해 기적이 일어나기를 바라며 다른 사람의 소개로 나에게 진료를 받길 원했다. 당시 쑤蘇 씨는 양 하지에 자반이 있었고, 매일 근육주사를 맞은 탓에 멍이 빠지지 않아 다리는 온통 어두운 자줏빛이었다. 또 비정상적으로 갈증이 나서 물을 많이 마셨으며 밤에 잠들기를 힘들어하였다. 땀이 나고 손발에는 열이 났으며 시야가 흐리고, 대변은 밤처럼 딱딱하고 건조했다. 월경 상태를 물어보니 보름 내내 월경이 그치지 않았으며 양이 많았고 덩어리가 나왔다고 했다. 혀는 암홍暗紅하고 건조하였으며, 맥은 102회/분으로 활삭滑數했다. 이에 나는 황련黃連 6g, 황금黃芩 20g, 대황制大黃 10g, 생지황生地 40g, 백작약白芍 30g, 아교阿膠 20g을 처방했다. 약 2주 복용 후 쑤蘇 씨를 다시 뵈었을 때, 그는 흥분하여 나에게 말하기를, 약을 복용한 지 1주일 만에 혈소판이 98×10^9/L로 상승하였고 피하자반이 사라졌다고 하였다. 또한 대변도 시원하게 보았고 몸에 땀이 나던 것도 없어지고, 시야가 뚜렷해졌으며 잠도 잘 자고 다래끼가 났지만 빨리 회복되었다고 말해 주었다. 이 기간에 혈전이 사라졌고 호르몬제제 사용량도 줄었다고 한다. 맥은 90회/분으로 활滑하였다. 이전 처방에 생지황生地 50g, 백작약白芍 40g을 더하여 계속 복용하게 했고, 호르몬제 복용을 중단하도록 제안하였다. 한 달여간의 치료 끝에 쑤蘇 씨의 혈액 수치가 정상으로 회복되어 나도 매우 기뻤다.

쑤蘇 씨에게 사용한 처방은 경방인 삼황사심탕三黃瀉心湯과 황련아교탕黃連阿膠湯의 합방이다.

사심탕은 삼황사심탕이라고도 불리는데, 대황, 황련, 황금의 3가지 약재로 이루어져 있으며, 그 기원은 매우 오래되었다. 《사기史記》에 나오는 "화제탕火齊湯"에서 처음 기록되어 있고, 《금궤요략金匱要略》에 실려 있는 처방으로, 토혈吐血과 뉵혈衄血을 치료하는 데 사용되었다. 후세에서도 출혈 치료에 사용되어 그 효과가 탁월했으며, 현재 지주막하출혈, 뇌졸중, 코피, 혈소판감소성자반병, 상부위장관출혈 같은 출혈성 질환을 치료하기 위해 사심탕을 사용하는데, 여러 번 사용할수록 효과가 좋다.

황련아교탕黃連阿膠湯은 《상한론傷寒論》에 최초로 기록되어 있다. 원문의 주치主治는 "심중번心中煩, 부득와不得臥" 여섯 글자로 매우 간단하지만, 출혈에 반드시 아교를 사용하는 것이 중경의 습관이기 때문에 이 처방은 반드시 출혈에 사용되어야 한다. 이러한 아교의 쓰임은 교애탕膠艾湯, 온경탕溫經湯 같은 처방에 아교가 사용되는 것에서도 확인할 수 있다.

그렇다면 왜 생지황生地을 넣었을까? 양음養陰을 할 뿐 아니라 지혈의 목적도 있다. 생지황은 고대의 지혈약이다. 자감초탕에는 대량의 생지황이 들어가는데, 이것은 지혈 작용을 위해서이다. 이 밖에도 《금궤요략金匱要略·부인산후병맥증치婦人産後病脈證治》의 천금내보당귀건중탕千金內補當歸建中湯 조문에 따르면 "……붕루崩漏로 출혈이 멎지 않을 때는 지황地黃 6냥과 아교阿膠 2냥을 가하여……"라는 기록이 있다. 생지황으로 지혈을 하려면 많은 양을 사용하여야 하는데 보통 30g 이상이 적당하며, 나는 최대 80g까지 사용한다.

007 봄에 많이 사용하는 제번탕除煩湯

2008-04-09 22:20

유채꽃은 노랗고 의사는 바쁜 "봄"이다. 이 시기에는 비교적 예민한 환자가 많다. 대다수는 현훈·두통·불면·다몽多夢·피로·체력저하·정신부진精神不振 등을 호소하며 우울증, 불안장애로 진단되는 사람도 있고 신경증으로도 진단되기도 한다.

봄에는 복숭아가 붉고 버드나무가 푸르고 꾀꼬리가 날고 풀이 자라며 인체의 양기陽氣가 울체되어 쉽게 기가 정체되거나 기가 역행하는데, 위의 병증病證이 나타난다. 이때 보익補益하는 치료는 필요하지 않으며 청열해울제번淸熱解鬱除煩의 방법이 필요하다. 내가 자주 사용하는 처방은 반하후박탕半夏厚朴湯, 사역산四逆散, 치자후박탕梔子厚朴湯, 육일산六一散이며, 약자는 황금黃芩, 연교連翹 등이다. 특히 제번탕除煩湯을 가장 많이 사용한다.

제번탕除煩湯은 사실 치자후박탕梔子厚朴湯의 가미방이다. 치자梔子, 후박厚朴, 지실枳實, 황금黃芩, 연교連翹, 반하半夏, 복령茯苓, 소경蘇梗의 8가지 약재를 사용하기 때문에, 팔미제번탕八味除煩湯이라고도 한다. 초조와 불안을 해소해 주고, 수면을 개선하며 특히 봄에 땀과 열이 많이 나는 사람들에게 매우 효과적이다. 만약 소변이 노랗고 소변볼 때 통증이 있는 사람은 육일산六一散을 더하고, 만약 심하心下에 비통痞痛이 있는 사람은 황련黃連을 더한다. 치자후박탕梔子厚朴湯은 고전의 제번방除煩湯이며, 《상한론傷寒論》에서는 "심번복만心煩腹滿, 와기불안臥起不安"을 치료하는 데 사용했다. 수많은 불안장애 및 우울증 환자들이 많이 호소하는 흉민胸悶, 복부팽만 등의 신체적 증상에 이 처방을 사용하면 흉격胸膈을 넓히고 복부팽만을 제거하며 환자의 정신을 맑게 하고 기를 순환시킬 수 있다.

학생 시절을 회상해 보면, 고향의 민간 의사는 항상 "기화氣火"에 대한 이야기를 했다. 즉 기울氣鬱이 화火로 변한다는 것인데, 이 화火는 항상 불면不眠·흉민胸悶·번조불안煩躁不安·두훈頭暈·두통頭痛이 생기게 하고, 혹은 기침이 그치지 않게 하며, 심한 경우 인통咽痛·구고口苦 혹은 토혈吐血·뉵혈衄血 혹은 복부팽만·

복통까지 유발하게 된다. 이때 온보溫補·양혈養血하거나고 양음윤조養陰潤燥하는 약을 사용해서는 안 된다. 반드시 산치자山梔, 황금黃芩, 비파엽枇杷葉, 지각枳殼, 후박厚朴, 목단피丹皮 등의 약재를 사용해야 하며, 맥이 삭數하고 심번心煩한 자는 마땅히 황련의 고미苦味로 해결해야 한다.

위의 증상들은 오늘날의 불안장애, 우울증, 신경증, 기관지염 또는 기관지 확장증, 기능성 위장병 등이 해당되며, 이런 기화氣火 질환은 봄에 가장 많이 나타난다. 고향의 민간 의사가 말하기를 봄에 간이 왕성하기 때문이라고 했다. 실제로 이런 환자들은 대부분 정서적으로 불안정하고 조급하며 답답한 사람이 많다. 임상을 통해 얻은 이러한 경험들은 매우 단순하고 매우 유용하다. 내가 쓰는 제번탕은 고향의 민간 의사가 치료한 기화氣火질환의 경험적 집합체이다. 나는 이 처방을 오랜 기간 동안 수없이 사용하였다. 며칠 전, 한 학생이 기뻐하며 알려주기를, 기침이 10여 일간 지속되고 기침할 때마다 양쪽 옆구리가 팽만하고 통증이 있었는데, 제번탕을 반 제만 복용하고도 좋아졌다고 했다.

008 황련상청환黃連上淸丸

2008-9-4 11:40

중성약 중 황련상청환黃連上淸丸보다 더 저렴한 약은 없을 것이다. 허난완시河南宛西제약회사制藥公司의 제품인데, 큰 박스 한 개에 단돈 1000원이고 대박스에는 10개의 작은 포장이 들어 있으며, 하루에 1봉지씩 복용하면 하루 100원밖에 들지 않는다. 하지만 치료 효과는 탁월하다. 얼굴이 붉어지고 상열감과 현기증이 있으며 풍화風火로 인한 치통, 복부팽만과 변비, 모든 화열증火熱證에 효과가 있다. 몇 포만 먹어도 여러 차례 통변할 수 있고, 상당히 편안하게 만들 수 있다. 황련상청환黃連上淸丸은 특히 현대인의 고혈압, 고지혈증, 지방간, 비만 등에도 효과가 있다.

황련상청환黃連上淸丸은 옛사람들이 만든 처방이다. 황련, 황금, 황백, 대황, 치자, 석고, 연교 등의 청열淸熱하는 약재들로 이루어진 청열사화淸熱瀉火의 대표 처방이다. 내가 한의학을 공부할 당시에는 황련상청환을 사용할 기회가 많지 않았던 것으로 기억하는데, 그때의 사람들은 돼지고기, 두부, 설탕을 균등하게 제공받았기 때문에, 영양 상태가 좋지 않아서 한사寒瀉하는 경우가 매우 많았다. 따라서 보중익기환과 십전대보환을 많이 처방했다. 요 몇 년 사이, 중국인들의 체질이 이렇게 많이 변할 줄은 생각지도 못했다. 진료를 하러 온 사람마다 안색이 붉고, 허리는 굵고 배는 빵빵했으며, 설태舌苔는 황니黃膩하며, 복부팽만과 변비가 있고 짜증과 불면증이 있는데, 이것은 모두 실증實證이자 열증熱證인 상화증上火證이다. 황련상청환黃連淸上丸을 쓰지 않는다면 어떤 처방이 있겠는가? 이렇게 말하면서도 신기한 것은, 이 작은 환약을 복용한 후에 여러 차례 통변하고 전신이 가벼워지며 잘 먹고 잠을 편안히 자며 안색이 맑아지고 구취가 덜 난다는 것이다.

중국은 장기간 빈곤의 늪에서 허덕였기 때문에, 항상 여유 있는 생활을 갈망했고 한의학에서는 시대에 따라 변화한 보법을 사용했다. 보법補法은 보기補氣, 보혈補血, 보음補陰, 보양補陽, 보비補脾, 보신補腎으로 나눌 수 있고, 보법補法의 정도와 성질을 기준으로 대보大補, 준보峻補, 청보淸補, 온보溫補, 자보滋補 등으로 구분할 수 있다. 또한 시기에 맞춰 겨울에는 보법補法을 더 사용하는 방법 등이 있다. 사실 진정한 한의학에서는 보법補法을 함부로 사용하지 않는다. 비록 환자가 의사에게 보약을 처방받기 원하더라도, 의사가 처방할 때는 매우 신중하게 해야 하며 망望·문聞·문問·절切의 사진을 통해 판단하고, 체질이 음陰에 속하는지 양陽에 속하는지 변증辯證해야 한다. 요즘 보약이 장사치에게 넘어갔다고 하지만 꼭 그렇다고 할 수는 없다. 보약의 종류는 너무 많아 눈이 어지러울 정도다. 연생호보延生護寶**09**, 어종용禦蓯蓉**10**, 회인신보匯仁腎寶**11**, 로열젤리, 뇌백금腦白金, 서양삼西洋參, 녹용鹿茸, 동충하초冬蟲夏草에 이르기까지 시장을 보면 종류가 매우 다양하다. 이건 꼭 10억 명의 사람들 중 8억 명의 사람들이 허약하고 8억 명의 사람들의 신장이 모두 허약한 것 같다는 착각이 든다. 만약 이게 사실이라면 사람들이 보약을 먹지 않으면 어떻게 될까? 많은 사람들이 병원에 가는 것엔 인색하지만, 몸에 좋다는 제품을 사는 것에는 돈을 아끼지 않는다. 보약을 백익무해라고 생각한다. 병에 걸려 죽는 것은 두려워하지 않고, 허약하여 죽는 것은 두려워한다. 원래 중국인들은 적은 돈으로도 보補하는 습관이 있었는데 이제는 볼 수 없어 참으로 안타깝다. 오늘날 중국인의 식생활 구조와 생활 방식의 변화는 체질을 한寒에서 열熱로, 허虛에서 실實로, 부족함에서 여유 있는 상태로 변화하게 되었다. 사실, 예전 방식의 보법을 지금 와서 다시 재창할 순 없다.

나는 금원사대가金元四大家 중 한 명인 장자화張子和 선생의 주장에 매우 동의하는 바인데, 양생이란 마땅히 식보食補를 해야 하고, 병을 치료할 때는 마땅히 약을 써야 한다. 우리는 마땅히 음식의 영양에 대해 더 많이 연구해야 하고, 과학적인 방법으로 건강하게 먹어야 한다. 질병의 치료와 관련하여 대증對證, 대병對病, 대체對體의 방법으로 약재를 찾아야 한다. 보약을 먹는다고 반드시 건강할 수 없고 장수할 수도 없다. 재작년 설에 장인江陰 지역의 유명한 중의사 시아이준夏奕鈞 선생을 뵈러갔는데, 그는 90세가 다 되어가지만, 머리카

09 웅잠아(雄蠶蛾)를 주약으로 하는 중성약, 인삼 녹용 선모 육계 등이 배합된 건강기능식품이다.

10 육종용(肉蓯蓉)을 주성분으로 하는 건강기능식품이다.

11 음양곽(淫羊藿), 호로파(葫蘆巴) 외 22가지 약재로 만들어 보신 기능에 초점을 맞춘 건강기능식품이다.

락이 학과 같고 동안이었다. 몸도 단단했으며 매일 진료를 보고도 지친 기색이 없었다. 선생에게 어떤 보약을 복용하고 있는지 물었다. 그랬더니 그가 서랍에서 꺼낸 것은 놀랍게도 황련상청환이었다. 나는 이 저렴하고 잘 만들어진 전통 중성약으로 새로운 개념이 구현되었다고 생각한다. 이것은 통법通法으로 보補하고 사법瀉法으로 보補하는 방법이다. 현재 황련상청환黃連上淸丸은 혈압강하, 지질강하, 혈당강하, 항응고, 소염, 통변 등 다양한 효과가 있는 것으로 보이며, 모두 천연 약재로 그 작용은 비교적 느리지만 적용 범위가 넓기 때문에 다양한 용도로 사용할 수 있는 약이다. 실증과 열증의 체질에게 황련상청환의 체질개선 효과는 매우 뚜렷하다.

그렇다면 황련상청환黃連上淸丸을 복용할 수 있는 사람은 누구일까? 내 경험에 따르면 다음과 같은 5가지 유형의 사람에게 가장 적합하다. ①얼굴이 붉고 기름진 사람, ②배탈이 자주 나는 사람, ③배가 더부룩하고 변비가 있는 사람, ④혈압과 콜레스테롤과 혈당이 모두 높은 삼고三高인 사람, ⑤얼굴이 어둡고 여드름이 있는 사람이다. 이 사람들은 대부분 먹는 것을 좋아하고 비만하며 운동 부족이다. 절대 보법補法을 사용해서는 안 되고 오직 사瀉해야 한다. 이런 사람들에게 황련상청환黃連上淸丸은 적합한 약이다. 물론 황련상청환黃連上淸丸도 금기사항이 있다. 빈혈, 간기능 부전 및 신부전, 심한 설사, 영양이 불량하거나 건강하여 병이 없는 자는 복용하지 말아야 한다. 복용법은 보통 1일 1포씩 아침저녁으로 나눠 2회 복용한다. 변비가 있는 사람도 자기 전에 매일 밤 1포씩 복용하면 그다음 날 변을 볼 수 있다. 만약 치주가 빨갛게 붓고 아프면 두 배로 복용할 수 있다. 물론 약을 복용하기 전에 의사의 소견을 듣는 것이 더 좋다. 이상 건강관리 측면에서 황련상청환에 관해 이야기했다. 사실 이 약물의 적용 범위는 이것보다 훨씬 더 넓다. 임상의의 견해에 따르면 황련상청환은 각종 감염성 질환, 출혈성 질환, 정신신경계 질환에 효과가 좋으며, 보도에 따르면 일본 의사들도 황련상청환의 일부 약물을 노인성 치매 치료에 사용한다.

오늘은 여기까지 하겠다. 너무 깊이 파고들었다. 관심 있는 동료는 나중에 나와 함께 논의하자.

009 경방이 그녀에게 희망을 주다

2008-12-07 21:06

오늘 "중의중약중국행中醫中藥中國行" 활동이 닝寧[12]에서 진행되었고, 나는 산시루山西路광장에서 무료 진료를 하였다. 무료 진료와 상담에 참여한 병원과 제조업체가 많았고, 상담을 받으러 오는 사람들도 많았다. 광장의 인기는 어제의 한파도 날려버릴 정도였다.

나는 오전에만 20명 가까이 진료했고, 상담을 받으러 온 사람 중 일부는 치료가 가능한 경우도 있고 힘든 경우도 있으며 치료가 필요 없는 증상으로 와서 종일 나를 힘들게 하는 경우도 있었다. 그중 굉장히 인상 깊었던 한 사람이 있다.

이 사람은 60세 넘은 여성으로 얼굴은 하얗고 뚱뚱한 편이며, 위내시경 결과지를 가져와 보여줬는데, 결과지엔 위축성 위염으로 진단되어 있었다. 그녀는 어느 큰 병원의 의사에게 1년 동안 한약을 지어 먹었다고 한다. 그녀가 말하길, 새벽 일찍부터 줄을 서고 고생고생을 해야 겨우 한약을 처방받을 수 있었다고 한다. 한약의 효과가 어떠하였냐고 물었더니, 그녀는 무표정한 얼굴로 고개를 저었다. 효과도 없었고 전과 같이 속이 쓰리며 위가 불편하다고 했다. 그녀는 또 간이 좋지 않아 검사를 했더니 간기능 이상이 발견되었다고 덧붙였다. 담당 의사가 한약으로 인한 약물성 간 손상이라고 말했다고 한다. 내 얼굴이 굳은 것을 본 그녀는, 바로 표정을 바꾸며 여전히 한의학이 내 병을 잘 고칠 수 있다고 믿는다며 웃었다.

나는 그녀의 간절함과 의지에 감동받았다. 그녀는 무수한 한의학 신봉자 중 한 명이다. 그들이 한의학을 계속 찾는 것이, 오늘날 한의학을 발전시키기 위한 귀중한 토양인 것이다. 우리는 그들에게 최선을 다해야 한다. 이 사랑스러운 신봉자를 또 한 번 실망시켜서는 안 되었기에, 나는 겉으로는 평소와 다름없이 평온하게 복진·설진을 했지만, 마음은 매우 무거웠다. 그때 나는 자주

12 중국 난징시의 별칭이다.

처방하던 경방인 대시호탕大柴胡湯에 황련黃連을 더하여 처방했다. 오늘 따라 한 글자 한 글자 더 열심히 마음을 다해 처방을 썼다. 그녀는 실열實熱성 체질이다. 심하부心下部를 눌러보면 굳어 있고 가득 차 있으며, 활기차고 입술이 붉고 말투도 셌다. 이 사람은 이 병으로 고한사화약苦寒瀉火藥을 사용하지 않아도 되었다. 통리공하법通利攻下法을 사용하지도 않았다. 효과가 있을 리 없기 때문이었다. 그녀에게 이 처방 3제가 효과를 발휘할 거라고 분명히 말했다. 왜냐하면 나는 경방이 그녀에게 희망을 가져다줄 거라 굳게 믿었기 때문이다.

010 예쁜 손을 만들어주는 온경탕溫經湯

2009-01-22

오늘 지인 한 명이 새해 인사를 한다며 기어코 와서, 그녀의 딸을 괴롭히던 손바닥 갈라짐이 올해 매우 좋아졌다고 하였다. 원래 그녀의 딸은 매년 손바닥이 갈라지고 피부가 거칠어 피부과에서 연고를 처방받아 발랐지만 효과가 없었다. 하지만 내가 처방한 고약膏劑을 사용한 후 효과가 매우 좋았다고 했다.

약 3개월 전으로 기억하는데, 그녀가 딸을 데리고 진료를 받으러 왔을 당시, 그녀는 폐경 후 여러 해 동안 에스트로겐 대체제를 복용했으며, 딸은 발육이 좋지 않고 키와 두상도 비교적 작았다. 나는 바로 그녀에게 한약을 장기간 복용해야 한다고 말했다.

내가 그녀에게 처방한 것은 온경탕溫經湯이다. 온경탕은 여성의 손바닥 균열을 치료한다. 이는 일본의 오쓰카 게이세쓰大敬節節와 야카즈 도메이矢數道明의 경험이다. 그들은 온경탕을 불임에 사용했는데, 월경불순이 있을 때 환자의 손바닥 피부가 건조하고 갈라지는 것을 발견했다. 따라서 월경의 상태가 호전됨에 따라 손바닥 역시 촉촉해져 갔다. 생리불순이 손바닥 피부와 관련이 있다는 발견이 대단히 흥미로웠다! 이후 나는 여성의 월경불순을 치료할 때도 손바닥 피부를 주의해서 보는데, 일반적으로 손바닥 피부가 촉촉하고 연한 흰색인 사람은 대부분 월경이 정상이다. 반면에 손바닥 피부가 건조하고 특히 손가락 말단의 피부가 건조하고 갈라진 경우나 심하면 손을 닦을 때 바스락거리는 소리까지 나는 경우는 대부분 월경불순이나 폐경이 있으며, 일부는 갈라지지 않았지만 손톱 가장자리에 거스름이 많고 손톱이 부서지기 쉬운 사람도 종종 월경 이상을 동반한다. 놀라운 것은 장중경이 《금궤요략金匱要略》에서 이미 온경탕증에 "수장번열手掌煩熱"이 있다고 언급했다는 것이다. 그래서 나는 항상 온경탕溫經湯을 미용방美容方이자 미수방美手方이라고 한다.

온경탕은 탕제로 사용해도 되고, 고약으로 만들어도 된다. 대추大棗, 계원桂圓, 빙당氷糖 또는 맥아당麥芽糖을 추가하면 약의 맛이 좋아지고 복용하기 편리하다. 지마芝麻, 도인桃仁을 추가하면 더 고소하다. 녹각교는 전통적으로 보신

진정補腎鎭靜의 약물로 사용되어 왔고 월경불순과 배란장애 등에 조절 효과가 있어, 내가 자주 사용하는 약재이다. 나는 이것을 온경고라고 부른다. 많은 여성들이 매일 아침저녁으로 한 스푼씩 먹고 있다. 이는 매우 편한 방법으로, 복용 후 피부가 부드러워지고 입술이 붉어지며 여성스러움이 더해진다.

011 저령탕猪苓湯과 재생불량성 빈혈

2009-05-13

그날 전화로 학생들을 시켜 저령탕가미방猪苓湯加味方을 처방하게 한 후, 이 39세 남성 환자의 소식을 지속적으로 예의주시하고 있었다. 지난주에 드디어 그가 왔다.

그는 쑤베이蘇北 농촌 출신으로, 재생불량성 빈혈과 하지 심부정맥혈전증을 앓은 지 이미 여러 해가 지났다. 그동안 한약과 양약을 수없이 먹었지만, 효과가 뚜렷하지 않았다. 그는 작년 11월 24일에 내원했고, 그때 그의 체격은 비교적 건장하고, 두 눈은 빛나고 있었으며, 피부는 하얗고 주름이 없었다. 다리 피부는 자색이고, 부종이 심각했으며, 누르면 촉감이 꼭 찰흙과 같았고, 심지어 길을 걸을 때도 약간 힘들어했다. 한약을 1년간 복용하면서, 혈소판은 계속 약 60×10^9/L, 혈압은 166/110mmHg이었으며 쉽게 땀이 났다. 내가 처음 진단하여 처방한 약은 황기계지오물탕합계지복령환芪桂枝五物湯合桂枝茯苓丸으로 황기黃芪와 우슬牛膝을 중용重用하여 각각 60g씩 사용했다. 약 1개월 복용 후 환자 스스로 느끼기에 체력이 증가하였고 땀은 전보다 감소했다. 혈압은 146/100mmHg이었다. 하지만 다리 부종은 여전했고 다리가 춥다고 느꼈으며, 때때로 통증이 있고 걸으면 증상이 더 심해졌다. 1개월 동안 이전 처방에 수질水蛭을 넣어 복용하게 했지만 증상은 여전히 개선되지 않았다. 다시 계지복령환합사미건보탕桂枝茯苓丸合四味健步湯을 가루로 만든 다음 환제로 만들어 한 달 동안 복용을 했는데도 여전히 효과가 없었고, 체력 저하까지 느껴진다고 했다. 3월 30일 시의 병원에서 혈액검사를 한 결과, 혈소판 56×10^9/L, 백혈구 2.7×10^9/L, 적혈구 3.38×10^{12}/L였다. 4월 2일 그는 진찰을 받으러 닝寧에 왔는데 오는 중에 멀미를 했다. 그날은 나의 외래진료일이 아니었기 때문에 전화로 내 학생과 처방에 대해 논의했다. 황기계지오물탕이 효과가 없고 계지복령환도 효과가 없었기 때문에, 그 생각은 잘못된 것이다. 급한 와중에 나는 하지 부종에만 초점을 맞춰 학생에게 저령탕가치자백피탕猪苓湯加梔子柏皮湯을 처방하게 하였다. 청리습열淸利濕熱의 방법을 써서 효과가 어떤지 보자.

이번 재진에서, 이 장년 남성의 얼굴에 기쁨이 가득했다. 그는 이번 약의 효과가 매우 좋다고 말했다. 다리 부종이 줄어들었고 이전보다 빠르게 걸을 수 있으며 체중이 2kg 감소했고, 이번 닝寧에 오는 차 안에서 두근거림과 어지러움도 크게 호전되었다고 하였다. 5월 7일 검사 결과, 혈소판 65×10^9/L, 백혈구 3.7×10^9/L, 적혈구 3.8×10^{12}/L였고, 다리를 만지면 부종이 있지만 상당히 많이 가라앉았다. 왜 나는 처음부터 저령탕가치자백피탕을 생각하지 못했을까? 바로 두 가지 사고의 틀에 갇힌 것이다. 첫째, 다한증, 부종, 게다가 재생불량성 빈혈까지 있어 황기 사용이 매우 적절해 보였다. 둘째, 하지정맥혈전과 부종에 계지복령환을 사용했을 때 성공적이었던 사례가 있었다. 자세히 생각해 보면, 나는 환자의 피부가 하얗고 부드러우며 다리에 부종이 있고 다리 피부가 거칠지 않은 것을 간과했다. 또한 어혈증瘀血證의 증상인 여광如狂과 소복급결少腹急結이 없었다. 이런 큰 병은 역시 습열濕熱로 생긴 병이다.

저령탕은 임증淋症 및 혈뇨血尿 치료에 특화된 처방이다. 나는 일찍이 저령탕합소시호탕猪苓湯合小柴胡湯으로 재생불량성 빈혈로 인한 요로감염과 혈뇨치료를 치료한 사례가 있다. 이후, 요로감염은 치료가 되었고, 혈뇨도 소실되었으며 혈소판, 적혈구, 백혈구 등의 지표가 모두 현저하게 상승했다. 이 경우 요로 자극의 증상은 없으나 여과장애이며, 저령탕가미방 처방 후 혈액 검사 지표도 회복되었다. 이것은 부종과 요로 자극 증상 또는 혈뇨를 동반한 재생불량성 빈혈일 경우 저령탕을 사용할 수 있음을 시사하는가? 그중 혈액 검사 지표를 증가시키는 것은 처방 전체의 종합적인 효과인가 아니면 처방에 있는 아교阿膠의 효과인가? 나는 그 저우周 씨 남성의 치료 효과를 계속 관찰하고 재진을 기대하고 있다.

012 효과 좋은 인후통 처방

2009-4-2 21:39:52

오늘 어떤 여성으로부터 메시지를 받았다. 최근에 그녀의 인후염이 재발하여 목이 건조하고 가려우며, 가래가 많이 생겼다고 하였다. 그녀는 내가 작년에 처방해 준 약을 또 복용할 수 있냐고 물었다. 그 처방은 길경桔梗 10g, 생감초生甘草 20g, 현삼玄蔘 30g, 맥문동麥門冬 50g, 반하半夏 10g으로 물에 달여 1일 3회 복용하게 하였었다.

그녀는 고향 지인으로, 50세가 다 되어가고 하얗고 말랐으며 과로한 탓인지요 몇 년 동안 눈에 띄게 초췌해졌다. 작년 가을 그녀는 몇 개월 동안 마른기침을 하여 목 건조함과 통증, 간지러움이 심각했고, 항생제를 복용해도 효과가 없었다. 이후 나는 메시지로 그녀에게 처방전을 보내줬고, 그 후 연락이 없었다. 나는 작년에 복용했냐고 물었다. 대답하길, 복용했는데 효과가 아주 좋았다고 하였다.

이 처방은 인후 건조와 통증을 전문적으로 치료한다. 처방 안의 길경桔梗과 감초甘草는 《상한론傷寒論》의 길경탕桔梗湯으로, 인후통咽喉痛을 주치로 한다. 반하 역시 인후통을 치료하는데, 반하산半夏散, 반하후박탕半夏厚朴湯, 맥문동탕麥門冬湯 등 인후질환을 치료하는 처방에 모두 반하가 있으며, 특히 맥문동탕은 다량의 맥문동과 함께 반하, 감초, 인삼이 쓰여 주로 "인후불리咽喉不利, 대기상역大氣上逆"을 치료하는데, 이는 이 여성의 상황과 비슷하다. 현삼은 장중경의 처방에선 볼 수 없지만 후대에 외과와 이비인후과 및 온병 학자들에게 자주 사용되었으며 이비인후과에서 중요한 약이다. 청나라 정매간鄭梅澗의 《중루옥약重樓玉鑰》의 은쇄시일방銀鎖匙一方에는 현삼玄蔘과 천화분天花粉을 가루 낸 후 복용하여 후풍喉風과 심번心煩, 입이 건조하여 갈증을 일으키는 증상에 사용되었고, 후세에서는 현맥감길탕玄麥甘桔湯으로 인후통을 전문적으로 치료하는 데 모두 현삼을 사용한다. 그래서 나는 인후건통을 치료할 때 맥문동탕증麥門冬湯證을 보고 인삼 대신 현삼玄蔘을 많이 사용한다.

작년에 이 여성에게 사용한 처방은, 용량이 비교적 크고 특히 감초의 양이 많았다. 정상적인 상황에서는 감초를 먹으면 달고 느끼한 맛이라 느끼지만, 목이 건조하고 아픈 사람이 먹으면 편안하고 촉촉해진다. 같은 현상이 생반하, 생강 등에서도 있다. 인후 자극이 있는 약임에도 불구하고 인후통을 치료할 수 있는 것이 매우 흥미롭다.

013 설강여화舌絳如火 이야기

2009-6-26 21:40:04

"설강여화舌絳如火", 내 기억에는 《임증지남의안臨證指南醫案》의 한 구절이다. 방금 찾아본 원문에는 "설강피훈舌絡被薰, 즉강적여화則絳赤如火"라고 되어 있다. 섭천사葉天士 선생의 문장은 매우 생동감이 넘친다. "여화如火" 두 글자로 홍강설紅絳舌의 특징을 살려내다니! 이 의안에서는 황련아교탕에서 황금, 생지황, 천문동을 빼고 사용했다. 이후 난 홍강설紅絳舌을 가진 환자를 몇 차례 만난 경험이 있는데, 환자의 병은 각기 달랐다. 조기 유산, 붕루, 건조증후군, 혈소판감소, 부정맥, 당뇨병, 우울증, 불안장애, 노인성 치매 등이 있었다. 병은 다르지만 모두 공통적인 설상舌狀을 가지고 있었으며 동시에 두근거림, 불면증, 설통 증상이 있었다. 황련아교탕을 사용할 때 생지황을 추가하거나, 원방으로 사용하거나 둘 다 효과가 있었다. 가장 뚜렷한 효과는 수면이 개선되었고, 심계心悸가 좋아진다. 또 출혈이 있는 경우 출혈도 잘 멎는다. 사람들은 경방이 이병동치異病同治할 수 있기 때문에 영험하다고 한다. 사실 경방가들이 보기엔 이 증證에는 이 방方을 써야 한다는 원칙은 없으며, 지금은 병에 맞춰서 약을 쓴다.

이 병은 황련아교탕증 또는 황련아교탕병이라고 한다. 이 병의 특징은 다음과 같다. 첫째, 가슴이 답답하고 두근거리며, 답답해서 누워 있지를 못한다. 둘째, 출혈이 있거나 출혈 경향성이 있다. 셋째, 복통 또는 심하비心下痞가 있다. 넷째, 설홍舌紅하거나 홍강紅絳하다. 그러나 고전적인 표현은 비교적 간단하여 "마음이 답답하여 누워 있을 수가 없다"라고 할 뿐이며, 나머지 황련아교탕증黃連阿膠湯證은 후대의 임상 경험에 의해 보완되어 완성되었다.

예를 들어, 설홍강舌紅絳의 특징은 섭천사의 의안醫案에 있다. 홍강紅絳 이외에 광박태光剝苔도 있는데, 조인백曹仁伯의 의안에는 그가 황련아교탕黃連阿膠湯에 황금黃芩을 제거하고 대생지大生地를 더하여 음허태박陰虛苔薄을 치료하였다. 황련아교탕黃連阿膠湯은 지혈을 하는데, 《장씨의통張氏醫通》에서 "열음熱陰으로 인해 혈변을 보는 것을 치료한다"라고 하였고 《의종필독醫宗必讀》에서 "독毒으로 인하여 하리농혈下利膿血하는 경우, 소음少陰병으로 번조하고 누울 수 없는 것을 치료한다"라고 하였으며, 《유취방광의類聚方廣義》에서는 "다양한 실혈失血, 두근거림, 신열身熱과 복통이 있으면서 약간의 설사가 있는 경우, 몸이 피곤하고 얼굴에 혈색이 없는 경우나, 얼굴에 열감이 있고 홍조가 있는 경우를 치료한다"라고 하였다. 이 외에 일본의 한방가에서는 황련아교탕증黃連阿膠湯證에 피부건조와 각질이 떨어지는 증상이 있다고 여긴다. 오쓰카 게이세쓰大塚敬節의 《한방진료30년》에 보면 여성 얼굴 피부병에 이 처방이 효과가 좋다고 나와 있다.

위余 씨는 약 30년 전 고질적인 피부병으로 고민했다. 발진은 약간 둥글고 양 볼의 중심이 바깥쪽으로 확장되며 가려움증이 있고 약간 붉고 건조하며 작은 부스러기가 보이며 강한 바람이나 햇빛에 노출되면 색이 더 붉어지고 가려움이 악화되었다. 대시호가석고탕大柴胡加石膏湯, 대황목단피탕가의이인大黃牧丹皮湯加薏苡仁, 계지복령환桂枝茯苓丸, 황련해독환黃連解毒丸 등을 투여하여 백여 일 동안 치료하였으나 낫지 않고 오히려 병세가 악화되었다. 따라서 곰곰이 생각해 본 결과 아교와 작약은 피부를 촉촉하게 하고 황련과 황금은 적열積熱을 해소하므로 황련아교탕을 사용했다. 일회 복용 후 붉은 기가 사라졌고, 일주일 후 가려움증이 멎고 약 한 달 만에 나았다. 발진은 주로 얼굴에서 볼 수 있으며 융기는 낮고 그다지 두드러지지 않지만, 손가락으로 만지면 약간 거칠고 붉고 건조하며, 간지러움은 거의 없고 쌀겨 같은 각질이 있으며, 바람이나 햇빛을 받으면 악화되었는데, 이에 대한 호전을 목표로 하여 치료하였고 그 후 여러 차례 여성의 피부병에 사용하였다.

옛사람이 말하길, 《상한론傷寒論》을 배울 때 조문에 죽고 살면 안 된다고 하였다. 경방을 배우는 것도 마찬가지로 조문에 매몰되어서는 안 된다. 장중경의 것은 진실이지만 완전하지 않다. 많은 원문은 불완전하게 표현된 문자이다. 우리는 그것을 보완하고 발전시키고 완성해야 진정으로 이해하고 활용할 수 있다. 황련아교탕증黃連阿膠湯證도 그렇고 다른 경방도 그렇다. 그래서 경방을 배우는 것은 장중경의 원작을 읽는 것만으로는 부족하다. 후대 각가各家의 책을 읽고, 부지런히 오래된 가르침을 구하며, 여러 방법을 간구하는 것이 우리의 태도다.

014 황련아교탕黃連阿膠湯과 건조증후군

2009-7-3 20:28:15

건조증후군으로 치료받는 중년 부인이 어제 재차 내원하였다. 그녀의 안색은 전보다 윤택해졌고 성격도 많이 활발해졌으며 웃음도 생겼다. 그녀는 나에게 그 약이 정말 효과가 뛰어나다고 말했다. 수면 상태가 좋아졌고, 특히 흉민胸悶·번조煩躁·심황心慌 증상이 사라졌다고 했다. 구강의 건조함 역시 많이 호전되었다. 그녀는 바짓단을 걷어 올려 보여주며 거친 피부도 부드러워졌다고 말했다. 옆에 있던 남편도 고마움이 가득했다. 그녀에게 진료기록지를 달라고 했더니, 미안하다고 하며 집에 두고 왔다고 하였다. 그러나 처방전을 기억해 내 황련 10g, 황금 15g, 백작 15g, 아교 15g이라고 하였다. 이 외에도 매번 복용할 때마다 탕약에 달걀노른자를 넣었다고 하였다. 그녀는 이미 처방을 외운 것이다. 이 처방은 바로 황련아교탕이다.

내 기억으로 그녀는 3주 전 처음 내원하였는데, 당시 활기가 있었으나, 피부가 초췌하고, 입술은 붉고 매우 얇았다. 치아의 에나멜도 벗겨지고 떨어졌으며, 레이노 현상과 조조상직 현상도 있었다. 이 외에도 수많은 면역 관련 지표에 이상이 있었다. 그녀는 낙담한 상태였고 고통스러워했다. 그러나 현재 몇 안 되는 한약재로 구성된 황련아교탕으로 놀라울 정도의 효과를 보았으니 어찌 기쁘지 않았겠는가. 그녀에게 한약이 쓰냐고 물었다. 그녀는 약간 쓰기는 하지만 맛없지는 않다고 말했다. 그녀는 나에게 계란을 먹는 것이 그녀의 중성지방수치를 더 높일 수 있지 않느냐고 물었다. 이 처방전에 달걀노른자를 넣은 건 옛 방법이다. 계란 노른자를 먹으면 콜레스테롤이 증가된다는 보고가 있지만, 중성지방을 증가시키는지는 불분명하고 혈청 콜레스테롤이 증가하는 것 역시 좋은지 나쁜지도 명확하지 않다. 그녀의 남편은 그녀의 총콜레스테롤이 낮은 편이라고 알려주었다.

나는 그녀에게 계속 이전 처방을 복용하게 했다. 나는 아직 더 관찰하고 생각해야 한다. 환자가 던진 질문 외에 황련아교탕黃連阿膠湯과 건조증후군, 심지어 일부 면역 질환까지 연결될 수 있을까? 노른자 복용은 꼭 필요한가? 총콜레스테롤이 높은 것이 치료에 도움이 되는 걸까? 답을 기다리는 많은 물음표가 있다.

첨언하자면, 그 환자의 혀끝은 빨갛고 설태는 두꺼웠다.

015 하지정맥혈전

2009-7-19 17:15:23

마오毛 씨(남성, 51세). 2004년 11월 말 왼쪽 다리가 붓고 아팠는데 왼쪽 하지정맥혈전증 진단을 받았다. 정맥혈전 길이는 20cm로, 현재 입원을 하여 치료를 받고 있다. 의사는 수술로 혈전을 제거하고자 하였고, 환자는 수술이 두렵고 항혈전 치료는 효과가 없어서 한약 복용을 시도해 보기를 원하였다. 2005년 5월 21일 계지桂枝 10g, 계피桂皮 5g, 복령茯苓 15g, 도인桃仁 12g, 목단피牡丹皮 10g, 적작약赤芍藥 15g, 백작약白芍藥 15g, 회우슬懷牛膝 30g, 단삼丹參 12g, 석류石榴 20g, 홍화紅花 10g의 복용을 시작했다. 2개월간 복용한 후 한 재검사에서 B-초음파상 하지정맥혈전이 사라졌다.

정맥혈전은 대부분 다리에 발생한다. 그리고 대개 좌측 다리에 많이 발생하고, 환부가 부어오르고 굵어진다. 동통疼痛이 있으며 발병이 빠르다. 합병증인 폐경색은 발병률과 사망률이 높으며, 미국에서는 매년 약 5~20만 명이 폐경색으로 사망한다고 한다. 정맥벽의 손상, 정맥 혈류 정체 및 혈액 응고 상태는 하지정맥혈전증의 3가지 주요 요소이다. 장기 침상, 외과 수술 후 신장질환, 정맥 삽관, 심근경색, 악성 종양, 흡연, 경구 피임약, 거친 마사지, 비만, 고령 등이 모두 유발 요인이 될 수 있다. 현대의학에서 하지정맥혈전의 치료는 주로 환자의 환부 다리를 높게 올려 환부에 저분자 덱스트란, 복합 단삼 및 저용량 혈전 용해제를 주사로 주입하고, 이 치료는 3일 동안 지속된다. 이후 증상이 완화되지 않고 악화되는 경우 중재적 치료를 고려할 수 있다. 한약 치료에는 일반적으로 혈액 순환을 촉진하는 활혈화어약活血化瘀藥이 사용된다. 한의학의 관점에서 보면, 환자의 어혈瘀血은 하지 혈관의 혈전을 의미할 뿐만 아니라, 독특한 진단의 관점에서 바라본다.

위 환자는 체격이 좋은 중년 남자고, 안색은 어둡고 붉으며, 복부 근육은 비교적 긴장되어 있다. 좌측 다리가 붓고 통증이 있어 활동 시 통증이 격렬해진다. 또한 과거에 치질을 앓았는데, 최근 자주 재발하고 있다. 치질 역시 어혈瘀血이 아래 있다는 증거이다. 위와 같은 특징으로 보아 어혈이 아래에 있음을 판단할 수 있다.

이 의안에 사용된 처방은 경방인 계지복령환桂枝茯苓丸과 경험방인 사미건보탕四味健步湯으로 구성되어 있다. 계지복령환은 경전의 활혈화어活血化瘀 처방이고, 이와 관련된 글은 이전의 의안을 참고하길 바란다.

나의 경험방 사미건보탕四味健步湯을 중점적으로 말하겠다. 이 처방은 작약芍藥, 회우슬懷牛膝, 단삼丹蔘, 석곡石斛으로 이루어져 있으며, 주로 하지 통증을 특징으로 하는 어혈성 질환을 치료하는데, 작용 부위는 주로 혈관이다. 당뇨발, 당뇨병성 신장병, 정맥혈전증 등과 같은 다양한 당뇨병의 합병증에도 빈번하게 응용 가능하다. 고대에는 이 처방의 약물 대부분이 요퇴통腰腿痛이나 보행 후 무력감에 사용되었다. 작약은 경방인 작약감초탕의 주 약재이며, 《상한론傷寒論》에서는 작약감초탕을 사용하여 각연급脚攣急을 치료하였고 약을 복용한 후 즉시 다리가 펴진다고 말하였다. 흥미롭게도 《주씨집험방朱氏集驗方》에서 이 처방을 지팡이 없이 걷지 못하는 사람을 지팡이 없이 걷게 해준다는 의미로 거장탕去杖湯이라는 이름을 붙였다. 《신농본초경神農本草經》에서도 작약은 제혈비除血痹한다고 하였으며, 혈비에는 모두 통증이 있다.

회우슬懷牛膝은 《신농본초경神農本草經》에서 "한습寒濕으로 인한 마비, 사지경련, 무릎 통증으로 굴신이 불가능할 때 사용한다"라고 하였으며, 당송唐宋시대에는 요슬산연腰膝痠軟을 치료하는 데 많이 사용되었다. 또 석곡石斛은 고대에는 각약요통腳弱腰痛 병증病證을 치료하는 데 사용되었다. 《외대비요外臺秘要》에 기록된 생석곡주生石斛酒는 생석곡生石斛 3근, 우슬牛膝 1근, 두충杜仲 8냥, 단삼丹參 8냥, 생지황生地黃 3승을 술에 담가서 풍비각약風痹腳弱과 요과동랭腰胯疼冷을 치료하는 데 사용하였으며, 《변증록辨證錄》에서는 석곡현삼탕石斛玄蔘湯이라는 처방이 있는데, 석곡石斛 1냥, 현삼玄參 2돈을 물에 달여 복용하고 위화상충胃火上沖, 심중번민心中煩悶, 정충경계怔忡驚悸, 오래되어 위증痿이 생긴 경우, 하지무력하여 걷지 못하는 경우를 치료한다고 하였다. 현대의 관점으로는 이런 각약요통腳弱腰痛 병증病證은 대부분 당뇨병으로 인한 것이며 또한 정맥혈전으로 인한 질병도 이에 해당한다. 일정 기간의 임상 검증을 거쳐 발견한 효과는 매우 훌륭했으며, 하지동통·마목麻木·축근縮筋·부종 같은 증상의 완화가 있었고, 일부 환자들의 경우 조절되지 않는 고혈압에 효과가 있으며, 어떤 환자는 수년간 고질적으로 고생했던 변비 역시 해결되었다. 처방 중의 포함된 작약은 두 종류가 있는데, 적작약赤芍과 백작약白芍이 있다. 백작약은 양혈유간養血柔肝 위주의 작용으로 근육경련성 질병을 위주로 사용된다. 적작약은 활혈화어活血化瘀 위주의 작용으로 설질舌質이 암자暗紫하고 또는 혈액점도가 끈끈한 경우가 많다. 나는 임상에서 적작약과 백작약을 함께 사용하는 경우가 많으며, 상태에 따라 용량을 조절한다. 만약 통증이 격렬하거나, 대변이 건조한 경우 작약의 용량을 120g까지 사용할 수 있다. 우슬은 천우슬川牛膝과 회우슬懷牛膝 두 종류의 약재가 있으며, 회우슬은 보익간신補益肝腎의 효과가 있어 요통각약腰痛脚弱한 사람에게는 회우슬을 사용하는 것이 좋으며 양은 100g까지 사용할 수 있다.

위 환자의 한약 효과는 비교적 좋은 편이었다. 이후 추적 관찰한 결과, 한약을 복용한 지 3개월 후 혈전이 이미 사라졌고, 국소적으로 혈전낭피가 남아 부은 느낌이 있었으나, 치질은 아직 재발하지 않아 불편함은 없었다. 현재는 약을 중단했다.

016 나의 해열解熱 경험방

2009-8-9 23:01:28

이틀 전 아침 나는 핸드폰을 켰다. 두 통의 부재중 전화가 와 있었고, 영국에 있었기에 문자로 답하였다. 이후 메시지를 확인하여 기관에서 일하는 딩丁 씨임을 알았다. 그의 애인이 어제 저녁부터 열이 나기 시작하여 현재는 38.8℃이라 했다. 딩丁 씨가 말하길 6월에도 1주일 동안 열이 났었고, CT 검사를 받고 폐렴진단을 받았다고 하였다. 이후 폐의 물이 빠지는데 1주일 정도 걸렸다. 나는 환자에게 발열 시 땀이 있는지, 생리 기간인지, 다른 불편한 점은 없는지 그에게 물어보았다. 딩丁 씨가 답하기를, 월경은 이미 지났고, 발열 전 구토를 한 번 하였으며, 장과 위는 불편함이 없다고 하였다. 나는 시호柴胡 40g, 생감초甘草 10g, 황금黃芩 15g, 연교連翹 50g을 처방하였다. 물 1500ml에 30분 동안 달여 3시간마다 한 번씩 복용하게 하였다. 만약 땀이 나고 열이 내리면 복용을 중지하게 하였다. 점심때가 되어 상황을 물었더니 2차 복용을 시작했다고 하였다. 어제 아침 딩丁 씨가 문자로 그 전날 선생님의 약을 복용한 후 약간의 땀이 나고 열이 내렸다고 전하였다.

이것은 나의 경험방이며, 주치증은 감기로 인한 고열과 땀이 나고 열이 내리지 않거나 땀이 없고 열이 나는 증상이다. 이런 유형의 발열은 여름과 가을에 특히 흔하며 체온은 38.5℃ 이상으로 높은 경우가 많다. 많은 환자들은 먼저 수액을 맞고도 2~3일 동안 열이 내리지 않으면 그때야 한의사에게 도움을 청하는데, 이 처방을 복용하면 대부분 땀이 나고 열이 내리고 어떤 사람들은 온몸에 땀을 흘리며 맥이 정靜해지고 몸이 차가워진다. 복용 후 몸이 가벼워지고, 즉시 땀을 흘린다.

이 처방은 소시호탕가감小柴胡湯加減에서 유래되었다. 급성발열이기 때문에 인삼과 반하, 생강, 대추는 빼고 연교를 더한다. 왜냐하면 연교의 청풍열淸風熱 작용의 효과는, 열이 나서 땀은 나지만 열이 내리지 않는 증상, 그리고 어지럼증, 심번心煩, 수면장애, 인후가 충혈되었거나 임파선이 부은 경우, 발열과 구토를 동시에 할 때 모두 좋기 때문이다. 시호로 해열을 하고자 할 때는 반드시 대량을 사용해야 한다. 《상한론傷寒論》 원문에는 시호 8냥兩을 사용하였는데, 1냥을 대략 3g으로 환산해 보면 시호의 용량은 24g이 필요하다. 시호는 꼭 감초와 배오配伍되어야 한다. 그 이유도 《상한론傷寒論》 원문에서 볼 수 있는데 아주 많은 소시호탕 가감법 중 인삼 생강 대추 황금을 모두 빼도, 오직 시호와 감초만 빼지 않았다

적지 않은 청소년기 여성의 발열은 대부분 월경 기간이거나 월경이 막 끝난 후 발생하며 이때 소시호탕이 가장 효과가 좋다. 《상한론傷寒論》에서는 이를 "열입혈실熱入血室"로 설명하고, 이는 아마도 이런 종류의 발열일 것이다.

017 여름에는 한습증寒濕症이 많다

2009-8-27 08:58:30

최근 외래 진료에 한습증寒濕證으로 내원하는 환자가 꽤 많다. 몸이 아프거나, 몸이 무겁거나, 부종이 있거나, 얼굴에 검은 반점이 나기도 하며, 또 여드름이 있기도 하고, 월경이 늦어지거나 설사를 하거나 피부소양증 또는 비립종이 새로 생기는 등의 증상이 있다. 내가 여름에 주로 쓰는 처방 중 갈근탕葛根湯, 마황부자감초탕麻黃附子甘草湯, 마황부자세신탕麻黃附子細辛湯, 오적산五積散 같은 산한散寒하는 효과가 있는 경방의 처방의 비중이 크게 증가했는데, 이는 많은 사람들의 여름철 생활습관과 관련이 있다.

여름이 오면, 난징南京의 날씨는 매우 더워진다. 수많은 사람들이 에어컨 있는 공간에 오래 있고 적게 활동하며 차가운 음식도 자주 먹고, 불규칙한 생활로 인해 땀이 나야 하는 계절에 땀이 안 나서 체내 한습寒濕이 발설發泄되지 않으니 위와 같은 증상이 나타난다. 이런 증상에 반드시 위 처방들을 써야 하며, 땀을 흘리고 나면 자연스럽게 온몸이 가벼워진다.

갈근탕은 두면부 여드름, 비염, 두통, 경추병頸椎病 그리고 감기 발열 등을 치료한다. 이 처방을 복용하면 땀이 나고 피부는 윤기가 생기고 매끄러워진다.

마황부자세신탕은 온경산한지통溫經散寒止痛의 전문약이고, 특히 요각통腰脚痛과 목, 어깨 부위 통증완화에 효과가 탁월하며 특히 두통頭痛, 오한惡寒, 무한無汗 환자에게 이 처방을 복용하게 하면 바로 땀이 나며 열이 내린다.

오적산은 약재의 개수가 많으나 구성이 조화롭게 되어 있다. 마황탕麻黃湯, 평위산平胃散, 온담탕溫膽湯, 반하후박탕半夏厚朴湯, 당귀작약산當歸芍藥散 등의 처방을 가감하여 구성되었다. 산한화습散寒化濕·이기활혈理氣活血의 효과가 있다. 오한무한惡寒無汗, 두통신통頭痛身痛, 현훈오심眩暈惡心, 해수담다咳嗽痰多, 복창변당腹脹便溏, 월경부조 또는 폐경에 활용한다. 난 체중이 갑자기 늘고 월경량이 적어 기미가 생기는 여성에게 특히 많이 쓴다. 복용 후 대부분 정신도 맑아지고 안색이 약간 붉고 피부가 윤기 있게 되며 체중이 다소 감소한다.

위 처방을 복용하는 중에는 반드시 에어컨을 적게 사용하고, 뜨거운 물을 많이 마시며, 아침 식사를 할 때 생강 몇 조각을 먹거나 생강 홍차를 마시게 하여 약력藥力을 도와야 한다.

018 계지탕으로 수술 후 자한自汗을 치료하다

2009-9-10 22:35:52

나는 얼마 전 외지에 사는 친구를 알게 되었는데, 그녀가 신장기증수술을 하게 되어 전화로 소식을 물었다. 그녀의 전화 속 목소리가 낮고 작았는데, 그녀는 식욕이 전혀 없으니 한약을 먹고 몸조리를 했으면 좋겠다고 했다. 나는 또 어떤 불편함이 있는지 물어보았다. 그녀는 땀이 많이 나고 힘이 없다고 했다. 열이 나지 않느냐고 물었더니, 수술 직후에는 열이 있었는데 수술 후 10여 일이 지난 지금 체온은 정상이지만 그녀 스스로 느끼기엔 몸에 열이 있는 것 같다고 하였다. 그녀는 무용 선생님으로 중년이 되었지만 날씬한 체형에, 피부가 건조해 항상 온경고溫經膏를 복용한다. 그녀는 내가 흔히 말하는 "계지桂枝 체질"이었다.

그녀에게 문자로 보낸 처방은 계지탕桂枝湯 원방이다. 계지桂枝 15g, 백작白芍 15g, 감초甘草 5g, 생강生薑 5정, 대추大棗 10매를 처방하였다. 물에 달여 미지근하게 복용하고, 복용 후에 뜨거운 쌀죽 한 그릇을 먹게 하였다. 2~3일 동안 복용하면서 지켜보라고 했다. 이틀 후에 문자가 와서 말하길 약을 복용한 후 땀이 그쳤고 식욕도 늘어 많이 먹었다고 하였다.

계지탕은 자한自汗 치료에 좋은 처방이다. 자한自汗은 대부분 마른 사람에게 나타나며, 극도의 피로를 겪은 후, 기아와 추위, 외상 및 기타 자극, 정신적 피로, 심한 열로 인한 땀, 두근거림과 식욕부진을 겪은 후 나타난다. 그렇다면 왜 땀이 날까? 전통적으로 영위불화營衛不和로 해석한다. 이는 표허表虛이다. 즉 신체의 자기 안정과 자기 조절 능력의 저하로 인한 것이다. 계지탕은 바로 조화방調和方이며 강장방強壯方이며 항피로방抗疲勞方이다. 이 처방은 그녀가 비교적 빨리 건강을 회복하도록 도왔다.

계지탕은 5가지 약재로 구성된 "소방小方"으로 가격이 매우 저렴하지만 효과는 매우 좋다. 수천 년 동안 수없이 사용되고 효과를 보았던 오래되고 뛰어난 처방이다. 많은 사람들이 계지탕을 많이 사용하길 바란다.

019 영험한 오령산五苓散

2009-9-12 21:45:51

저번 주에 Z씨(남성)가 전화로 말하길, 며칠 동안 어지러워 입원 후 뇌혈관 검사를 진행했는데, 최종적으로는 내이결석 때문이라는 진단을 받았다고 한다. 퇴원 후 몸조리를 하고 있는 중이지만, 머리가 여전히 무겁고 시야가 도는 듯한 느낌이 여전하여 한약으로 치료하고자 하였다. Z씨는 70대로 평소 체격이 매우 좋고 뚱뚱하지도 마르지도 않았지만, 이번 발병 이후 복부팽만으로 음식을 많이 먹지 못하였고 설사까지 했다. 나는 먼저 그에게 곽향정기탕藿香正氣散 3제를 처방해 주었다. 3일 후 그가 말하길, 복부팽만은 줄었지만 여전히 불편하다고 하였다. 특히 대변은 하루 3회 이상 물과 같은 모양으로 나왔고, 특히 생선과 계란찜을 먹으면 장명음腸鳴音 있고 설사를 한다고 했다. 난 다시 그를 보러 갔다. Z씨의 정신상태는 여전히 좋았고, 오전엔 회의에도 참석했다. 하지만 어지러움을 느끼며 번조煩躁함이 있고, 앉아도 누워도 불안하고 양다리는 차갑고 시려서 고통스러웠다. 스스로 느끼기에 위 안에 물이 가득 차고, 그득하게 느껴졌으며 소리가 들렸다. 여전히 물 같은 설사를 하였다. 나는 그에게 오령산五苓散(계지桂枝 10g, 계피桂皮 5g, 복령茯苓 30g, 저령猪苓 30g, 택사澤瀉 40g, 백출白朮 30g) 원방으로 처방하였고, 5제를 달여서 복용하게 하였다. 다음 날 Z씨는 나에게 위 안에 물이 있는 듯한 느낌이 느껴지지 않는다고 하였는데, 다리의 차갑고 시큰거리는 감각이 뚜렷하게 줄었고, 어지러움과 불안함이 거의 사라졌다고 하였다. 이틀이 더 지난 뒤 Z씨는 아침 일찍 일어나면 여전히 설사를 서너 번 하지만 정신상태도 좋고 식욕도 좋아졌다고 하였다. 왜 그럴까? 난 그에게 뜨거운 물을 많이 마시라고 했다. 아마 내가 다시 생각해 보니, 그가 내게 몇 개월 동안 한밤중에 입이 말라 물을 마셨다고 말해서, 그에게 찬물은 마시지 말라고 당부했는데, 오늘 오전에 Z씨로부터 대변이 정상적으로 나왔다는 소식을 들었다.

오령산은 여름과 가을의 구토, 설사에 매우 효과적이다. 환자는 대부분 갈증, 복부팽만, 위내정수胃內停水, 어지러움 및 두통, 심계心悸, 번조煩躁, 다한多汗

이 있다. 이 질병의 원인은 대부분 땀을 많이 흘렸거나 찬물을 마셨거나 더운 날씨에 에어컨을 과도하게 틀었거나, 한습이 강한 체질이거나 항생제를 과도하게 투여했거나, 수액을 지나치게 맞아 물이 위 내에 저류 혹은 역류하고 설사를 하는 것이다. 오령산을 복용한 이후 소변이 원활하게 나오고 전신의 땀이 조금씩 나오면서 모든 증상들이 점차 사라지게 된다. 오령산은 아직 중성약으로 만들어지지 않아, 탕제로 바꿔 달이거나 가루로 만들어 끓는 물에 타서 복용할 수 있다. 탕제는 매일 3회, 가루는 1회 5g, 1일 2~3회 경구 복용한다.

오령산五苓散과 곽향정기산藿香正氣散의 주치증은 매우 비슷하며, 모두 여름의 감기·설사·구토에 쓰인다. 그러나 곽향정기산은 이기理氣 작용을 더 잘하고, 대부분 메스꺼움과 구토, 복부팽만, 식욕부진의 증상이 있고, 오령산은 이수利水 작용을 잘하며, 대부분 토수吐水, 갈증, 어지러움, 심계, 번조, 다한多汗 증상이 있다. 물론 복부팽만도 있지만 트림을 적게 하고 위내 진수음振水音이 있다. Z씨가 이런 상황이었으나, 나도 증상을 구별하기 쉽지 않았다. 또한 오령산을 복용한 후에는 반드시 뜨거운 물을 많이 마셔야 하는데 이는 장중경의 경험이며, 이는 《상한론傷寒論》의 "따뜻한 물을 많이 마시면, 땀이 나고 낫는다"라는 기록으로 알 수 있다. 당연히 오령산을 복용한 후에 수박이나 아이스티를 먹으면 안 된다. 누군가 만약 하겐다즈 아이스크림이나 시원한 팥빙수를 권한다고 해도 참아야 한다.

020 온경탕溫經湯으로 갱년기 여성의 오래된 설사를 치료하다

2009-10-21 18:41:26

모某씨(여성, 50대)는 마른 체격으로 4개월간 반복적인 설사 때문에 처방을 받고자 내원했다. 이미 각종 소염消炎·지사止瀉 효과가 있는 한약을 복용했지만 아무런 효과를 보지 못했고, 장 내시경 검사 결과는 이상이 없었다. 모某씨는 설사가 오래되었고, 잠이 오지 않으며 살이 빠지고 안색이 초췌해져서 원래는 중년의 서소패[13]와 같던 미모가 할머니처럼 되었다. 입술은 건조하여 바짝 말랐고, 혀는 담淡하고 설태가 적었다. 이것은 온경탕 체질이다. 그래서 온경탕 원방을 사용했고 보름 후에 재진했을 때, 환자의 얼굴에는 기쁜 기색이 가득하였으며, 대변이 무르지 않고 횟수도 줄었다. 이 처방을 2월까지 연달아 먹으라고 했고, 다시 진료를 받으러 왔을 때 안색이 붉고 윤기가 났으며, 완전히 다른 사람이 되었다. 그녀의 고질병이던 이 오랜 설사가 이미 치유되었다.

온경탕溫經湯은 예로부터 여성의 설사를 치료하는데, 《금궤요략金匱要略》 온경탕 조문에 "50세 정도 된 부인이 하리병下利病을 앓아 수십 일 동안 멎지 않는데……"라는 기록이 있다. 나는 이 방법으로 여러 사례를 치료했는데 모두 효과가 있었다. 임상적으로 온경탕은 설사를 멈출 뿐만 아니라 수면의 질 또한 개선할 수 있으며, 마른 중년 여성의 불면증에 대해 특별한 정신질환이 없는 이상 온경탕을 사용할 수 있다.

13 중국 남북조시대 양(梁)나라의 3대 황제인 효원제의 황비이다.

021 아주 오래된 신통한 처방, 반하사심탕半夏瀉心湯

2009-12-7 20:57:33

2005년 오스트레일리아의 임상의사 의과학자 배리 마셜(Barry J. Marshall)과 병리학자 로빈 워런(Robin Warren)은 1982년 위염과 위궤양을 일으키는 헬리코박터 파일로리균을 발견한 공로로 노벨 의학상을 수상하였다. 위염의 원인인 헬리코박터 파일로리균이 발견된 이후, 서양의학의 위염과 위궤양 치료는 항균요법으로 전환하였으며, 간단한 항생제를 사용하여 위염과 위궤양의 완치율을 크게 높일 수 있었다. 단기간의 연구로는 발견이 어려웠던 이러한 병리학적 발견 덕분에 20년 만에 수천수백만 명의 위염, 위궤양 환자의 고통을 해소하였으며 생명을 구했다. 전 세계인은 이들의 업적에 감사하고 있기에, 이 두 과학자가 국제적인 큰 상을 받았다는 사실은 전혀 문제가 없다. 이 두 과학자의 수상을 축하하면서 나는 장중경張仲景에 대해 더욱 탄복하게 되었다. 그는 여러 위장병의 원인이 세균에 의한 것이라는 사실은 발견하지 못하였지만, 황련과 황금 같은 광범위한 항균작용을 가진 약물을 위병에 사용해야 함을 알고 있었다. 또한 황련과 황금은 건강·인삼·감초·대추와 배오配伍하였을 때 그 효과가 더 오래 안정적으로 지속되고 맛이 좋아져서 환자가 복용하기 쉽다는 것을 알고 있었다. 이러한 그의 혜안은 그가 기록한 반하사심탕에서 확인할 수 있다.

반하사심탕半夏瀉心湯은 상부위장관 염증을 치료하는 고방古方이다. 중경이 반하사심탕을 처방하던 당시에는 전쟁으로 혼란스러운 시기로, 기근이 계속되어 백성들의 생활이 극도로 어려웠다. 음식을 제때 먹지 못했고, 유랑생활과 공포와 두려움으로 인해 위병을 가진 사람들이 분명히 많았을 것이다. 이때 당시 병을 앓던 사람들의 증상은 상복부 비통痞痛이나 식욕부진, 또는 구토설사 등의 증상이 있었는데, 이는 즉 고대의 비증痞症에 해당한다. 장중경은 구토, 장명腸鳴, 심하비心下痞 증상을 가진 환자에 대해 반하사심탕을 사용했다. 왜냐하면 이 처방이 심하비心下痞 증상을 빠르게 제거하여 반하사심탕이라 명명했기 때문이다.

《금궤요략金匱要略》에서는 "구토와 함께 장명腸鳴이 있으며 심하心下가 비만痞滿한 경우 반하사심탕半夏瀉心湯을 주로 하여 치료한다"라고 하였다. 《상한론傷寒論》에는 반하사심탕과 관련하여 다음과 같은 조문이 있다. "상한병이 5~6일 되어, 구역이 나며 열이 나는 것은 (중략) 명치가 그득하나 통증이 없는 증상은 비痞증이라 하며 시호탕류를 쓰지 않고 반하사심탕을 쓴다"라고 하였다.

위 두 조문에서도 알 수 있듯 반하사심탕이 소화기 질환을 치료할 수 있다는 것은 분명하다. 상구上嘔, 중비中痞, 하장명下腸鳴 등의 병변은 전체 위장관을 뜻한다. 구토는 반하사심탕을 써야 하는 방증方證의 주요 특징으로, 종종 환자가 음식을 보고도 식욕이 없으며 메스꺼움이 있고, 심한 경우 음식을 입에 넣자마자 바로 토를 하며, 혹은 식사 직후에 상복부의 팽만감과 역류성 식도염이 나타나게 되는데, 이처럼 음식이 아래로 내려가지 않는 경우 상반上反이 나타난다. 또한 비증痞이라는 증상의 특징은 환자가 상복부의 불편감을 표현하지만 복진 시 돌처럼 단단하거나 복부가 엎어놓은 기와처럼 그득한 것이 아니라 오히려 부드럽다. 오늘날 여러 상부 위장관의 염증을 "심하비心下痞"라는 단어로 표현할 수 있다. 장명腸鳴의 경우, 배변 횟수의 증가 혹은 대변의 형태가 없는 현상 등이 빈번하게 나타난다. 몇 년 사이 반하사심탕의 위염치료 효과에 대한 많은 연구가 있었으며 총 유효율은 90퍼센트 이상으로 나타났다. 반하사심탕은 항헬리코박터 파일로리균 감염 효과, 면역조절 효과, 위점막 장벽 기능 보호, 지혈 등의 효과가 있는 것으로 나타났다. 나의 경험에 비추어볼 때, 반하사심탕은 만성위염에 효과적이다. 만약 오랜 치료에도 불구하고 낫지 않고 안색이 어두우며, 설질이 담홍색을 띠고 있는 경우에는 육계 5g을 더할 수 있다. 만약 인후통이 있고 흉민胸悶이 있는 경우에는 산치자, 연교를 더하면 효과가 더욱 좋다. 미란성 위염으로 인한 출혈에는 대황을 더할 수 있다.

위장질환은 중국인에게서 흔하게 나타나는 질환으로 이에 따라 반하사심탕은 오랜 처방경험과 치험례가 쌓여 검증된 고방이다. 하지만 현재 위장질환에 대해 반하사심탕원방을 효과적으로 사용하여 치료할 수 있는 의사는 많지 않다. 대부분 대방大方을 사용하는데 그 안에는 신향약辛香藥이 많기 때문이다. 초두약草豆藥, 구충약驅蟲藥, 광물성 약재가 많다. 이러한 처방은 항염抗炎, 지통

止痛, 제산制酸, 항변抗變 효과가 좋다. 임상적 효과가 없다고는 할 수 없으나 반하사심탕보다 효과가 좋지 않으며 복용 시 쓴맛으로 인해 입맛이 떨어지는 경우도 많다. 나는 독자들이 이 처방을 많이 사용하기를 진심으로 바란다. 왜냐하면 수천 년간 수많은 의사들이 이 처방을 사용하였으며 천문학적으로 많은 위병 환자를 치료하였기 때문이다. 한의학에서는 동물실험 대신 사람에 맞춰 약을 처방하여 실험해 왔기 때문에, 반하사심탕의 효과는 매우 귀중한 자산이다.

나는 고향의 유명한 중의사인 시아이준夏奕鈞 선생의 가르침을 받아 반하사심탕을 사용한 경험이 있다. 시아이준夏奕鈞 선생은 쑤난蘇南 지역의 상한파이신 주선농朱莘農 선생의 제자였다. 주朱 선생은 반하사심탕을 능수능란하게 사용하였다. 주 선생에게 "하로夏老"라는 호칭이 있었는데, 그가 처방에 천황련川黃連을 사용하였기 때문이다. 사람들이 처방을 받을 때 처방의 처음에 천련川連이 종종 있어 그에게 "하천련夏川連"이라는 별명을 지어주었다. 물론 주 선생은 황련뿐만 아니라, 황련·황금과 함께 반하·건강·후박·오수유·육계 등을 배오配伍하여 사용하였는데, 이와 같은 고신배오법苦辛配伍法을 주로 사용하여 위장병 및 발열성 질환을 치료하였다. 주 선생의 황련과 황금에 반하와 건강을 배합하는 경험이 바로 반하사심탕의 핵심이다. 주 선생은 진료 시 환자의 상복부를 촉진해서 심하비心下痞가 있는지, 설태가 후니厚膩하지 않은지, 환자의 대변이 형태를 가지고 있는지 혹은 설사를 하는지 여부를 보았다. 이러한 과정을 통해 우리는 반하사심탕증半夏瀉心湯證을 분별하는 법을 알 수 있다. 더불어 반하사심탕을 효과적으로 활용하기 위해서는 아래의 몇 가지 사항을 알고 있어야 한다.

첫째, 반하사심탕은 위장질환에 대한 처방으로, 비록 다른 계통의 질환에 대한 보고가 있지만 일반적으로는 상부 위장관 증상에 대해 사용한다.

둘째, 반하사심탕방증은 체격이 상대적으로 좋은 청장년층에서 빈번하며, 대부분 입술과 혀가 붉고 수면장애와 설사를 동반하는 경향이 있으며, 설태는 황니黃膩한 경우가 많지만 맥상은 뚜렷한 특징이 없다.

셋째, 반하사심탕의 병기病機는 한열착잡寒熱錯雜, 중허열결中虛熱結이다. 반하사심탕은 한열보사寒熱補瀉에 공통적으로 쓰이는 처방이다. 비록 위염이 있더라도 혀가 붉으면 건강과 반하를 쓰지 못하고, 설질이 담淡하면 황금과 황련을 피해야 한다.

넷째, 인삼은 당삼으로 대체할 수 있다.

다섯째, 반하사심탕과 황련온담탕黃蓮溫膽湯을 비교하였을 때, 황련온담탕은 반하사심탕에 비해 불면증 심번心煩, 심계心悸, 이경易驚, 다몽多夢과 같은 정신 증상에 조금 더 치중해 있으며, 반하사심탕의 경우는 위장관 증상에 주로 사용한다. 향사양위환香砂養胃丸과 비교하여 다른 점은 향사양위환은 얼굴이 노랗고 소화가 잘되지 않는 사람에게 주로 사용하며, 반하사심탕은 위의 감염성 질환이 있는 환자에게 사용되기 때문에 청대 의가 가운백柯韻伯의 《상한부익傷寒附翼·태양방총론太陽方總論》에서 "구역 증상에 열이 겸해 있는 환자에게는 향부자香附子·사인砂仁·귤피陳皮·반하半夏가 이로우니, 반하사심탕을 복용하면 편안하게 된다"라고 하였다.

여섯째, 반하사심탕을 복용하여 효과를 본 후에도 용량을 줄여 처방하여 계속 복용하는 것이 중요하며, 치료 기간은 보통 3개월 이상이다. 반하사심탕의 복용을 중단한 후에 생강대조탕生薑大棗湯을 상시로 복용하는 것도 도움이 된다.

022 땀을 그치게 하는 다양한 처방

2010-1-11 18:34:49

피부가 건조하고 얼굴이 붓고 붉은 기를 띠었으며 성격이 밝은 모某씨(여성, 50대 후반)는 가을철에 땀이 심하게 나는 증상으로 내원하였다. 조금만 움직여도 옷이 젖을 정도로 땀이 나면서 피부가 차가워지는데 그 한기가 뼛속까지 느껴질 정도라고 했다. 다른 한의사가 이러한 증상에 계지가부자탕가미桂枝加附子湯加味, 죽엽석고탕가미竹葉石膏湯加味, 육미지황탕가미六味地黃湯加味 등 대용량의 양음렴한養陰斂汗한 약을 사용하였으나, 별 차도가 없었다고 하였다. 내가 이 환자를 진찰하여 보니, 환자의 눈꺼풀에 힘이 없이 부어 있었고, 다리에 가벼운 부종이 보여, 진무탕가계眞武湯加桂에 부자附子 20g, 계지桂枝·육계肉桂 각 10g을 사용하여 3제를 써서 치료하였더니, 땀이 즉시 그쳤다.

최근 2년간 머리가 어지럽고 건망증이 있으며, 정신이 흐릿하여 초기 노인성 치매로 의심받던 70대의 퇴직 공무원이 있다. 겨울 즈음 한 한의사에게 진료를 받고 몸을 보補하는 목적으로 고약을 먹었으나 복용한 지 얼마 되지 않아 뜨거운 땀이 줄줄 났으며, 다른 한의사는 이를 음허증陰虛證으로 보아 20여 가지의 약을 대방으로 쓰면 효과가 있을 것이라고 하였지만, 복용 이후에도 차도가 없었다. 내가 진찰을 해보니, 정신이 맑고 곧은 상태로 일과를 서술함에 있어 순서가 명확하였으며, 피부색은 붉고 윤기가 나며 맥은 현활弦滑하였다. 이에 시호가용골모려탕합치자후박탕柴胡加龍骨牡蠣湯合梔子厚朴湯을 처방하여 복용케 하니 바로 땀이 그쳐 나지 않게 되었다. 증상이 있기 전 있었던 일을 자세히 물으니, 가족의 교통사고 이후 몇 주 동안 놀란 상태로 지낸 이후 이러한 병증이 시작되었음을 알았다. 현재는 같은 처방을 계속 복용 중이다.

60세 한 남성의 경우 신체는 매우 건강하였으나 최근 몇 년간 점점 피곤하고 지치기 시작하여 치아가 다 빠지고, 특히 매일같이 도한盜汗으로 옷이 축축해졌으며 입술이 붉고 맥이 활滑하였으며 혈압이 높았다. 이에 황련해독탕을 처방하였으니 이내 땀이 멎었다.

모某씨(여성, 50세)는 체격이 뚱뚱하며 땀이 많았고 움직이면 땀이 즉시 나고 겨울에도 그러하였다. 자주 배고파서 견디지 못하였고 이때 냉한冷汗을 비 오듯 흘렸다. 황기계지오물탕黃芪桂枝五物湯에 갈근葛根을 더해 주었더니, 땀이 바로 그쳤고 배고픔도 느끼지 않았다.

023 마행석감탕가미방麻杏石甘湯加味方으로 실음失音을 치료하다

2010-2-2 10:04:40

성양회省兩會[14] 기간에 말을 하고 싶어도 목이 쉬어 말을 할 수 없는 나이 든 간부를 진찰할 기회가 있었다. 알고 보니 그는 한 달 전 폐렴으로 인한 감기증상으로 열이 났으며, 약을 달여 복용한 후 열은 내렸지만 기침을 계속하여 목이 쉬었다고 하였다. 한약과 양약을 무수히 복용하였지만 효과가 없었고 결국 목소리가 나오지 않는 지경에 이른 것이었다. 회의 기간 그가 말을 해야 하는 상황이 많았으므로 그는 매우 초조해 보였다.

그는 평소에 큰 병을 앓은 적이 없는 건장한 체격의 남성으로, 기외수축[15]이 가끔 있다고 하였다. 정신이 온전하지 않아 보였고, 설태는 백후白厚하였으며, 설질은 암홍暗紅하였다. 인후가 간지럽고, 기침 시 소량의 흰 가래가 있으며, 땀이 많이 나고 몸에 열이 났으며, 밤에 잠들기 어렵다고 했다. 생마황生麻黃 10g, 행인杏仁 15g, 생석고生石膏 20g, 생감초生甘草 10g, 강반하薑半夏 30g, 길경桔梗 15g, 후박厚朴 15g, 건강乾薑 10g을 처방했다. 직원을 시켜 급하게 달여 오후에 약을 보냈고, 바로 1포를 복용하게 하고, 자기 전에 또 한 번 복용하게 했다. 그다음 날 오전에 만나니, 목소리가 나왔지만 청량하진 않았다. 그가 말하길, 어젯밤에 편안하게 잤으며 땀도 멎었고 약 복용 후 바로 효과가 나타났다며, 기쁜 기색이었다.

마행석감탕은 체격이 건실하며 호흡기질환에 땀이 나지만 이후 증상에 호전이 없는 경향의 환자에게 쓸 수 있는 항염증 및 알러지 질환 처방이다.

감길탕甘桔湯은 인후통, 인후부 소양감을 치료하는 중경의 기본방이다. 반하와 후박은 인후부 이물감을 중점적으로 치료하며, 특히 반하는 마황과 짝을 이루어 심계항진과 불면증 등을 치료할 수 있다. 이처럼 수많은 약재가 서로 합해져 체질을 조절하고 증상을 빠르게 억제하게 된다.

---

14 성(省)별로 열리는 인민대표회의 및 정치협상회의이다.

15 早搏. 부정맥의 하나이다.

024 화열火熱로 인한 구강평편태선

2010-2-17 21:43:00

설 전에 나는 모某씨(여성)의 병에 대한 소식을 들었다. 그녀는 내가 추적 관찰하고 있는 구강평편태선 환자 중 한 명으로, 구강점막의 통증이 심하여 음식을 먹지 못할 뿐만 아니라 말하기조차 힘들며 구강 내 점막이 붉어져 있는 것을 보느라 밤에 잠을 못 잔다고 하였다.

그녀는 중간 정도의 체격에 얇고 부드러운 피부를 갖고 있고, 의식은 선명했으며 구강평편태선으로 인해 좌측 이와 잇몸에 손상이 있으며, 평소 충혈과 미란이 있었다. 그녀가 복용하는 기본처방은 감초사심탕甘草瀉心湯으로 1년 이상 증상이 잘 조절되어 만족스러웠으나, 월경 기간과 긴장하거나 피로한 후에 약간의 증상이 나타났는데, 이번처럼 심하게 증상이 나타난 적은 없었다. 이에 황련黃連 5g, 황금黃芩 15g, 치자梔子 10g, 황백黃柏 10g, 법제대황制大黃 5g, 생감초生甘草 20g으로 처방을 바꿨다. 2주 복용 후 환자는 통증이 빠르게 완화되어 현재는 음식을 먹는 데 아무런 불편이 없다고 하였다.

구강평편태선은 구강점막의 가장 흔한 질병 중 하나로, 중년 여성에게서 호발하며 그 원인은 알 수 없는 경우가 많고, 피로·불안·정신적 긴장에 의해 유발될 수 있으며, 신체의 면역기능 장애와 관련이 있다는 의견도 있다. 구강평편태선의 병변은 보통 대칭적이고 주로 흰색 줄무늬, 구진, 반점, 심지어 충혈 및 미란으로 나타나며, 환자는 먹고 말할 때 통증을 느끼게 된다.

구강편평태선에 대한 현대의학적 치료 효과는 부족한 점이 있다. 지금까지의 내 경험에 의하면, 경방經方인 감초사심탕甘草瀉心湯과 소시호탕小柴胡湯이 구강편평태선에 효과적인 처방으로, 병의 진행을 억제하는 효과가 있었다. 이러한 처방과 더불어 위의 사례는 황련해독탕합대황감초탕黃連解毒湯合大黃甘草湯 또한 효과가 있다는 사실을 보여준다. 황련해독탕은 사화瀉火를 하는 중요 방제로, 원래는 번민煩悶과 헛구역질, 입이 말라 신음을 내고, 말을 잘하지 못하며, 누워 있지 못하는 열병熱病 환자를 주로 치료하는 처방이었다. 하지만 후대에 와서는 열병熱病이 없더라도 번조煩躁하여 쉽게 화를 내고易怒, 입이 마르고 쓰며 심장이 두근거리고, 잠을 못하고 혀가 붉고 굳었으며, 맥은 활삭滑數한 등의 체질을 가진 사람들의 각종 질병에 사용한다.

위 환자는 본래 화火에 속하는 체질이며 구강점막의 통증으로 불면증이 생겼으며, 게다가 구강점막이 붉어지기까지 했다. 이는 의심할 필요 없이 황련해독탕증黃連解毒湯證이다.

대황을 사용하면 비증을 제거하고 열을 사하며, 대황을 황련·황금과 배오配伍한 처방이 경방經方의 사심탕이다. 감초를 대용량으로 사용하는 것은 감초의 점막복원 효과가 있기 때문이다. 특이하게도 이렇게 고한苦寒한 성질을 지닌 약을 모某씨가 복용했을 때, 쓴맛을 느끼지 않았고 탕약이 달고 감초 맛이 난다고 하였다.

그렇다면 앞서 든 치험례에서 어찌하여 감초사심탕을 사용하지 않았을까? 심하비心下痞, 설사 같은 소화기 계통의 증상이 없고, 게다가 이전에도 이 처방을 복용하게 했으나 효과가 좋지 않았기 때문이다. 그렇다면 왜 소시호탕을 사용하지 않았을까? 한열왕래寒熱往來와 흉협고만胸脇苦滿이 없었으며, 외형이 초췌하지 않았기 때문이다. 특히 모某씨의 경우, 구강평편태선의 발작 이후 구강점막이 불처럼 붉어져, 감초사심탕과 소시호탕에 포함된 인삼·반하·생강·대추는 조금만 먹어도 맵고 통증을 느껴 먹지 못했기 때문이다. 증상은 이미 조절되었는데, 완치가 될 수 있을지는 모르겠다. 나는 모某씨에게 이전 처방을 계속 복용하게 하였으며, 만약 약의 맛이 너무 쓰다면 복용량을 줄이도록 당부했다. 난 그녀의 고질적인 질환을 완전히 치료해 줄 명방을 찾길 기대하고 있다.

025 늦어버린 계지복령환桂枝茯苓丸

2010-2-21 16:57:26

2월 15일 25세의 "파이八一여자농구" 선수 왕판王凡이 폐경색으로 사망하였다. 폐경색은 폐색전증 이후 혈류가 차단되어 폐조직의 괴사가 일어나는 질환이다. 폐색전을 일으키는 주요 원인인 혈전의 경우 심부정맥혈전증 외에도 지방, 종양색전 혹은 가스 등이 있다. 이 질환은 빠르게 발병하고, 호흡곤란·흉통·각혈 등의 증상 발현이 급격하며, 치사율이 매우 높다. 왕판 선수는 301병원에서 23일간 혼수상태에 빠진 후 끝내 사망하였다. 폐경색 시 보이는 급성 증상은 우리 병원에서 치료할 기회가 없었지만, 나는 이전에 만성 폐색전증 환자를 치료한 경험이 있다.

그는 노년의 남성으로, 1년에 여러 차례 응급실에서 응급조치 후 입원하였다. 그 이후 계지복령환가천궁단삼桂枝茯苓丸加川芎丹參에 대황충환大黃蟲丸 등을 병용하게 하여 증상을 비교적 잘 통제하였으며 수년간 안정적인 상태를 유지하였다. 이 환자는 약간 마른 체격에 얼굴색이 청황青黃하고, 눈 주위가 판다처럼 검고 입술은 자암紫暗색이었으며, 피부가 갑착甲錯하여 얼핏 보더라도 어혈체질瘀血體質이었다.

앞서 이야기한 왕판 선수의 생전 사진을 확인해 보니, 그녀의 안색 또한 노랗고 눈가도 어두웠으며 입술도 선홍빛이 아니었던 것으로 보아, 그녀 또한 잠재적으로 어혈의 범주에 속하는 상태였음을 짐작할 수 있었다. 만약 왕판 선수가 일찍이 한약을 복용하고 휴식을 취했다면, 이런 화는 피했을 것이다. 한 시대를 풍미하던 한 여자 농구선수가 허무하게 떠나버렸다는 사실이 안타까울 따름이다.

계지복령환은 고대의 하사태방下死胎方[16]이다. 후세에는 그 응용범위가 매우 넓어져, 특히 일본 한방의학에서는 이 처방을 활혈화어活血化瘀의 기본처방으로 보며, 각과의 임상에서 널리 사용한다. 나는 임상적으로 계지복령환이 혈

16 사산한 태아를 나오게 하는 처방이다.

전증 질환에 효과적이며, 폐색전증뿐만 아니라 심근경색, 뇌경색 및 하지정맥혈전증에도 효과가 있음을 발견했다. 다만 때로는 처방 간의 상호작용이 필요한 예도 있는데, 혈부축어탕血府逐瘀湯·황기계지오물탕黃芪桂枝五物湯·대시호탕大柴胡湯·시호가용골모려탕柴胡加龍骨牡蠣湯·대황충환大黃蟲丸·도핵승기탕桃核承氣湯 또는 나의 경험방인 사미건보탕四味健步湯을 합방하여 처방하면, 질환과 체질을 함께 치료하여 효과가 더욱 좋다.

이미 늦어버린 계지복령환桂枝茯苓丸이지만, 이 작은 경험이 왕판王凡의 죽음을 애도하는 것에서 더 나아가 왕판의 사망 소식을 접한 네티즌들에게 체질조절에 관한 관심을 불러일으키는 계기가 되었으면 한다. 한의학계 또한 계지복령환 처방의 활용 범위 확장에 관해 관심을 가지는 계기가 되기를 바란다. 계지복령환은 자궁근종의 성약일 뿐만 아니라, 그 안에 있는 가능성이 무궁무진하기에 더 발전시키고 연구하여 널리 이용해야 한다.

026 중환자실에서 몰래 쓰인 사역탕四逆湯

2010-2-28 22:35:34

"제부자制附子 50g은 2시간 동안 선전先煎하고, 건강乾薑 15g과 자감초炙甘草 10g, 계지桂枝·상호육계上好肉桂[17] 10g은 후하後下하여 300ml로 달인 후 3회에 걸쳐 비강으로 투여한다." 이는 내가 어제 A씨의 위중했던 아버지에게 처방한 "사역탕가육계계지四逆湯加肉桂桂枝"이다.

어제 오전 외래진료가 오후 2시를 넘겼는데, 때마침 동료 A선생의 전화를 받았다. 그의 아버님이 갑자기 심근경색이 발병해 혈압이 불안정하고 심박수에 이상이 있으며 때때로 심정지 상태가 와서 현재 호흡기를 달고 있다는 것이었다. A씨는 그의 아버님이 입원하고 계시는 중환자실에 내가 가서 한약으로 응급처치를 도와줄 것을 부탁했다. 나는 즉시 중환자실 병동으로 갔다. 환자는 혼수상태로 온몸에 튜브를 달고 있었는데, 인공호흡기 외에도 혈액투석도 하고 있었다. 담당 간호사는 환자 체온은 정상이나 변비로 인해 대변을 3일간 보지 못했다고 설명하였다. 환자는 75세 노인으로 지난해 심근경색을 앓은 병력이 있었으며 회복을 하던 중 재발한 것이었다. 복부를 눌러보았으나 부드러웠고, 환자는 아픔을 느끼는 기색이 없었다. 피부는 비교적 희고 약간 부어 있었으며, 맥은 미약하여 진맥이 어려울 정도였다. 의심할 필요 없는 양허陽虛의 상태였고 위 처방을 즉시 투약하였다. 오늘 오후 A씨한테 연락이 왔는데 아버님의 상태가 안정되고 심박수와 혈압이 정상으로 돌아와 내일 투석을 중단하고 경과관찰을 해도 되는 상태라며 기뻐하였다.

이번 중환자실에서의 진찰과 투약은 정식으로 행한 것이 아니었다. 환자의 상태가 매우 위독하고 회생가능성이 낮아 보여 의사도 가족도 별다르게 치료를 저지하지 않았고, 비강으로 중의약을 투약하는 것에 동의하였으나 어떤 약을 투약하였는지는 묻지 않았다. 하지만 중환자실에서 시행했던 치료가 효과가 있었든, 한약이 효과가 있었든 간에, 투약 후 환자의 상태가 호전된 것은

17 육계 중 상품을 말한다.

명백한 사실이다. 이 치험례는 경방이 중환자실에서 유용하게 쓰일 수 있음을 시사한다. 다만 나는 이런 처방이 중환자실에서 몰래 투약하는 게 아니라 정정당당하게 사용되기를 바랄 뿐이다. 병세가 계속 안정적인 상태로 유지될지는 아직은 지켜봐야 하며 오늘도 원방 그대로 처방하여 비강으로 투약하였다.

027 아주 좋은 처방인 시귀탕柴歸湯

2010-3-6 19:46:17

오늘 제일 먼저 진료실에 들어온 여성으로 4년간 갑상샘 항진증과 하시모토 갑상샘염을 앓고 있는 환자이다. 그녀는 지난주에 처음 진찰을 받았는데, 나는 그녀에게 시호탕합당귀작약산小柴胡湯合當歸芍藥散을 처방하여 물로 끓여 먹게 하였다. 오늘 그녀는 분당 100회를 넘던 심박수가 80여 회로 떨어졌으며, 피로감도 현저히 줄었다며 기뻐하였다. 그녀는 병에 걸린 후 양약을 복용하였는데 간기능에 이상이 생겨 한의사를 찾았으나 줄곧 효과가 없었다고 하였다. 이번에 내가 처방한 한약을 먹고 제대로 효과를 보았다고 말하며 기뻐하는 그녀의 얼굴이 나를 흐뭇하게 하였다.

갑상샘염 치료에 소시호탕합당귀작약산小柴胡湯合當歸芍藥散을 사용한 사례는 이번이 처음이 아니었다. 최근 몇 년 갑상샘염 환자가 처방을 받기 위해 종종 찾아왔는데, 대부분 중년 여성으로 심계心悸, 심황心慌, 체중감소, 조열燥熱, 발한發汗을 동반하며 혹은 오한惡寒, 부종, 비만, 무기력함, 변비 폐경 등의 증상을 겸하고 있었다. 혹은 뚜렷한 증상과 불편함이 없지만, 우연히 갑상샘종을 발견하게 된 경우도 있었다. 소시호탕합당귀작약산小柴胡湯合當歸芍藥散을 사용하면 증상을 개선하고 갑상샘 기능을 조절할 수 있다. 나는 시호, 백작약, 감초를 사용할 때 주로 많은 용량을 사용한다.

왜 갑상샘염에 소시호탕합당귀작약산小柴胡湯合當歸芍藥散을 사용했을까?

첫째, 이 질환은 반복적으로 발병하고 증상이 호전과 악화를 반복하여 소시호탕증小柴胡湯證의 "왕래한열往來寒熱", "휴작유시休作有時"와 같은 범주로 볼 수 있다.

둘째, 환자는 대부분 여성으로 월경실조月經失調 혹은 월경 주기가 들쑥날쑥하거나, 폐경인 경우가 많으며, 이러한 사람들은 대부분 얼굴이 노랗고, 부종, 변비, 설사, 복통, 심계항진, 두통 등의 증상이 있어 당귀작약산증當歸芍藥散證에 부합한다.

나는 병명이 아닌 "체질"과 이에 대한 "정체적 관념"의 측면에 착안하여 처방을 선택하였다고 말할 수 있다.

사실상 소시호탕합당귀작약산은 갑상샘염에 대해 특별한 처방이 아니며, 내가 많은 여성질환을 치료할 때 사용한 처방이다. 예를 들어 자가면역질환에 속하는 자가면역성 간염, 쇼그렌증후군, 홍반성 루푸스, 류머티스 관절염 등에도 체질과 처방이 상응한다면 병명에 상관없이 모두 효과가 있다는 것을 알 수 있다. 나는 이 처방이 천연 면역조절제로서 연구개발의 가치가 크다고 생각한다. 이에 나는 이 처방을 기억하기 쉽도록 "시귀탕柴歸湯"이라는 별칭을 붙였다.

028 신방神方 대시호탕大柴胡湯

2010-3-29 21:32:34

이틀 전 외래 진료에서 두 명의 중년 부인이 처방전을 들고 와서 거듭 흥분하여, "선생님께서 주신 이 처방의 효과가 정말 좋았습니다"라고 하였다. 두 중년 부인은 중환자실에 입원 중인 노모의 처방을 받기 위해 2주전 내원했었다. 당시 80세가 다 되어 가는 노모가 발열과 천식 증상으로 폐렴 진단을 받고 중환자실에서 입원치료를 받던 중이었는데, 노모의 상태가 점점 안 좋아지던 찰나, 같은 중환자실에 있던 한 노인이 한약을 복용하여 증상에 호전이 있는 것을 보고, 나를 찾아와 처방을 받아갔다. 나는 당시 대시호탕합치자후박탕大柴胡湯合梔子厚朴湯을 처방하였으며, 그날 밤 약을 복용한 후 환자는 편안히 누워 있을 수 있었다. 그 이후 감기로 인한 발열이 있었고 대변이 건조하고 딱딱해졌으며 가래가 많았다. 이를 치료하고자 대시호탕합소함흉탕大柴胡湯合小陷胸湯을 처방하였는데, 이후 열이 내리고 대변을 시원히 보았으며 가래를 뱉을 수 있게 되었다. 이를 목격한 두 사람은 처방의 효과가 신기할 정도로 좋았다고 하였다.

대시호탕은 유명한 경방으로, 원래는 심하부를 눌렀을 때 가득 찬 느낌과 함께 통증이 있고 숙식증宿食症이 있는 경우에 사용하였으며 후세에는 췌장염, 담석증에 효과가 좋아 빈번하게 사용되었다. 다만 꼭 이러한 경우뿐만 아니라 호흡기질환에도 쓰이는데, 그 효과가 매우 탁월하다. 기관지염의 경우 객담의 양이 많고 끈적거리는 경우 대시호탕합후박탕大柴胡湯合厚朴湯을 사용할 수 있으며, 기관지 천식으로 인해 가슴이 그득한 느낌과, 입술이 어두운 경우 대시호탕합계지복령환大柴胡湯合桂枝茯苓丸을 사용할 수 있다. 폐렴으로 인한 발열 혹은 기관지 확장과 황색의 점조한 객담이 있는 경우 대시호탕합소함흉탕大柴胡湯合小陷胸湯을 사용할 수 있으며, 출혈이 있는 경우 대시호탕大柴胡湯에 황련을 더하여 사용하게 되는데, 이는 모두 내가 임상에서 흔히 사용하는 합방으로 그 효과가 바로 나타나지 않은 적이 없었다. 어제 십세유풍선생十世遺風先生이라는 한의학 커뮤니티의 유명 인사를 우시無錫에서 만났는데, 그 또한 대시호탕을 즐겨 쓰며 그 탁월한 효과에 항상 놀란다고 하였다.

대시호탕은 8개의 약재로 구성되는 비교적 간단한 처방이나 적응증이 폭넓은 유용한 처방이다. 고혈압, 고지혈증, 편두통, 비만, 역류성 위염, 과민성대장증후군, 유선소엽 증식, 자궁근종 등에 효과가 있으나 다만 환자 개개인의 체질을 꼭 살펴야 하며 이에 따라 사용하여야 한다. 대시호탕증에 해당하는 환자는 일반적으로 체격이 건장한 중장년층 환자가 더 많으며, 상복부가 그득하고 꽉 차서 포만하며 팽만하여 통증이 있는데, 식후에 더욱 심해지며, 가볍게 누르면 저항감 혹은 불쾌감, 혹은 심한 경우 상복부의 뚜렷한 압통이 있으며, 복근이 긴장되어 있고, 트림을 자주 하며, 오심, 구토, 위식도역류질환(GERD), 변비 및 설태가 두꺼운 등의 증상을 동반하는 경우가 많다.

나는 한 중년 여성의 반복적인 부정맥을 치료하기 위해 대시호탕을 사용한 적이 있는데, 대시호탕에 황련을 더하여 여러 제를 처방하여 낫게 하였다. 당시 그 여성은 비만한 체격에 조금만 과식을 하여도 팽만감을 느꼈고 팽만감을 느끼면 바로 두근거림이 생겼는데, 그것이 처방의 근거였다.

내 학생 중 한 명은 대시호탕가생의이인大柴胡湯加生薏苡仁을 사용하여 어느 젊은이의 다발성 사마귀를 치료하였는데, 7제 만에 사마귀가 다 사라졌다고 했다. 내가 처방한 이유를 물어보니, 사마귀로 인해 괴로워하지 않았고 젊은이의 체격이 건실했기 때문이라고 하였다. 일본 학자인 모리 릿시森立之 선생이 발기부전에 대시호탕을 사용하여 치료하는 것을 떠올려보니 학생의 처방 이치를 알 수 있었다.

대시호탕은 하나의 병을 치료하는 것이 아니며, 하나의 증상을 치료하는 것도 아니다. 마땅히 일종의 종합적인 상태 혹은 체질상태를 봐야 한다. 만약 어느 날 대시호탕증大柴胡湯證의 진단표준과 치료 효과에 대한 평가 표준이 만들어진다면 그날부터 많은 의사들이 대시호탕을 똑같이 사용할 수 있고, 신방神方 대시호탕은 명성을 떨치고 사람을 수도 없이 살릴 것이다.

029 만족스럽지 못했던, 인간의 존엄성을 지킨 암 치료

2010-3-11 21:42:18

월요일 외래진료 중 인상이 깊게 남은 80대 노인분이 계셨는데, 그분은 대장암 말기 환자였다. 그는 지난해 2월 한약을 복용하고자 방문했을 당시, 이미 대장암 말기 판정을 받은 상태였으며, 혈변이 멈추지 않고 빈혈과 체중감소 증상으로 힘들어하고 있었다. 암은 이미 전이되어 수술이 불가하였고 화학요법을 2회 실시하였으나 식욕이 떨어지는 등 부작용이 너무 커서 화학요법을 계속 받을 수 없었다. 나는 그에게 서여환薯蕷丸을 탕으로 하여 복용하도록 하였고 족발이나 소 힘줄 같은 음식을 먹어 영양에 신경 쓰도록 하였다. 노인은 담낭염이 있어 돼지고기를 먹을 엄두가 나지 않아 소 힘줄을 오래 끓인 국물로 식사를 대신하여 매일 영양을 보충하였다. 그는 2~3개월에 한 번 외래 진료를 받았으며, 처방은 거의 바뀌지 않았다. 한약을 복용한 후 체중이 감소하던 것이 멈추고 도리어 증가하였으며, 작년 여름에는 정신상태와 혈색이 좋아졌고 대변 출혈도 매우 적어졌다. 하지만 올해 들어 다시 체중이 줄고 대변이 나오는 횟수가 늘면서 병세가 천천히 악화되었다. 나는 여전히 그에게 서여환을 처방했는데, 이런 상황에서 부정이허扶正理虛는 최고의 선택이었다.

내가 진료했던 암환자의 대부분은 수술과 화학요법 이후 내원한 케이스였다. 나이가 어리고 전반적인 상태가 비교적 양호한 경우 오령산과 소시호탕을 처방했고, 나이가 많고 전반적인 상태가 좋지 않은 경우 대부분 자감초탕과 서여환薯蕷丸 등을 사용했다. 1970~80년대에는 청열해독清熱解毒의 효능이 있는 백화사설초百花蛇古草, 반지련半枝蓮, 반변련半邊蓮, 촉양천蜀羊泉 등을 사용하거나 활혈화어活血化瘀 효능이 있는 삼릉三稜, 봉아출蓬莪朮 등을 사용하였으나, 이러한 약들은 치료효과가 명확하지 않다고 느껴왔기에, 1990년대 이후 점차 사용하지 않고 경방의학으로 사고를 전환했다.

인간의 존엄성을 지키면서 병을 치료하는 것이, 내가 암을 치료하는 원칙이다. 생명이 위험하고 원기가 다하였음에도 공격적인 약물을 계속적으로 사용하면, 옥석이 모두 부서지는 것처럼 병과 함께 사람의 생명이 사라질 수 있다. 이러한 치료 방안은 개인적으로 바람직하지 않다고 생각한다. 경방의학의 관점에서 보면 암환자의 경우 대부분 체중감소와 식욕부진이 나타나고 이는 한의학적으로 "허로虛勞"의 관점에서 치료한다.

경방 중 허虛를 다스리는 처방은 서여환薯蕷丸, 황기건중탕黃芪建中湯, 자감초탕炙甘草湯, 대황충환大黃蟲丸 등이 있다. 이들 중 서여환은 기혈을 모두 보補하고 오장을 조절하는 아주 적합한 처방이다. 위 사례의 노인이 복용한 것이 바로 서여환이며 최근 1년 특별히 문제는 없었고 암은 비록 완치되지 않았으나 그는 아직 생명을 유지하고 있다.

나는 인간의 존엄성을 지키는 관점에서 출발한 암환자에게 꼭 지켜야 하는 3가지 치료원칙을 제시한다. 첫째, 정신을 온전히 한다. 둘째, 체중이 감소하면 안 된다. 셋째, 식욕이 감소해서는 안 된다. 즉 희망과 자신감, 용기를 항상 가지고 영양에도 주의를 기울여 체중을 유지하고 식욕이 좋다면 계속 삶을 이어 나갈 수 있다는 것이다. 이것이 바로 암치료의 장기적인 목표이자, "인간"의 존엄성에 기치를 둔 치료이다.

그러나 유감스럽게도 인간의 존엄을 지키는 항암 치료에는 부족함도 존재한다. 왜냐하면 암은 매우 위험한 질병으로 어떤 경우는 체질 관리만으로는 그 효과를 보지 못하여 죽음을 면치 못하기 때문이다. 만약 암을 극복할 수 있는 좋은 약을 찾아낸다면 더할 나위 없이 좋을 것이다. 현재 나 역시 눈을 크게 뜨고 찾고 있으며 고수와의 교류 경험을 기대하고 있다. 머지않아 방사선요법과 화학요법의 종양 억제 및 암세포의 전이 억제 효과에 필적하는 한의학 처방이 나타나기를 기대해 본다.

030 중환자실에서 경방을 사용했던 느낌

2010-7-1 21:59:53

오늘 한 국립병원의 W의사로부터 중환자실에 입원해 있는 X씨의 체온이 37.5℃ 정도까지 떨어졌다며 다음 치료 방안에 대한 조언을 듣고자 하는 연락이 왔다. 이 환자는 6월 초순경 상담한 86세 고령 남성으로 뇌경색으로 입원하였으며 39℃ 이상의 고열이 한 달 동안 지속되어 각종 항생제를 투여하였으나 반응하지 않았다. 나는 2개의 처방을 교차로 사용하였다. 먼저 진무탕가육계홍삼眞武湯加肉桂紅蔘을 처방하였으며 이후에 진무탕합황기계지오물탕眞武湯合黃芪桂枝五物湯을 사용하여 환자의 체온을 표준 범위에서 조절할 수 있었다.

진무탕을 대제大劑로 사용한 이유는, 그 병세가 위급하여 양기陽氣를 회복하면서 궐역厥逆을 낫게 하고 이수利水하기 위함이었다. 첫 상담 당시 환자는 인공호흡기를 꽂고 높은 체온으로 인해 얼음주머니를 대고 있었으며, 혼수상태로 복부가 상당히 부풀어 있는 상태였고 힘이 없이 누르면 그대로 들어갔으며, 설사를 하였고 양하지 부종이 있었으며, 부종을 눌렀을 때 움푹 파였으나 바로 회복되지 않았다. 특히 음낭이 종대되어 큰 고무공처럼 컸으며, 맥은 갑자기 커졌다가 갑자기 작아졌다가 하였다. 나는 이를 양허중증陽虛重症이라 징하고, 언제든지 양탈陽脫 상태에 빠질 수 있어 빙모를 제거하고, 진무탕가육계홍삼眞武湯加肉桂紅蔘을 처방하였다. 그중 부자附子를 50g으로 하여 1시간 동안 선전先煎하였는데, 총 300ml를 달여 1회 50ml씩 비강으로 투여하여 하루 동안 모두 복용하게 하였다. 다음 날 체온이 40℃까지 오른 후 38.5℃로 떨어졌다. 이후 위의 처방을 계속 사용하였으나 체온이 약 2주간 떨어지지 않고 유지되었다. 10일 전 병동에 다시 가서 진료를 하였는데, 환자의 안색이 붉어지고 심장기능이 크게 호전되어 심방세동이 감소하였고, 불안정하던 맥상이 안정되었으나 여전히 복부를 누르면 물주머니를 누르듯 힘이 없이 쑥 들어갔으며, 양다리의 부종이 가라앉지 않았다. 이에 진무탕가황기육계眞武湯加黃芪肉桂를 사용하였으며, 이 중 황기黃芪 60g, 부자附子 30g으로 사용하니, 복용 후 체온이 마침내 떨어졌고, 담당 의사는 환자의 양다리 붓기가 현저히 가라앉았고, 혼수상태였던 의식이 많이 돌아온 상태라고 하였다. 대제大劑로 사용한 황기黃芪와 진무탕眞武湯으로 환자의 체질을 교정하고, 체내의 수분을 제거하고, 체온조절기능을 회복하여 열이 내렸다.

중환자실에서 진료를 하는 느낌은 매우 좋다. 왜냐하면 방증이 매우 뚜렷하여 외래에서 진료를 통해 체질을 분별하는 것과는 다르다. 원래 큰 병이 없는 경우, 체질의 경향이 뚜렷하지 않아 한약을 사용하기 매우 어렵다. 또 그저 신경이 과민하거나 만약 시간이 부족해 심리적인 부분에 대한 상담이 부족한 경우 한약 처방으로 효과를 보기 힘드나, 중환자실의 경우 처방의 근거가 매우 뚜렷하기 때문이다. 경방의 극적인 효과를 경험하기 위해서는 반드시 중환자실에서의 위급하고 심각한 병을 경험해 보아야 한다. 중환자실은 경방의 큰 효과를 입증할 만한 곳이기 때문이다.

031 대시호탕합치자후박탕大柴胡湯合梔子厚朴湯으로 노인의 폐렴을 치료하다

2010-8-8 21:08:30

미국에 다녀온 다음 날 아침, 나는 고향에 있는 사촌누나와 연락하여 2개월 전 대퇴골 경부 골절로 누워 있던 큰어머니의 병세를 물었다. 사촌누나는 어머니가 침대에서 내려와 보조기구에 의지해 걷는 것이 가능해졌다며 기뻐하였다.

큰어머니는 올해 95세로, 마른 체형에 고령이지만 큰 병은 없었으나 다만 변비와 설통舌痛이 있어 나의 조언에 따라 삼황편三黃片[18]을 여러 해 동안 복용해 왔다. 고령이지만 《삼자경三字經》을 쓰고 외울 정도로 기억력이 좋으셨다. 안타깝게도 지난해 5월 말 넘어지시면서 골절상을 입었고, X-ray 촬영상 대퇴골 경부 골절로 진단받아, 입원은 하지 않은 채 집에 누워 계셨다. 6월 중순 어느 날 사촌형이 연락을 했는데, 큰어머니가 고열과 함께 정신이 맑지 않다고 하며, 어찌해야 좋겠냐고 물었다. 일반적으로 병원에 입원해야 하지만, 현재 골절로 인해 이동이 불편하신 점을 고려해 당분간 입원하지는 않기로 하였다. 대신, 시호柴胡 30g, 황금黃芩 10g, 강반하薑半夏 15g, 지각枳殼 30g, 백작약白芍 20g, 법제대황制大黃 10g, 후박厚朴 15g, 치자梔子 15g, 연교連翹 60g, 선강乾薑 3g, 대조紅棗 15g, 2제劑를 처방했다. 1제를 달여 600ml로 만들어 하루 3~4회 복용하도록 지도하였다. 다음 날 아침 사촌형이 연락하여 말하길, 약을 복용한 후 밤에 땀을 많이 흘렸으며 체온이 떨어졌고, 현재 미열과 약간의 기침이 있지만 가래는 많지 않다고 하여 이전 처방을 계속 복용하게 하였다. 이후 3일 연속 정상 체온을 유지하셨고 대변이 잘 나오고 의식이 뚜렷하셨으며 식욕 또한 회복되었다고 하였다. 단오절에 고향에 내려가 큰어머니를 뵈었을 때 이미 의자에 앉아 있을 수 있었으며 정신 또한 매우 맑아지셨고, 식

18 대황(大黃), 베르베린염산염, 황금추출물을 이용한 처방으로 삼황사심탕과 약재 구성이 같음. 효능은 삼초열성(三焦熱盛), 목적종통(目赤腫痛), 구비생창(口鼻生瘡), 인후종통(咽喉腫痛), 심번구갈(心煩口渴), 요황변비(尿黃便秘)에 활용하며 청열해독(清熱解毒)·사화통변(瀉火通便) 효과가 있다.

욕 또한 돌아와서 점심으로 홍소육紅燒肉[19] 요리를 여러 점 드실 수 있을 정도였다.

대시호탕합치자후박탕大柴胡湯合梔子厚朴湯을 사용하여 노인의 폐렴을 치료하는 것은 지난 몇 년 동안 축적된 나의 경험이다. 장중경은 본래 대시호탕大柴胡湯을 "심하心下를 누르면 가득하고 아픈" 숙식병宿食病에 사용하였으며, "상한 10여 일 이후, 열이 속에 뭉쳐 있어, 한열왕래가 거듭하는 경우"와 "구역질이 그치지 않고 심하心下가 급急하며 울울鬱鬱하여 약간 번거로워하는 경우"에 사용하는 처방이다. 치자후박탕은 "가슴이 타는 듯 답답하고 배가 그득하여 눕거나 일어나는 것이 불편한 경우"에 사용하는 처방이다. "심하心下를 누르면 가득하고 아픈" 것은 의사가 환자의 상복부와 양 옆구리를 손으로 눌렀을 때 뚜렷한 저항감을 느끼는 것을 말하며, 환자 또한 자주 팽만감과 통증을 느낀다. 이러한 징후는 담낭, 췌장 및 상부 소화관 질환뿐만 아니라 호흡기질환, 특히 폐렴 및 기관지 천식에서도 흔히 볼 수 있는 증상이다.

또한 이 외에도 양쪽 옆구리가 단단하고 저항감이 뚜렷하며 "울울鬱鬱하여 약간 번거로워하는 경우" "심번心煩한 경우" "눕거나 일어나는 것이 불편한 경우" 등은 정신적 증상이 나타나는데 대부분 많은 폐렴 환자의 경우 번조煩躁·섬망譫妄·의식불명意識模糊 등의 증상이 있다. "한열왕래往來寒熱"의 경우 발열이 지속되는 것이다. 이러한 증상을 보았을 때 대시호탕大柴胡湯과 치자후박탕梔子厚朴湯을 폐렴에 사용할 수 있는 경전의 근거가 충분하다. 임상적으로 폐렴 환자는 대부분 위 역류를 동반한다. 특히 고령 및 혼수상태의 환자는 역류가 항상 있어 종종 흡인성 폐렴이 반복적으로 나타나 잘 낫지 않는다. 대시호탕은 전통적인 위역류 억제제로, 이른바 통리공하通裏攻下하는 것을 의미한다. 내 경험에 따르면, 대시호탕은 역류성 위염, 췌장염, 담석증, 변비 등에 좋은 효과가 있으며, 노인의 상부 소화관 역류를 조절하면, 폐렴을 조절하는 데 도움을 준다.

물론 대시호탕大柴胡湯의 역류 억제 효과를 폐렴의 치료 메커니즘으로 볼 수

19 중국의 돼지고기 간장 조림이다.

는 없다. 하지만 대시호탕 구성 약재 중 시호柴胡와 황금黄芩은 해열 및 항염효과가 좋으므로 이를 가볍게 볼 수 없다. 치자梔子는 제번除煩 효과가 있어 특히 가슴이 답답한 사람에게 가장 효과적이며, 대황大黄과 황금黄芩을 배합하면 가슴과 횡격막의 울열鬱熱을 해소할 수 있어, 노인 폐렴 치료에 흔히 사용하는 처방이다. 위 처방에서 연교連翹를 사용한 이유는, 연교가 청열清熱하고 제번除煩하는 중요한 약재이기 때문이다. 온병 학자의 경우 흉격胸膈에 열熱이 있고, 번열煩熱과 함께 땀이 나는 사람을 치료하는 데에 사용한다고 한다. 내 경험에 따르면, 연교는 폐렴으로 인한 열을 내리는 데 중요하게 사용하며 대량으로 사용하여 많은 양의 시호와 배오配伍하면 신속하게 열을 내리고, 대부분의 경우 땀을 나게 하였다.

032 계지복령환桂枝茯苓丸으로 어혈을 제거하다

2010-8-8 22:01:55

계지桂枝 20g, 복령茯苓 20g, 목단피丹皮 15g, 적작약赤芍 30g, 도인桃仁 20g, 회우슬懷牛膝 60g, 법제대황制大黃 10g. 이는 내가 모某씨의 노친께 처방한 계지복령환가대황우슬桂枝茯苓丸加大黃牛膝의 구성이다.

모某씨가 2개월 전 왕진을 요청했다. 그의 아버지께서 가슴이 답답한 것이 심상치 않았고, 걸을 수가 없어 곧 세상을 떠나는 건 아닌지 두렵고 걱정이 되니 나에게 진료를 요청하였던 것이었다. 거실에 가보니 90세의 고령임에도 불구하고 여전히 체구가 장대하고 훤칠하였으며 안색은 검고 붉었다. 의자에 단정한 상태로 앉아 있었고, 걷지는 못하였다. 노인은 가슴이 답답하고 복부 팽만감을 호소했는데, 마치 북처럼 팽팽하고 미륵불의 배처럼 크게 부풀어 있었고, 눌러도 아프지 않으나 부드럽지는 않으며, 양다리는 부어 있어 누르면 진흙과 같았다. 대변을 보기 매우 어려워 개색로開塞露[20] 관장에 의존해야 했고, 그러지 않으면 대변이 건조하여 변을 보시기 어려우셨다. 진찰해 보니 허리와 다리, 아랫배에 어혈瘀血이 쌓여 복부 팽창감 및 다른 증상들이 발생하는 것으로 보여, 계지복령환桂枝茯苓丸에 대황大黃·우슬牛膝을 더하여 대제大劑로 7제를 처방하였다. 1주일 후 다시 문진을 하니, 약을 복용한 후 환자가 편안함을 느꼈으나, 증상의 완화가 미진하여 다시 1개월을 더 복용하게 하였다. 어제 전화를 걸어 물어보니 환자의 배의 크기가 줄고 다리의 부종도 빠졌으며, 대변도 잘 나온다고 하였다. 이제는 매일 나가서 걸을 수가 있게 되어 정신적으로도 많이 나아진 상태를 보인다고 하였다.

계지복령환桂枝茯苓丸은 아랫배와 허리, 다리의 어혈, 여성의 생리통, 붕루漏下, 폐경, 불임과 남성의 변비, 요통, 전립선비대증, 하지 부종, 각통脚痛 등에 효과가 좋다. 대황과 회우슬을 더하면 더욱 효과가 좋다.

경전에서는 대황大黃, 계지桂枝, 도인桃仁과 같이 활혈화어活血化瘀하는 약재를

20 글리세린 관장(Glycerine enema).

조합하여 마치 삼국지의 "도원결의桃園結義"와 같이 혈맥血脈을 조절하고 어적瘀積을 제거한다고 하였다.

우슬牛膝의 경우 허리와 무릎 관절을 부드럽게 하고 통경활혈通經活血하여 소복통少腹痛을 치료한다. 옛사람들은 우슬이 인경약引藥으로 능히 하행下行할 수 있다고 하였는데, 이에 대해서는 뭐라 말하기 어렵지만, 우슬의 작용 부위가 하지에 있다는 것은 명백한 사실이다. 또한 우슬은 배가 부풀어 크게 된 것을 능히 치료할 수 있다. 이전에 치료한 중년남성은 임신 8개월인 임산부처럼 배가 커서 별명이 "배불뚝이"였으나 우슬을 대용량으로 사용한 뒤로 확연히 줄어들었다. 나는 계지복령환에 대황·우슬을 더하여 각종 혈전성 질환에 자주 사용한다. 노인의 경우 하지정맥혈전증이 생길 가능성이 있는데, 치료하지 않고 방치하는 경우 어혈瘀血이 가슴을 쳐서 큰 화를 초래할 수 있다.

033 감초사심탕甘草瀉心湯으로 베체트병을 전문적으로 치료하다

2010-10-29 09:59:57

황련黃連 3g, 황금黃芩 6g, 당삼黨參 10g, 강반하薑半夏 10g, 생감초生甘草 10g, 건강乾薑 5g, 대조紅棗 15g을 매일 1제씩 물에 달여 2회에 나누어 복용한다. 이 처방은 내가 얼마 전 베체트병에 걸린 한 노인에게 처방한 감초사심탕甘草瀉心湯 처방이다. 이틀 전, 재진 시에 그는 이 처방의 효과가 정말 좋았다며 한가득 웃음을 지었다. 원래 그는 입과 입술의 점막이 짓무른 지 여러 해가 되어 각지의 의사를 찾아다니며 양음청열약養陰清熱藥을 수도 없이 복용하였으나 효과가 없었다. 하지만 지금은 감초사심탕甘草瀉心湯 같은 간단한 처방으로 보름도 지나지 않아 입안에 가득 차 있던 궤양이 기적처럼 사라졌다.

감초사심탕甘草瀉心湯은 1800년 전 《상한잡병론傷寒雜病論》에 기록된 경방이다. 동한東漢시대의 의학자인 장중경은 이를 "호혹狐惑"이라 부르는 질병에 사용하였다. 호혹狐惑병은 인후咽喉, 음부의 궤양과 함께 눈이 비둘기 눈처럼 붉은 증상을 특징으로 하며, 오늘날 구강내·외과 의사들이 말하는 베체트병(Behcet Syndrome)이다. 베체트 증후군이라고도 하는 이 병은 자가면역성 질환으로, 전형적인 임상증상으로는 재발성 구강궤양, 음부궤양, 포도막염 세 가지가 있다. 그러나 이 외에도 혈관, 장관, 관절 등과 같이 여러 기관에 영향을 미칠 수 있다. 베체트병은 사실 내과질환으로 체질과 밀접한 관련이 있으며 국소치료의 효과가 미미하여 신체 전반에 걸친 증상을 조절해야 하는데, 이런 측면에서 감초사심탕甘草瀉心湯은 베체트병 치료에 효과적인 처방이다.

감초사심탕甘草瀉心湯을 통해 베체트병을 효과적으로 치료한 치험례는 적지 않다. 그 효능은 주로 궤양발작의 빈도와 정도 조절에 있으며, 근본적인 치료 효과에 대해서는 정확히 말하기가 힘들다. 하지만 궤양발작의 빈도와 정도 조절만으로도 베체트병 환자들에게는 이미 효과적이라 할 수 있다. 앞서 말한 환자의 경우 입안에 가득 찬 궤양 때문에 식사를 하지 못하고 말을 하기 어려워 매우 고통스러워하고 있었다.

감초사심탕甘草瀉心湯으로 베체트병을 치료할 때는 보통 가감할 필요 없이 원방을 그대로 사용하면 된다. 푸젠福建성에서 온 한 소녀의 베체트병을 진료한 경험이 있는데, 원방에 대황大黃·연교連翹·치자梔子·육계肉桂 등을 더해 보았으나 원방이 가장 효과가 좋았다. 원방의 이러한 효과를 보고 있자니, 처방에 대한 옛사람들의 신중함과 총명함에 놀라지 않을 수 없었다.

베체트병은 1937년 투르키예의 피부과 의사 베체트(Behcet)에 의해 처음 보고가 되었으며, 때문에 의학계에서 그의 이름을 따서 명명하게 되었다. 하지만 감초사심탕을 호혹狐惑병에 쓴 장중경이야말로 베체트병을 처음 발견한 의사라고 생각한다. 베체트병의 임상 특징에 대해서 기록했을 뿐만 아니라 치료를 전문적으로 할 수 있는 감초사심탕까지 발견하였으니 말이다. 따라서 나는 "베체트병"이라는 이름을 "호혹병狐惑病" 혹은 "감초사심탕증후군"이라 명명해야 한다고 생각한다.

034 시호가용골모려탕柴胡加龍骨牡蠣湯으로 월경을 조절하다

2010-10-31 22:49:15

최근 기쁜 일이 있었다. 무월경으로 내원한 L씨(여성)의 월경이 정상적으로 진행되었으며 월경 기간 또한 거의 정상으로 돌아왔기 때문이다. L씨는 대학교 3학년으로, 올해 설 이후 3개월간 월경이 끊겨서 치료받기 위해 내원하였다. 초경이 시작된 이후 월경 주기가 불규칙했으며 4년 전부터 월경 주기 조절을 위한 호르몬 제제를 복용하기 시작하였다. 이후 에스트라디올 벤조에이트[21], 보가락補佳樂[22], 프로게스테론, 마목용媽富隆[23], 메틸하이드록시프로게스테론 아세테이트 정제 등의 호르몬 제제를 차례로 복용하였다. 약을 복용하는 동안 월경은 하였으나 주기는 여전히 불규칙하였고, 이후 월경량 감소로 발전해 2009년 11월 이후 월경이 멈추고 체중이 3개월 만에 4kg이나 늘어나게 되었다.

L씨는 큰 키에 하얀 피부를 가지고 있고 얌전하고 말이 적었으며 피로감 외에 호소하는 다른 증상이 없었다. 당시 저녁이었기에 불빛 때문인지 안색이 창백해 보였고 눈꺼풀이 부은 것 같았으며 때때로 설사를 한다고 하였다. 초진 시에는 습濕으로 인한 문제로 보고 오령산합마황우슬五苓散合麻黃牛膝을 2주간 썼는데, 약을 복용한 후 소변량은 증가했으나 월경에는 큰 변화가 없었다고 하였다. 나는 급히 월경을 유도하기 위해 갈근탕합당귀작약산葛根湯合當歸芍藥散을 3주간 복용하게 했으나 월경은 여전히 나오지 않았다.

나의 고심은 깊어갔다. 몸이 초췌한 것도 아니고 피부가 건조하지도 않으며, 다리에 털이 많지 않고 얼굴이 하얗고 여드름도 없는데, 월경이 불규칙한 이유가 무엇일까? 내가 알지 못하는 속사정이 있을 것이라 생각하고 조금 더 세세하게 이야기를 나누었다. 나는 이야기를 하던 중, 그녀가 말이 느리고 표

21 분말에스트로겐 약물이다.

22 프로기노바(Progynova). 에스트로겐 제제이다.

23 Marvelon: Desogestrel/ethinylestradiol으로 Desogestrel, progestin ethinylestradiol을 합친 흔하게 처방되는 여성호르몬 제제이다.

정이 비교적 담담하며 눈이 길고 냉담한 성격인 것으로 보아, 시호柴胡체질이라 판단했다. 그녀는 쉽게 피로해지고, 수면의 질이 좋지 않아 잠이 들기 어렵고 꿈을 많이 꾸며, 식욕도 좋지 않고 때때로 복부팽만이 있으니, 이는 곧 신상기체神傷氣滯의 징조였다.

그 원인은 어디에 있을까? 더욱 자세히 물어 이유를 알았다. 그녀는 중고등학교 시절 아버지의 잦은 전근으로 학교를 자주 옮겨야 했고, 아버지가 고위간부였던 만큼, 새로운 환경에서의 스트레스가 심했다. 특히 대학에 입학한 후 당원이자 학생간부로 자율성이 없는 엄격한 환경 속에서 스트레스를 풀 수 있는 방법이 더욱 없어지면서 날이 갈수록 스트레스가 가중되었던 것이다. 알고 보니, 그녀의 생리불순은 생활 환경적 이유로 좋지 않은 감정 및 스트레스가 원인이었던 것이다. 이에 따라 처방의 방향을 바꾸어서 우울증을 해소하는데 뛰어난 시호가용골모려탕柴胡加龍骨牡蠣湯에 지각枳殼·후박厚朴을 더해 이기서창理氣除脹하고 천궁川芎을 통해 활혈活血을 하였다. 이 처방을 2주간 복용한 후, 먼저 냉이 많아지더니, 월경의 기미가 보이기 시작했다. 이후 원래 처방을 계속 복용하여 4개월간 경과관찰을 한 결과, 매달 월경을 하였으며 살이 빠지고 표정이 훨씬 밝아졌다. 나는 시호가용골모려탕 또한 월경을 조절할 수 있다는 점을 L씨의 월경부조月經不調를 치료한 경험에서 알게 되었다.

035 아우크스부르크에서의 회양구역回陽救逆을 치료하다

2010-11-30 03:16:11

아내와 내가 여행하던 중, 긴 여행으로 피로가 가중되었다. 아내는 음식이 입맛에 맞지 않았던 탓이었는지 상복부가 계속 불편했는데, 갑자기 탈진 증상을 호소하며 아스팔트처럼 검은 변을 보았다. 우리는 마침 디터만迪特曼 선생의 진료소에 있었는데, 아내는 온몸에 식은땀을 흘렸으며, 안색이 창백하고, 입술은 암담暗淡했으며, 맥상이 모호하여 망양亡陽에 속하는 위험한 상태였다. 현장에 있던 침구사 몇 명이 아내의 상태를 보더니 구급차를 불러 병원에 갈 것을 권유했다. 나는 일단 부자이중탕에 육계肉桂가루와 설탕을 많이 넣어 사용해 보기로 하였다. 디터만迪特曼 선생은 재빨리 일본 쯔무라 제약의 과립제를 건네주었다. 나는 아내에게 숟가락으로 천천히 과립제를 떠먹인 뒤 뜨거운 물주머니로 배꼽 주위를 따뜻하게 하였다.

얼마 지나지 않아 아내의 입술이 붉어졌고 맥에도 생기가 돌았다. 저녁 무렵, 뮌헨에서 여행을 계속할 수 있었다. 호텔에서 이틀을 쉰 후 대변색도 황색으로 돌아왔으며 정신도 맑아졌는데, 다만 빈혈로 인해 높은 곳에 올라갈 때 숨이 찼다. 이처럼 중증의 상태였음에도 병원에 입원하지 않은 이유는 첫째 본래 체질이 나쁘지 않고 근성이 좋은 편이었고, 둘째 경방을 대증적으로 쓰는 것이 효과가 좋기 때문이었다. 이 과정을 지켜본 디터만迪特曼 선생 등은 크게 놀랐으며, 평생 잊지 못할 사례일 것이라 말했다.

부자이중탕附子理中湯으로 치료 가능한 상부위장관출혈은 허한虛寒 출혈에 속하며 일반적으로 설담舌淡하고 맥은 약弱하며, 출혈 시 혈색이 자흑紫黑하다. 육계를 더한 이유는 두근거림과 식은땀 때문이며, 설탕을 더하여 중기中氣를 보補하고자 하였다. 그렇다면 왜 삼황사심탕三黃瀉心湯을 쓰지 않았을까? 대황大黃, 황련黃連, 황금黃芩에 적합한 사람은 반드시 내부에 울열鬱熱이 있고 안색이 붉으며 맥이 활삭滑數하다. 같은 출혈이라도 복용해야 하는 약은 완전히 다를 수 있는데, 사람마다 한열체질寒熱體質이 다르기 때문이다. 환자에게 맥진脈診을 하지 않고서는 절대로 경솔하게 처방을 쓸 수 없는 이유다.

출혈 후 환자는 유동성 혹은 반유동성 음식을 먹는 것이 필요하며, 미음이 가장 좋고 염분 또한 보충해야 한다. 때마침 중국 음식을 좋아하는 마이크 선생이 아침에 자신이 직접 끓인 보리죽 한 그릇과 광둥廣東식 양강두시陽江豆豉를 가지고 왔다. 아내는 맛있게 먹었고 전신이 편안해졌다. 염분과 당분 및 비타민B와 아미노산이 들어 있어 아내에게 딱 맞는 음식이었고, 요 며칠 입맛이 없던 아내는 짭짤한 생선, 돼지간, 소시지 등을 맛있게 먹었으며, 현재 아내는 정상으로 회복되었다.

036 치주농양과 감초마황탕甘草麻黃湯

2010-12-13 21:19:48

지난주 앓던 치주농양이 재발하여 나는 이틀 연속 부자이중환附子理中丸을 복용하였다. 지난주 수요일부터 시작되었는데, 우측 어금니 잇몸이 부어올랐으나 농은 보이지 않았다. 통증이 좌측 측두부까지 있었고 치아가 부어서 튀어나와, 말을 하다가 실수로 깨물면 극심한 통증이 느껴졌다. 우측 뺨이 부어오르고 얼굴이 붉고 어둡게 변했다.

목요일 밤 좋은 일이 생겨 마오타이주茅台酒[24]를 좀 마신 후 집에 돌아오니, 피로감이 더욱 몰려와 완전히 지쳐버렸다. 나는 갈근탕 과립을 먹고 다시 잠자리에 들었으나, 오른쪽 얼굴로는 베개를 벨 수 없었고 2시간이 지나도록 땀이 나지 않았다. 나는 이러면 안 되고 반드시 땀이 나야 한다고 생각했다.

나는 일어나서 생마황生麻黃 한 줌, 생감초生甘草 한 줌을 집어 냄비에 넣고 가족들에게 몇 차례 볶으라고 한 후, 물을 넣고 끓여 나에게 가져다 달라고 부탁했다. 맛을 보니 얼얼하고 떫은맛이 났고 두어 모금 정도 마셨다.

이가 아프고 부어서 씹을 수가 없어 저녁도 먹지 못하고 따뜻한 죽 한 그릇을 먹은 후 이불을 덮고 누웠다. 이윽고 심박수가 빨라지고 강해졌고, 맥박은 100회/분 정도로 올라왔으며, 정신이 흐릿해지며 잠이 들었다. 한밤중이 되자 온몸에서 땀이 줄줄 나서 옷이 흠뻑 젖었지만, 치통은 호전되어 기뻤다. 새벽 즈음 잠이 잘 오지 않아 소수편각小睡片刻(수면제)을 복용하였다. 아침에 일어나니 정신이 맑았으며, 오른쪽 뺨이 부은 것은 여전하였으나 말하거나 식사할 때는 큰 지장이 없었다. 베이징北京에 가서 회의를 하고 하이커우海口[25]에서 강의를 하는 것 모두 지장이 없었다.

이 처방은 한방외과의 온산법溫散法으로 사용한 경방 감초마황탕甘草麻黃湯이다. 《금궤요략金匱要略》에 기록되어 있는 감초마황탕甘草麻黃湯은 마황麻黃과

24 중국 구이저우성(貴州省) 마오타이전에서 나는 유명한 술이다.

25 중국 하이난성(海南省) 북부에 있는 항구이다.

감초甘草 두 가지 약재로만 구성되어 있고, 부종이 있으며 땀이 안 나는 사람에게 적합하다. 후세에 들어서는 마황과 감초를 약간 노랗게 될 때까지 볶은 후 곱게 갈아 1회 복용 시에 위 약재 3돈과 물 반 컵을 섞어 냄비에 끓여 따뜻하게 복용하고 나서 이불을 덮어 바람이 통하지 않도록 하고 땀을 흘리는 방식으로 사용하였다. 풍한감모風寒感冒, 두통頭痛, 정창초기疔瘡初起, 풍비불인風痹不仁, 수족마목手足麻木, 피부백선皮膚癬 등에 효과가 매우 뛰어나 "주마통성탕走馬通聖湯[26]"이라는 이름으로 불렸다.

내가 겪은 치주농양은 음저陰疽류인데, 청열사화清熱瀉火 치법이 종종 효과가 없다. 나는 황련상청환黃連上清丸을 복용한 적이 있는데 복통과 함께 변이 묽어지는 증상으로 인해 오히려 불편하였다. 이런 경우 부자이중환附子理中丸을 사용하면 복부가 따뜻하고 온몸이 편안해진다. 그러나 치주농양의 경우 입안에 위치하여 빛과 온도를 충분히 받지 못하기 때문에 온산溫散하는 치법이 필요한데, 이때 마황은 필수적인 약재다. 감초마황탕甘草麻黃湯은 땀을 매우 잘 나게 하며, 나는 직접 복용함으로써 그 효과를 확인했다. 감초마황탕으로 인한 발한發汗은 겉으로 드러나는 현상이며, 온산溫散은 그 현상의 본질이다. 발한發汗의 이면에는 전신기능을 끌어올리고, 두면부의 혈액순환을 빠르게 하여 심부감염에 대한 통제와 흡수에 도움이 된다. 한방외과에서 유명한 음저陰疽 치료제인 양화탕陽和湯이 바로 이러한 기전이다.

26 말이 달리는 정도로 빠르게 효과가 있다는 의미이다.

037 대승기탕大承氣湯으로 환자가 웃음을 되찾다

2011-3-6 22:22:00

어제 불완전 장폐색으로 진료를 받았던 노인을 재진하였다. 그는 활짝 웃으며, 대승기탕을 복용한 이후, 요 며칠 대변을 잘 봐서 팽팽하게 굳어 있던 복부가 부드러워져 허리를 숙일 수 있게 되었고, 입맛이 갑자기 좋아져 식사를 맛있게 했다고 하였다. 그는 변비로 여러 병원에서 진료를 받았으며, 한약 처방도 많이 받았는데, 양음윤장養陰潤腸, 활혈화어活血化瘀, 이기도체理氣導滯하는 약물 등을 써보았으나 효과는 미미하였다. 반면 대승기탕大承氣湯은 매우 효과적이다. 그는 5제가 4000원 정도로 저렴하다고 했다. 나는 웃으면서 이 처방은 서민들이 마음 편히 처방받을 수 있는 한약이라고 화답하였다.

이 처방은 경방 대승기탕이다. 생대황生大黃 15g, 망초芒硝 6g, 지각枳殼 30g, 후박厚朴 20g으로 처방하였고 물로 달여 하루 두 번에 나누어 복용하게 하였다. 이 처방은 효력이 매우 크며, 준하열결峻下熱結에 특별한 효능이 있어 장을 통하게 하고 막힌 것을 내린다.

대승기탕은 "비痞, 만滿, 조燥, 실實"을 치료한다. 여기서 비痞란, 상복부가 불편하여 음식을 먹을 수 없는 증상을 뜻하며, 만滿이란 복부 모양이 마치 기와에 덮인 모양으로 북처럼 부풀어 있는 증상을 뜻한다. 조燥란 변이 건조하여 며칠 동안 잘 나오지 않고 심지어 돌처럼 단단하며 또한 설태가 마르고 진액이 없으며, 실實이란 대변이 잘 안 나와 며칠 동안 변을 보지 못하고 복부를 눌러보면 딱딱하여 마치 공기가 가득 찬 타이어 같고 심한 경우 건드리지 못할 정도로 아프다. 이러한 "비痞, 만滿, 조燥, 실實"의 증후는 주로 심각한 감염, 중대한 외상, 큰 수술 후, 심각한 질병의 후유증으로 여러 기관의 장기 부전 및 급성복부질환의 일반적인 장폐색과 같이 위급한 중증질환에서 발생한다.

장폐색의 통증, 팽만감, 구토 및 폐색의 4가지 특성은 대승기탕증大承氣湯證과 매우 유사하다. 연구에 따르면 대승기탕은 유착형 장폐색, 회충성 장폐색, 분석성 장폐색, 운동형 장폐색 및 복강결핵성 장폐색에 좋은 효과가 있다. 중국공정원中國工程院[27] 원사인 우시안중吳鹹中 교수는 톈진天津 중서의결합연구소中西醫結合研究所의 동료와 함께 대승기탕大承氣湯과 가감방인 대승기탕가도인적작나복자大承氣湯加桃仁赤芍萊菔子를 더한 처방을 사용하여 급성복통 치료에 사용하였으며, 1985년부터 2000년까지 총 1,484건의 급성 장폐색을 치료하였는데, 비수술적 치료 성공률은 80.8퍼센트 치사율은 2.7퍼센트였다. 그의 경험은 나에게 큰 영감을 주었다. 나는 바로 그의 경험을 배워 변비로 고생하는 노인에게 쓸 수 있었다.

그런데 노인은 이 약이 마시기 힘들고 먹고 나면 불편하여 토할 정도라고 하였다. 그것은 그가 처음부터 매번 큰 그릇에 마셔 복용량이 지나치게 많아서 그렇다. 나는 150ml만 마셔도 된다고 하였지만, 그는 상관없다고 하며 탕약이 장에 가득 차야 효과가 좋다고 하였다. 노인은 웃었고, 나는 매우 기뻤다.

27 1994년 베이징에 설립된 전국 공정 과학 기술 분야의 최고 학술 기구이다.

038 불가사의한 황기계지오물탕黃芪桂枝五物湯

2011-3-9 22:01:24

오늘 쑨孫 씨가 재진을 하러 진료실에 와서 탕약을 복용한 이후부터 체온이 계속 정상이었으며 3개월 동안 괴롭혔던 고열이 사라졌다고 말했다.

쑨孫 씨는 올해로 90세 노인으로 당뇨병, 파킨슨병, 심방세동, 전립선 비대증 등을 앓고 있지만, 정신은 맑고 신체는 아직 정정하다. 하지만 지난해 봄부터 원인을 알 수 없는 고열이 났고, 매우 추위를 탔으며, 땀이 난 후 열이 사라지는 증상이 거의 매달 한 번씩 발생하였고 때문에 입원을 여러 번 하였다. 병원에서는 처음에 원인을 찾지 못하였다가 나중에 혈액배양검사에서 균혈증菌血症(Bacteremia)[28]으로 진단되어 다량의 항생제를 복용하게 하였다. 다량의 항생제를 복용한 뒤 효과는 있었지만 특별히 호전과 악화를 반복하였다. 병원에서도 어쩔 수 없이 한의사에게 진료를 받아볼 것을 권유했다. 지난겨울 진료받으러 왔을 때 손 떨림, 다리 떨림과 함께 설태가 두껍고 건조하며 설질은 암담暗淡하였다. 하지 부종과 더불어 맥은 완緩하면서 때때로 맥이 멈추는 때가 있는 것이 확실히 원기元氣가 크게 손상된 상태였다. 나는 생황기生黃芪 60g, 계지桂枝 10g, 육계肉桂 10g, 적작약赤芍 10g, 백작약白芍 10g, 갈근葛根 60g, 건강乾薑 10g, 대조紅棗 20g의 구성으로 경방의 황기계지오물탕黃芪桂枝五物湯에 갈근葛根을 더하여 처방하였다. 물에 달여 1제를 2~3일 동안 복용하도록 지시하였다. 쑨孫 씨는 약 3개월간 약을 꾸준히 복용하였고 체온이 정상으로 돌아왔다. 그가 기뻐하는 것을 보니 나 또한 기분이 좋았다. 더불어 내가 쑨孫 씨를 진맥할 때 있었던 심한 회지갑灰指甲[29] 또한 없어졌다며 자신의 열 손가락을 보여주었는데 신기하게도 정상적인 핑크색을 띤 온전한 손톱으로 돌아와 있어 더욱 놀라웠다.

황기계지오물탕黃芪桂枝五物湯은 고대의 혈비병血痹病을 치료하던 처방으로 지

28 혈액 내에 박테리아가 존재하는 상태. 일반적인 활동 중 발생하는 균혈증의 경우 감염의 원인이 되지 않으나, 면역체계가 약화된 사람의 경우 다른 감염 혹은 패혈증으로 발전할 수 있다.

29 조갑진균증.

체마목肢體麻木, 자한自汗, 부종浮腫을 특징으로 하는 만성질환에 주로 사용되었다. 나는 이 처방을 몸이 붓고 노쇠한 노인의 뇌혈관질환, 심혈관질환 및 당뇨병을 치료하는 데 사용한다. 신체적 특징으로는 안색이 황암黃暗 또는 암홍暗紅하며, 설질이 담홍淡紅 혹은 담淡하면서 부어 있는 경우 혹은 자줏빛이 도는 경우가 많으며 근육이 힘이 없이 이완되어 있고, 피부 탄력이 부족해 복부 압박 시 부드럽게 눌리며, 하지 부종이 흔하고, 식욕은 좋으나 쉽게 피로해지며, 어지럽고 숨이 가쁘고 특히 운동할 때 기운이 없다. 심한 경우 가슴이 답답하고 통증이 있거나 어지럽고 눈이 침침하다고 한다. 이 처방을 복용한 후 대부분의 환자는 기력이 증진되고 부종이 가라앉았다.

따라서 나는 황기계지오물탕黃芪桂枝五物湯을 일종의 "컨디션을 끌어올리는 처방"으로 보고 사용한다. 쑨孫 씨를 괴롭혔던 발열은 노인의 체력저하와 관련이 있을 수 있는데, 황기계지오물탕黃芪桂枝五物湯은 해열을 하는 처방이 아니며 혈액 속의 세균과 조갑진균증에 대한 처방은 더더욱 아니지만, 신체를 튼튼하게 하고 컨디션을 끌어올리는 근본적인 처방이다. 쑨孫 씨는 이 처방을 복용한 후 여러 증상이 사라졌다. 매일 30분 정도 글을 쓸 수 있을 정도로 손 떨림 또한 많이 좋아졌다고 하였다. 병을 고치기 위해서는 반드시 그 근본원인을 알아야 한다는 옛말이 참 옳다. 본本은 어디에 있을까? 만성질환인 경우 그 "본本"은 체질에 있다. 황기계지오물탕의 효과는 믿기 힘들 정도로 탁월하지만, 그 효과의 이치는 사실 "본本"에 있기에 매우 간단하다.

039 마황麻黃으로 떨림을 치료하다

2011-3-21 21:49:32

어제 고향에 갔을 때 두부 외상으로 반신불수가 되었던 중년남성 T씨(남성)를 우연히 마주쳤다. 비록 몸이 한쪽으로 약간 기울어 있었으나 혼자 걸을 수 있었고, 머리와 손의 떨림도 이전에 비해 크게 줄어들어 육안으로는 확인이 불가능할 정도였으며, 비교적 또렷한 발음으로 대화를 나눌 수 있었다. 작년 가을 그가 나에게 진료를 받고자 처음 방문했을 때는 휠체어를 타고 왔었는데, 좌측 반신을 움직일 수 없었고, 좌측 눈꺼풀이 처져 있었으며, 머리와 손이 쉬지 않고 크게 떨렸다. 말을 할 수 없었으며, 몇 개의 불분명한 음절 정도만 겨우 들을 수 있었다. 그는 매우 건장했던 남성으로, 한 차례의 심각한 교통사고로 인해 두개내 출혈로 의식불명이 되었으나, 다행스럽게도 수술 후 목숨은 건졌다. 하지만 좌측 반신이 마비가 되었다. 그의 아내는 나에게 남편의 대변이 딱딱하게 굳어 변을 보지 못하고 목에 가래가 많이 생긴다고 하였다. 나는 대시호탕大柴胡湯에 황련黃連 5g, 전과루全瓜蔞 30g, 생마황生麻黃 10g을 더하였고 동시에 나의 경험방인 지경산止痙散(반하半夏, 천마天麻, 전갈全蠍, 오공蜈蚣)을 처방하였다. 작년 두세 번 재진하였으나, 나의 처방은 거의 변하지 않았고 환자는 매우 빨리 회복되어 작년 말에 이미 스스로 걸을 수 있었다.

대시호탕가황련大柴胡湯加黃連은 대시호탕大柴胡湯과 삼황사심탕三黃瀉心湯의 합방合方으로 볼 수 있으며, 고혈압과 두개내출혈 치료에 사용할 수 있는데 특히 어깨가 넓고 머리가 크고 얼굴이 붉고 번들거리는 체형에 특히 적합하며, 과루瓜蔞를 추가하면 흉통胸痛·변비便秘·객담痰多을 치료하는 소함흉탕小陷胸湯을 합친 것으로 볼 수 있다. 지경산止痙散은 각종 경련성 질환을 치료할 수 있다.

이러한 경험은 종종 할 수 있는데, 이 치험례에서 주목할 점은 생마황生麻黃을 사용한다는 점이다. 왜 마황麻黃을 더하였을까? 이는 경련을 가라앉히기 위해서이다. 나는 일찍이 마황부자세신탕麻黃附子細辛湯과 지경산止痙散을 처방하여 어느 고등학생의 완고한 틱장애로 인한 경련을 치료한 적이 있다. 당시 온담탕溫膽湯, 시호가용골모려탕柴胡加龍骨牡蠣湯 등을 썼으나 효과가 없어 반치反治

하고자 사람에게 떨림震顫을 일어나게 하는 마황을 더하여 쓰니 뜻밖에도 효과가 좋았다. 이후 파킨슨 증후군 등에 온담탕이나 시호가용골모려탕柴胡加龍骨牡蠣湯과 마황麻黃을 함께 배합한 결과 항경련에 단기간 효과가 있음을 확인할 수 있었다. 어제의 이 사례 또한 마황합지경산과 대시호탕大柴胡湯 등이 뇌손상으로 인한 떨림에도 효과적일 수 있음을 시사한다.

다만 이는 어디까지나 내 경험에 의존한 가설일 뿐인 만큼 검증이 필요하다. 내 경험상 마황은 떨림을 멈추는 효과가 있는데 체형에 따라 그 효과의 차이가 있다. 마황이 효과적으로 작용한 경우 대부분 건장하고 체격이 크며, 피부가 거칠고 평상시 땀이 잘 나지 않고, 얼굴이 노랗거나 혹은 검붉거나, 자주 졸리거나 몸이 피곤하여 자주 붓는 체질에 해당하였다. 만약 몸이 허약하고 피부가 하얗고 부드러우며 윤기가 있는 사람이라면 마황 사용을 주의해야 한다.

040 저령탕에 대해 새롭게 알게 되다

2011-4-30 05:50:04

지난주 외래진료소에 원기가 왕성한 노부인이 왔는데, 만약 자기소개를 하지 않았다면 나는 정말 그녀를 알아보지 못할 뻔하였다.

그녀는 지난달 이싱宜興에 진료를 하러 갔을 때 방광 주변의 점거성 병변으로 수술을 받은 지 일주일 정도 지난 후 병실의 침대에 누운 채로 진료를 받던 환자였다. 당시 그녀는 얼굴이 초췌하고 소변에서 출혈이 있었으며, 밤이 되면 옷이 푹 젖을 정도로 땀을 흠뻑 흘렸다. 나는 저령탕猪苓湯에 치자, 감초를 더하여 처방했다. 노부인은 약을 복용한 후 곧 피가 멎고 땀이 그쳤으며, 잠을 편히 잤고 시큰거리고 힘이 없던 다리에 힘이 생겼다고 기뻐했다. 그녀는 내가 자신의 목숨을 구했다며 감사하였으나, 사실 그녀를 구한 것은 경방經方이었다.

저령탕猪苓湯은 임증淋을 치료하는데, 이는 장중경의 경험이다. 임증淋은 요빈尿頻, 요급尿急, 요통尿痛을 특징으로 하는 병증으로 요혈尿血, 갈증口渴, 부종浮腫, 불면失眠 등의 증상을 동반한다. 현재 흔한 요로감염과 요로결석 등의 대부분은 옛날의 임증淋 범주에 속한다. 방광수술 후 요혈尿血, 골반 내 종양에 대한 방사선 치료 후 방광염, 장염 같은 여성의 골반염으로 인한 출혈 및 소변열통小便熱痛에도 저령탕猪苓湯을 사용할 수 있다.

저령탕猪苓湯의 구성은 매우 간단하다. 오미자五味子, 저령猪苓, 복령茯苓, 택사澤瀉, 활석滑石, 아교阿膠로 구성되며 약재의 양 또한 각각 한 냥兩으로 많지 않다. 물에 달여 매일 3회 경구복용을 한다. 맛은 향기로운 커피와 우유가 섞인 듯한 느낌이 나며 효과도 매우 좋아, 요로 자극 증상을 빨리 없앨 수 있다. 임상적으로 원방을 많이 사용하며 몇 가지 약재를 가미加味할 수 있다. 심번心煩하고 설홍舌紅한 경우 치자梔子를 더하고, 소변이 진하며 잘 나오지 않고 통증이 있는 경우 생감초生甘草를 더하며, 무좀脚癬이 있거나 황색의 대하黃帶가 나오는 경우 황백黃柏, 치자梔子, 감초甘草를 더하며, 복통이 매우 심한 경우腹痛窘迫 사역산四逆散을 추가한다.

처음 한약을 공부하였을 당시 요로감염을 치료할 때 항균抑菌, 항염消炎의 효과를 보기 위해 청열이습清熱利濕하는 약재를 적지 않게 사용하였다. 저령탕의 구성 약물이 근본적으로 체외 항균효과가 전혀 없기 때문에 의심할 수밖에 없었다.

내가 저령탕猪苓湯에 대해 새롭게 알게 된 것은, 10여 년 전 동료인 리궈딩李國鼎 교수 때문이다. 그는 요로감염을 치료하기 위해 저령탕猪苓湯을 임상적으로 자주 사용하였으나, 아교阿膠는 사용하지 않고 대신 지혈작용을 위해 묵한련墨旱蓮으로 대체하였다. 이후 나 또한 써보았는데 역시 효과가 좋았다. 이런 경험을 통해 수년간 가지고 있던 저령탕에 대한 편견이 깨지게 되었다. 따라서 경방을 공부할 때 원문을 주의 깊게 읽고 임상에 전념하는 것 외에, 다른 사람의 경험을 널리 탐색하고 수집하여 영감을 얻고 개발하여 식견을 높이는 것도 중요하다. 이를 옛사람들은 타산지석他山之石이라 했으니, 참으로 뜻깊은 말이 아닐 수 없다.

041 치자후박탕합방梔子厚朴湯合方으로 난치성 변비를 치료하다

2011-6-1 08:18:55

쑤저우蘇州에서 온 Z씨(여성)를 어제 다시 진찰하였는데, 안색이 홍윤紅潤하고, 눈동자가 밝고 맑은 것이 즐거워 보였다. 그녀는 상기된 목소리로 처방받은 약을 복용한 후 매일 정상적으로 변을 볼 수 있다고 하였다. 그녀는 여러 해 동안 변비를 앓고 있었는데 점점 더 심해졌었다. 많은 양의 설사약을 복용해야 겨우 변을 볼 수 있었으며, 자주 복부팽만, 위역류와 함께 매일 밤 절박뇨로 수면의 질에 심각한 문제가 있었다. 그녀는 이러한 이유로 직장을 그만두었으며, 4월 중순 내원하였을 때 눈 주변이 검고 어두웠으며 기분이 우울한 상태였다.

나는 먼저 시호가용골모려탕합치자후박탕柴胡加龍骨牡蠣湯合梔子厚朴湯에 연교連翹와 마황麻黃을 더하여 처방하였으나 효과가 전혀 없었다. 또 대시호탕합치자후박탕大柴胡湯合梔子厚朴湯을 처방하였으나 여전히 효과가 없었고, 5월 중순 세 번째 진료에서는 시호가용골모려탕합치자후박탕柴胡加龍骨牡蠣湯合梔子厚朴湯을 사용했지만 복용법을 바꾸었다. 자기 전 치자후박탕에 연교를 더하여 치자梔子 20g, 후박厚朴 20g, 지각枳殼 20g, 연교連翹 60g을 복용토록 했으며, 기상 후 시호가용골모려탕(시호柴胡 15g, 황금黃芩 5g, 강반하薑半夏 15g, 당삼黨參 10g, 계지桂枝 12g, 복령茯苓 15g, 제반하制大黃 10g, 용골龍骨 15g, 모려牡蠣 15g, 건강乾薑 10g, 대조紅棗 20g)을 처방하였다. 두 가지 처방 1제씩을 각각 이틀에 걸쳐 복용하도록 했다.

시호가용골모려탕 또한 변비를 치료하는 좋은 처방이지만 반드시 우울증과 불면증이 동반되어야 하며, 이런 경우 보통 무표정인 경우가 많다. 《본경本經》에서 대황大黃과 시호柴胡는 오래된 것을 밀어내고 새로 만드는 것에 능하다고 하였으며. 모두 통변通便 효과가 있다. 여기서 치자후박탕을 처방한 이유가 중요하다.

치자후박탕梔子厚朴湯은 《상한론傷寒論》에서 볼 수 있는 처방으로, "상한에 설사를 한 후 가슴이 타는 듯 답답하고 배가 불러, 일어서거나 앉아 있는 것 모두 불편한 경우"를 치료하는 처방이다 여기서 심번心煩이란 불안焦慮, 우울抑鬱, 수면장애睡眠障礙를 포함하는 의미를 지닌다. 복만腹滿이란 복부팽만腹滿腹脹, 즉 가스가 차고 식욕이 없거나 혹은 먹지만 그 맛을 모르며 변비便秘 혹은 변을 보고자 하나 보지 못하는 것을 의미한다. 앉아 있어도 누워 있어도 불안한 것은 심번心煩과 복만腹滿의 정도를 나타낸다. 치자후박탕은 불안을 없애주고 창만脹滿을 해소하며 숙면을 취할 수 있게 도와준다.

그해 섭천사葉天士의 《임증지남의안臨證指南醫案》을 읽은 후, 치자와 두시 등으로 변비를 치료하는 것을 보고 줄곧 이해하지 못하였다가, 나중에 임상경험이 쌓이자, 많은 수의 변비 환자가 심번心煩, 흉민胸悶, 불면失眠 등을 호소함을 알게 되었다. 이것이 바로 "치자증梔子證"의 심중오心中懊 흉중실胸中實이며, 이러한 상태가 개선되면서 수면상태가 좋아지고, 대변 또한 잘 보게 된다.

연교連翹의 효능은 치자와 유사하며 《본경本經》에서는 "결열結熱을 치료한다"라고 하였고 《약성론藥性論》에서는 "심心의 객열客熱을 없앤다"라고 하였으며, 온병가溫病家에서는 온사溫邪가 신체 안으로 침입해 열이 나고 정신이 혼미한 것을 치료한다고 하였고, 연교連翹를 서각犀角 등과 배합하여 사용하였는데 《온병조변溫病條辨》의 청영탕淸宮湯이 그 예시이다. 연교는 창가성약瘡家聖藥으로, 궤양과 종기를 치료하던 의사들이 피부궤양 및 부스럼 등으로 눕거나 잠을 자는 것이 불편한 경우를 치료하는 데에 연교를 사용하였는데, 《증치준승證治准繩》[30]에 기록된 청심탕淸心湯이 대표적인 예시이다. 치자후박탕을 연교과 함께 사용하면 심번心煩을 제거함에 있어 원방보다 더욱 효과가 좋으며, 대제大劑로 사용하면 변을 볼 수 있다.

두 가지 처방을 나누어 복용하는 것은 이 치험례의 중요한 점이다. 저녁에 복용하는 치자후박탕과 아침에 복용하는 시호가용골모려탕은 두 가지를 고려한 것이다. 첫째, 고방의 가미加味와 합방合方을 하는 것에는 신중을 기해야 하니, 원방의 방법으로 달이는 것이 더 효과적인가? 둘째, 치자후박탕을 통해 심번心煩을 없애는 효과를 보기 위해 밤에 복용하는 것이 수면에 도움이 되는

30 중국 명나라 왕긍당(王肯堂)이 편찬하여 1602년에 간행된 총서

가? 시호가용골모려탕은 해울解鬱의 작용이 있어 아침에 복용하는 것이 낮 동안 정신을 맑게 하는가? 이러한 방법은 효과가 꽤 좋은데, 이 치험례의 여성은 약을 복용한 후 야뇨 횟수가 급감하여 밤에는 숙면을 취하였으며, 낮에는 기분이 즐겁고 기운이 나며 대변을 잘 보게 되었다.

042 소건중탕小建中湯과 선천성 포이츠-제거스 증후군

2011-6-12 10:57:48

포이츠-제거스 증후군(Peutz-Jeghers syndrome)[31]을 앓고 있는 여자아이가 재차 진료를 받기 위해 방문했다. 두 달 만에 얼굴에 혈색이 돌고 윤기가 났으며 정신상태 또한 매우 좋았다. 나를 더욱 기쁘게 했던 점은 한약을 복용한 후 복통이 재발하지 않았다는 점이었다. 당연히 더 이상 수술도 하지 않았다.

4월 19일 외래 진료실에서 그 여자아이를 처음 진료하였는데, 얼굴이 황색이고 12세로 말랐으며 키는 155cm 몸무게는 27kg에 불과하지만, 총기 있는 큰 눈에는 생기가 넘쳐 보였다. 이 아이는 2005년경 심한 복통을 호소해 포이츠-제거스 증후군에 의한 장중첩증 진단을 받아 5차례에 걸친 수술을 받았는데, 특히 최근 몇 달간 복통 발작이 잦아 이미 두 차례나 수술을 받은 상태였다. 반복적인 복통에 대해서 서양의학적으로 치료할 수 있는 방법이 없었기에, 한의사를 찾아서 치료하기를 권유받았다. 여자아이는 말랐으나, 피부가 곱고 입술에 검은 반점이 가득했으며 설태가 두꺼웠다.

나는 먼저 계지가작약탕桂枝加芍藥湯에 지각枳殼을 더하여 처방하였는데 복용한 후 된장색의 대변을 보았고 복통 발작은 없었다. 아이가 약 맛이 쓰며 복용 후 잠이 안 온다고 하여, 소건중탕小建中湯에 생맥아生麥芽를 더하여 처방을 변경한 뒤, 인터넷에서 이당飴糖을 주문해 약을 복용할 때마다 같이 타 먹으라고 했다. 이 약을 복용하니 아이의 정신상태가 많이 좋아졌고 게다가 탕약도 달아 먹기가 좋다고 하였다.

선천성 소화관용종증 또는 다발성 소화관용종증 혹은 포이츠-제거스 증후군으로 알려진 이 질환은 점막피부의 색소침착과 소화관의 다발성 용종을 특징으로 하는 증후군이다. 이 증후군은 유전성 질환으로 상염색체 우성유전으로 격세유전隔代遺傳[32]이 될 수 있다. 연구에 따르면 가족 중 발병률은 약 36퍼

31 소화관에 발생하는 다발성의 과오종성 용종증과 함께 피부점막의 멜라닌 색소침착을 특징으로 하는 상염색체 우성 유전질환이다.

32 이전 세대에서 존재했던 유전형질이 이후의 세대에서 사라졌다가 다시 자식세대에서 나타나는 유전.

센트로 대부분 부모와 형제자녀 사이에 동시에 발병하며 대부분 어린이, 젊은 층에서 발병하나, 노년층에게서도 발견된다. 임상적으로는 점막과 피부의 멜라닌색소 침착, 변혈便血, 복통 혹은 변혈이 동반되는 복통이 발생하는 경우가 많다. 복통의 흔한 원인은 장중첩인데, 대장내시경상 위장관에 다발성 용종이 덩어리를 형성하고 있는 것을 확인할 수 있고 딱딱하지 않고 부드러우며, 빨간색 혹은 보라색 반점이 있고 조직생검상 과오종(Hamartoma)[33]의 징후를 보인다. 호발하는 부위는 공장, 회장, 결장, 위장 순서이며, 용종의 수와 크기는 다양하여 많으면 수백 개, 크면 지름 3~4cm까지 달할 수 있다. 환자의 약 5퍼센트는 장용종만 있을 뿐 색소침착이 나타나지 않는다.

이 아이의 질환은 내가 처음 접해보는 질환이었으나, 이런 체질을 조절해 본 경험은 있었다. 마른체형에 설태가 박배薄白하며 마르고 굳은 대변을 보고 단 음식을 좋아하는 사람인 경우 종종 소건중탕을 사용한다. 소건중탕은 계지탕에서 작약의 양을 두 배로 하고 이당飴糖을 가한 처방으로 고전적인 이허방理虛方이자 강장성強壯性 해경지통제解痙止痛劑로 장중경張仲景은 소건중탕으로 "복중급통腹中急痛"을 치료하였다. 여기서 말하는 "급통急痛"이란 발작성·경련성 교통絞痛을 일컫는 말이다. 또한 장중경張仲景은 소건중탕으로 허로병虛勞病을 치료하는 데에 썼는데, 허虛하다는 것은 바로 마른 것을 말하고, 노勞하다는 것은 힘이 없음을 말한다. 허로병虛勞病은 사람을 여위고 무기력하게 하는 일종의 만성질환이다. 소건중탕은 맛이 달아 장기간 복용하기에 적합하고 아이들에게 인기가 많으며, 체질 개선, 체중증가, 통증완화 혹은 통증 소실에 효과가 있는 처방이다. 나는 이 처방을 사용하여 소아의 선천성 거대결장(Hirschsprung's disease)[34], 소아거식증, 소아의 습관성변비, 소아의 상부소화관 궤양, 소아유뇨小兒遺尿 등을 치료했다. 즉 나는 소건중탕을 사용하여 아이의 국소적인 병변이 아니라 아이의 체질을 종합적으로 조절한 것이다. 이 처방을 복용한 후 말랐던 아이가 살이 오르고, 배가 아프지 않으며 식욕이 증가하고,

---

33 정상세포가 지나치게 증식해 생긴 양성종양이다.

34 선천적으로 장관신경절세포가 없어 항문 쪽으로 장의 내용물이 이동할 수 없는 질환이다.

수면이 개선되었으며, 더불어 가지고 있던 "질환"은 씻은 듯 사라졌다.

소건중탕小建中湯의 처방 구성상 중요한 두 가지 약이 있다. 첫째는 작약이며 백작약이 적합하다. 전통적으로 백작약은 경련을 멈추게 하고 통증을 멎게 하여 경련성 통증 및 변비에 좋다. 그 양은 계지보다 많아야 한다. 둘째는 이당飴糖으로 이는 맥아당류麥芽糖類에 속하며 고대의 중요한 영양보충제이자, 이 처방에서는 없어서는 안 되는 중요한 약재다. 임상 사용 시 구할 수 없는 경우 흑설탕 혹은 꿀로 대체하고 맥아麥芽를 첨가하는 방식으로 쓸 수 있지만, 역시 이당飴糖을 구할 수 있다면 그대로 쓰는 것이 훨씬 좋다.

043 땀을 그치게 하는 두 가지 계지탕가미방桂枝湯加味方

2011-6-14 20:41:10

L씨(50세, 여성)는 다한증으로 3년간 고생했다. 밤에는 옷이 젖을 정도로 땀이 나서 보기양음補氣養陰·고표보신固表補腎하는 약을 여러 차례 복용하였으나, 효과가 없어 절망적인 상태였다. 그녀의 피부는 하얗고 초췌하였으나 감정은 안정된 상태였다. 그녀는 땀을 많이 흘릴 뿐만 아니라 찬바람을 매우 싫어하고, 땀을 흘린 후에는 오풍惡風이 더욱 심해졌으며, 이와 더불어 다몽多夢, 요통 및 좌복부의 경직감이 있었는데 마치 딱딱한 물건이 있는 것 같았으며, 맥은 침완沈緩하고 무력無力하였다. 자세히 보니 설질은 담홍淡紅하였다. 나는 계지가부자탕합계지가용골모려탕桂枝加附子湯合桂枝加龍骨牡蠣湯(계지桂枝 20g, 백작白芍 20g, 생감초生甘草 5g, 제부자制附子 15g, 용골龍骨 15g, 모려牡蠣 15g, 건강乾薑 10g, 대조紅棗 30g)을 처방하였다. 약을 복용한 지 2주가 채 지나지 않아 3년 동안 앓았던 고질병이 나았다.

계지탕桂枝湯은 자한自汗 치료에 좋은 처방이다. 옛사람들은 땀이 나지 않을 경우 계지를 쓰지 말아야 한다고 주장했다. 가운백柯韻伯[35] 선생 또한 계지탕을 사용하는 주치증을 많이 언급하였는데 "맥이 약한데 자한自汗이 있는 증상을 눈여겨 살피라"고 하였다. 맥이 약弱하다는 것은 맥이 공대空大하거나, 부浮하고 무력無力하거나, 완緩하거나 지遲하다는 뜻이다. 또 맥이 약한 사람도 마른 체형에 두근거리고 땀이 많으며, 혀가 어둡고 옅으며 안색이 초췌한 경우가 많다.

자한自汗, 즉 자동으로 땀이 난다는 것은 낮과 밤에 상관없이 온몸의 모공이 열려 땀이 계속 새며, 피부도 습하고 찬 상태로 바람을 쐬면 더욱 차가워진다. 계지탕은 발한약發汗藥을 복용한 후 땀이 흐르는 것이 멈추지 않거나, 혹은 출산 후 다한多汗, 운동과다로 인한 다한多汗, 혹은 극심한 피로와 기아상태로 인해 땀이 많이 나는 경우에 모두 사용할 수 있다.

---

35 청대 의가.

계지탕桂枝湯은 가미방加味方으로 많이 사용하는데, 계지가부자탕桂枝加附子湯과 계지가용골모려탕桂枝加龍骨牡蠣湯 이 두 처방은 모두 계지탕桂枝湯의 가미방加味方이다. 계지가부자탕은 "발한법을 사용한 이후 땀이 흐르는 것이 멈추지 않는 경우"를 치료하고, 계지가용골모려탕桂枝加龍骨牡蠣湯은 "경광驚狂, 실정失精, 몽교夢交"로 인해 땀을 흘리는 경우를 치료한다. 계지가부자탕이 치료하는 땀은 냉한冷汗으로 땀의 양이 많고, 또한 추위를 타고 찬바람을 쐬는 것을 싫어하며 관절통증骨節疼痛 등을 동반한다. 계지가용골모려탕이 치료하는 땀은 경한驚汗으로 땀이 나는 것과 함께 놀라거나, 불안한 상태, 다몽多夢, 탈모 등의 증상을 동반한다. 이 두 처방은 단독으로 사용할 수도 있고, 또는 함께 사용할 수도 있다. 예를 들어 갱년기 여성이 땀이 많이 흘리는 경우는 이 두 가지 처방을 같이 사용하는 것이 더 효과적이다.

이 처방은 매우 저렴하다. 환자가 재진할 때 전하기를, 그날 처방 10제 약값이 겨우 1만 원밖에 되지 않아 당황했다는 것이다. 왜냐하면 그녀는 3년 동안 400만 원이나 썼는데, 이렇게 저렴한 약으로 본인의 병을 치료하는 게 가능할까 싶었다는 것이다. 그녀의 감동은 그치지 않게 되었으니, 이는 질환을 치료하는 진성 좋은 처방이었기 때문이다.

044 오령산五苓散의 보간保肝효과

2011-7-9 23:42:53

올해 5월 31일 내원한 모某씨(남성)는 이제 막 서른이 되었지만 배가 불룩한 상태였다. 작년 6월부터 현재까지 두 차례에 걸쳐 간기능 손상이 발생했으며, 5월 23일 간기능검사 결과 ALT 777U/L, AST 226U/L, γ-GT 171U/L, TP(Total protein) 83.3g/L이었다. 나는 경방의 오령산五苓散(백출白朮100g, 복령茯苓100g, 저령猪苓 100g, 택사澤瀉 100g, 육계肉桂 50g)을 곱게 갈아 매일 5~10g을 복용하도록 하였다. 7월 5일 재진 시 그는 희소식을 전하였는데, 간기능 검사에서 총단백질이 약간 높은 것을 제외하고는 다른 지표들은 모두 정상으로 돌아왔다고 하였다.

환자는 어떻게 간 손상이 생겼을까? 환자는 간염을 겪은 적이 없다고 말했지만, 이전에 지방간이 있었으며 간기능 이상이 발생하기 전에 오메가-3 캡슐을 장기간 복용한 적이 있다고 하였다. 오메가-3의 장기간 복용으로 인한 간 손상의 가능성을 배제할 수 없으며, 이 치험례를 통해 오령산五苓散이 지방간과 간 손상에 효과가 있음을 또 한 번 보여주는 좋은 치험례이다.

오령산五苓散은 고대 수역병水逆病을 치료하던 전문처방이다. 수역병水逆病이란, 갈증이 있으나 물을 많이 마시지 못하고, 물을 마시면 즉시 토하며, 부종浮腫, 소변불리小便不利, 물설사와 다한多汗 등을 동반하는 병이다. 후대에 와서 오령산五苓散은 간경변으로 인한 복수, 특발성 부종, 메니에르 증후군, 여름과 가을철의 설사, 항생제로 인한 설사 등 수액저류水液瀦留로 인한 다양한 질병을 치료하는 데 사용되었다. 이 외에도 통풍, 지방간, 단순비만, 뇌하수체샘종(Pituitary adenoma), 요붕증 등 내분비 질환에도 이 처방을 사용할 기회가 있었다. 위의 치험례에서 오령산五苓散을 사용한 이유는 지방간과 비만이 있기 때문이다.

모某씨는 복약 후 매일 선혈을 동반한 설사를 하며 증상이 없었던 중이염도 재발하여 귀에서 물이 흐른다고 하였다. 하지만 오령산五苓散이 설사를 유발한 것은 처음 있는 상황이 아니었다. 원래 설사를 치료하는 데 쓰이는 오령산五

苓散이 왜 설사를 일으켰을까? 이는 인체 내에서의 독소배출과 수분의 제거를 위해 사용된 것으로 보인다. 전통적인 관점에서 오령산五苓散이란 처방은 통양이습通陽利濕한다. 따라서 귓속에서 물이 흐르는 증상도 이러한 이론으로 설명이 가능하다.

장중경의 설명에 따르면, 오령산五苓散을 복용한 후 따뜻한 물을 마셔 전신에서 약간의 땀이 스며 나오게 해야 효과가 충분히 발휘된다고 하였으며, 동시에 음식은 담백한 것을 위주로 하고 기름진 국물 등은 멀리해야 한다고 하였다. 이것 이외에도 나는 환자에게 반드시 술을 끊거나 적게 마실 것을 당부하고, 불가피한 사정으로 마신 경우 바로 오령산五苓散 산제散劑를 복용하도록 하는데, 이렇게 하는 것은 알코올 해독과 보간保肝에 도움이 되기 때문이다.

오늘날 중국에는 지방간과 고지혈증 환자가 아주 흔하다. 일부 양방의 고지혈증약은 가격이 비쌀 뿐 아니라 간기능 손상을 일으키기 쉬운 반면, 중국의 전통 처방인 오령산五苓散은 안전하고 효과적일 뿐만 아니라 경제적이기 때문에 일반 서민들 또한 복용할 수 있는 좋은 보간保肝 처방이다. 다만 오령산五苓散은 약국에서 판매하지 않아 약국에 의뢰하여 직접 산제散劑로 만들 수밖에 없다는 점이 아쉽다. 하지만 때로는 직접 조제해야 하는 점이 환자의 체질에 근거하여 구성 약물의 용량을 조절하거나 구성 약제를 조절할 수 있다는 점에서 더욱 효과를 볼 수 있다.

045 계지탕桂枝湯으로 비전정염鼻前庭炎을 치료하다

2011-7-22 06:21:10

얼마 전 만성 비전정염鼻前庭炎[36] 환자가 재진으로 내원하여 코 부위 통증이 눈에 띄게 좋아졌고 찬 공기에도 덜 민감해졌다는 기쁜 소식을 전해 왔다. 그는 내가 처방한 약이 정말 효과가 좋았다고 하였다.

환자는 몸이 마르고 얼굴이 수척하며 초췌해 보이는 61세 남성이었다. 그는 여러 해 동안 코가 아프고, 바람이 불면 콧물을 흘리는 증상을 앓고 있었다. 전문병원에서 치료를 받았으나 효과가 좋지 않았으며 비경검사상 비갑개 충혈이 관찰되었다. 그는 특히 추위를 타고, 바람을 쐬는 것을 싫어하였으며, 심박동이 매우 느리고, 십이지장궤양을 앓은 지 오래되었다. 당시 맥박은 54회/분이었다.

나는 그에게 계지탕桂枝湯(계지桂枝 20g, 백작白芍 20g, 생감초生甘草 10g, 건강乾薑 10g, 대추紅棗 30g)을 처방하였다. 물에 끓여 매일 한 제를 두 번으로 나누어 따뜻하게 복용하게 하였다. 10일 후 재진을 하였는데 약 효과가 역시나 좋았다. 얼굴에 혈색이 돌아 훨씬 붉고 기운이 넘쳐 보였으며, 비갑개(nasal concha)도 붉게 충혈되었던 것이 가라앉아 분홍색을 띠었다. 그가 입술이 조금 저린 느낌이 있고 어깨가 불편하다 하여, 위 처방에 생황기生黃芪 20g을 더하여 처방하였고 격일로 1제씩 복용하도록 하면서 지속적으로 관리하였다.

계지탕은 코질환에 특화된 처방은 아니다. 다만 위 치험례와 같이 만성 비전정염을 치료할 수 있었던 이유는, 계지탕으로 체질을 조절할 수 있었기 때문이다. 환자는 마르고 피곤해하였고 안색이 좋지 않은 허약한 체질이었다. 그렇다면 어떤 허虛일까?

바로 표허表虛이다. 이는 영위불화營衛不和, 비폐양허肺脾兩虛, 양기부족陽氣不足 등 여러 가지로 해석이 가능하겠지만 결국 사용하는 처방은 계지탕으로 동일하다. 계지탕은 고대의 리허방理虛方이자, 강장방強壯方의 일종으로 몸이 마

36 콧털이 나 있는 코 입구의 포도상구균 감염으로 인한 모낭염 및 종기이다.

르고 안색이 좋지 않으며 자한自汗이 있고, 바람을 쐬는 것을 싫어하며 맥약완脈弱緩한 자에게 가장 효과가 좋다. 이런 허약한 체질의 사람들은 자한自汗, 피부소양감, 궤양, 복통, 두근거림, 식욕부진 등의 증상을 계지탕으로 치료할 수 있다.

나는 일찍이 계지탕으로 산후에 기침이 멎지 않는 증상, 수술 후 자한自汗과 발열發熱, 허약한 사람의 여드름, 노인의 난치성 피부궤양 등을 치료한 적이 있다. 질병은 다 다르지만 환자의 대부분은 얼굴이 희고 수척하였으며, 얼굴색이 좋지 않고 입술 색이 암담暗淡한 특징을 보였으며, 모두 체질이 같았다. 다시 말해 계지탕은 병을 치료하는 것이 아니라 몸을 조절하여 사람을 치료하는 것이다. 따라서 계지탕은 그 복용법에 있어 매우 주의를 기울일 필요가 있다. 일반적으로는 뜨겁게 복용해야 하며 복용 후에는 따뜻한 죽 한 그릇을 먹고, 몸을 이불로 따뜻하게 덮고 땀을 내야 한다. 식사 시 찬물이나 차가운 음식을 먹으면 안 되고, 소화가 어렵고 기름지며 비린 음식들은 피해야 한다. 이렇게 하는 목적은 신체의 양기陽氣를 고양시켜 사기를 몰아내기 위함이다. 이러한 사고는 중국인의 생활 경험이 집약된 것이며, 일종의 동양의료의 지혜인 것이다.

046 소건중탕小建中湯으로 알러지성 자반증을 치료하다

2011-7-22 11:19:25

최근 한 소아 알러지성 자반증을 앓는 소아 환자에게 소건중탕小建中湯을 사용해 치료하였더니 단기간에 효과를 보았다. 환자는 귀여운 여자아이로 피부가 마치 도자기처럼 하얗고, 눈이 크고 총기가 있으며 입술이 붉었다. 7월 5일 첫 진료에는 엉덩이부터 발목까지 자반이 퍼져 있었다. 아이의 부모는 한 달여 전부터 관절통과 자반병이 생겨 병원에 입원해 호르몬 치료와 한약 처방을 병행했으나 여전히 자주 자반이 나타났다고 하였다. 자반이 나타날 때 복통이 꼭 수반되었으며 대변이 건조하고 딱딱하여 구슬 모양이 되고, 땀을 쉽게 흘린다고 하였다. 나는 소건중탕을 계지桂枝 10g, 백작약白芍 20g, 생감초生甘 5g, 건강乾薑 5g, 대추紅棗 30g, 생맥아生麥芽 20g, 7제로 하여 처방하였다. 복용 시 맥아당麥芽糖 2큰술을 섞어 먹도록 하였다. 7월 12일 재차 진료했을 때, 자반은 새로 발생하지 않았으며 원래 있던 자반의 색은 옅어졌다. 아이는 이 약이 초콜릿 같다며 좋아했다. 다시 일주일 후 재진하였을 때는 자반이 조금 재발하였지만 색은 매우 옅은 상태였다.

알러지성 자반병은 비교적 흔한 모세혈관 알러지성·출혈성 질환이다. 감염, 식품알러지, 약물알러지, 꽃가루알러지, 또는 곤충에게 물린 것 등이 원인이라고는 하지만, 특별한 원인을 파악하기 어려운 경우가 많다. 어린이와 청소년에게서 자주 보이며, 임상증상으로는 하지관절 주변과 엉덩이에서 어점瘀點[37]이 보인다. 또 자반은 대칭적으로 분포하며, 신체 여러 부위에서 나타나고, 크기가 다양하며, 색의 정도 또한 다르다. 자반끼리 서로 융합되어 넓어지기도 하며, 일반적으로 수일 이내에 점차 사라지지만 반복적으로 재발할 수 있다. 일부 환자는 복부에서 발작성으로 쥐어짜는 듯한 통증을 느끼거나, 또는 지속적인 둔한 통증 등의 위장 증상을 동반하기도 하고, 일부는 관절통, 단백뇨, 혈뇨 등의 증상을 동반하기도 한다. 이 병은 치료하기가 매우 어렵다.

37 국소 출혈이 있는 것 같은 작은 붉은색 반점이다.

최근 몇 년 동안 알러지성 자반병 환자를 치료했지만 고정된 처방을 내지 않았다. 팔미제번탕八味除煩湯, 소시호탕小柴胡湯, 황련해독탕黃連解毒湯 등을 사용하였으나 이 여자아이의 경우 소건중탕小建中湯을 사용하였다. 기본적으로 체질을 고려하여 약을 사용하면 주증상의 조절이 잘 된다. 현재 자반 전문병원에서는 양혈지혈약涼血止血藥을 고용량으로 사용하고 있으며 심지어 수우각水牛角, 생지황生地 등도 쓰지만 그 효과가 뚜렷하지 않고, 결국 호르몬 제제를 사용하나 이로 인한 부작용이 나타난다. 나는 기존의 관점을 바꾸어 국소출혈은 하나의 증상으로 보고 체질 처방을 하는 것이 근본적인 치료책이라고 생각한다.

047 계지복령환桂枝茯苓丸으로 치료된 폐질환

2011-10-30 20:24:10

계지복령환桂枝茯苓丸은 흔히 부인과 처방으로 알려졌지만, 사실 효과가 뛰어난 내과처방일 뿐만 아니라 특히 폐질환에 효과가 좋은 처방이기도 하다. 얼마 전 장인江陰시에서 한 노인을 치료하였는데, 만성·폐쇄성 폐기종을 앓고 있었으며 한 달 사이 여러 차례 재발하였고 수액 주사, 산소 호흡기를 사용하는 등 입원치료를 받고 겨우 안정된 상태였다. 노인은 정정했지만 얼굴은 술을 마신 것처럼 붉었으며 대화 도중 숨이 가빠졌다. 나는 폐순환이 좋지 않은 것으로 판단하여 계지복령환에 천궁川芎·단삼丹參을 더하여 처방했다. 1개월 후 재차 뵈었을 때는 기침과 천식이 안정되었고 더 이상 입원하지 않아도 될 정도라며 기뻐하였다.

계지복령환을 폐질환에 사용하여 치료한 사례는 적지 않다. 안웨이安徽성의 한 노인의 경우, 당뇨병이 있었고 수개월 동안 기침과 피 섞인 암홍暗紅색 가래를 뱉었다. 폐 내부의 종양 같은 점거성 병변은 없으나 얼굴색이 암홍暗紅하고 설하정맥이 꾸불꾸불하였다. 이에 계지복령환桂枝茯苓丸에 회우슬懷牛膝과 대황大黃을 더하여 처방하였는데 머지않아 피가 멎었다.

한 중년 남성의 경우, 몇 달 동안 오른쪽 가슴에 찌르는 듯한 통증이 있었는데 검사결과 우측 폐에 음영이 발견되었고, 폐의 우상엽에 오래된 결핵이 있고 폐감염을 동반한 우하엽의 국소섬유증이 있는 것으로 진단받았다. 그의 얼굴은 회색빛으로 어두웠고 눈가는 검고 입술과 혀는 어두운 붉은색이었으며, 설하정맥은 어혈이 보이는 자주색이었고, 이전에 관상동맥우회수술을 받은 적이 있었다. 계지복령환桂枝茯苓丸에 천궁川芎, 단삼丹參, 당귀當歸를 더하여 복용하니 2주 후 흉통이 크게 감소하였고 2주를 더 복용하니 흉통이 사라지고 얼굴에 홍조가 돌고 낯빛이 밝아졌다.

만성·혈전색전성 폐고혈압(Chronic thromboembolic pulmonary hypertension: CTEPH) 환자를 진료한 경우도 있었는데, 그 환자는 두 눈 주변이 판다처럼 어둡고 입술은 자줏빛이며 두근거림이 있고, 움직이면 종종 숨이 찼고, 심하면 기절을 하기도 하였다. 계지복령환桂枝茯苓丸에 감초甘草, 천궁川芎을 더하여 처방하였는데 계지桂枝 20g, 육계肉桂 10g로 처방하였고, 이 외에도 대황충환大黃蟲丸을 같이 경구 복용하도록 지도하였다. 1개월 후 재차 진료를 하였을 때, 안색이 청색에서 붉게 변하였고 정신이 뚜렷하게 호전되었으며, 가슴 두근거림이 사라지고, 복부 팽만감이 감소하였으며, PT(Prothrombin Time, 프로트롬빈 시간)는 8월 22일 41초에서 18.2초로 감소하였다(정상범위 11~14초). 계지복령환합대시호탕桂枝茯苓丸合大柴胡湯으로 기관지 천식을 치료하는 것에 대해서는 이미 여러 차례 언급하였으므로 여기서는 생략하겠다.

내 경험에 따르면, 계지복령환桂枝茯苓丸은 폐질환을 치료하는 아주 좋은 처방이다. 첫째 평천平喘한다. 이때의 천喘은 중의학에서 흔히 말하는 풍한속표風寒束表로 인한 폐기울폐肺氣鬱閉가 아니며, 신불납기腎不納氣로 인한 허천虛喘도 아니며, 일종의 어혈瘀血로 인한 천喘이다. 둘째 흉통胸痛을 치료한다. 이때의 통증은 담열결흉痰熱結胸이나 한실결흉寒實結胸으로 인한 것이 아니며, 어혈이 흉격에 존재하기 때문에 나타나는 통증으로, 이는 현대의학적으로 "폐순환장애"에 해당한다. 이 상태를 감별하기 위해서는 안색과 설상舌象을 중점적으로 봐야 하는데, 얼굴이 술 마신 것처럼 자홍紫紅 또는 조홍潮紅하며, 입술과 혀의 색은 자암紫暗하고, 설하정맥의 굴곡이 심한 특징을 갖고 있다. 일부 환자는 눈주변이 검게 변하고, 얼굴 피부의 모공이 커지며, 하체의 피부가 건조하고 각질이 떨어지며, 부종이 있기도 하며, 또는 발이 얼음장같이 차가운 등의 증상을 갖고 있다.

이러한 상태를 옛사람들은 흔히 "대양戴陽"이라 하였는데, 대부분 육계肉桂를 사용하여 체내의 "화火"가 본래 있어야 할 곳으로 돌아가게 하였다. 사실 이것은 일종의 계지증桂枝證으로 특히 계지복령환증桂枝茯苓丸證이다. 계지복령환은 복용 후 천식을 가라앉히고, 동시에 수면과 배변을 개선시키며 관절의 움직임을 부드럽게 하는 등의 효과가 있다. 그 원리는 활혈화어活血化瘀하여 폐순환을 개선하고 심폐기능을 향상시키는 것이다.

048 황련탕黃連湯에 대한 자세한 설명

2011-10-30 20:26:12

초췌했던 리李 씨의 얼굴이 한 달이 채 지나지 않아 핏기가 돌고 체중도 증가했다. 그를 처음 진찰한 것은 7월 16일이었다. 그는 올해 58세로 30년째 만성 설사를 앓았는데, 지난 4년간 상복부가 자주 더부룩하고 아팠으며, 위내시경에서 담즙역류성 위염이라는 진단과 함께, 식욕부진과 지속적인 체중감소 증상을 보였다. 키는 175cm에 몸무게는 55kg밖에 나가지 않았다.

이에 나는 경방 황련탕黃連湯을 처방하였다. 황련黃連 3g, 육계肉桂 10g, 당삼黨參 10g, 강반하薑半夏 15g, 건강乾薑 10g, 생감초生甘草 5g, 대추紅棗 20g을 매일 1제, 낮에 3회 밤에 1회로 나누어 하루 4회 복용하도록 하였다. 리李 씨는 약을 복용한 지 일주일 만에 복통과 복부팽만 증상이 눈에 띄게 호전되었고, 그를 그토록 괴롭혔던 위병이 거의 사라졌다며 좋아했다. 처방받은 한약의 효과에 대해 매우 만족하였으며, 그 처방이 좋다며 연신 칭찬을 했다.

리李 씨는 내가 황련탕으로 치료한 여러 사례 중 하나이다. 반복적으로 발생하는 복통과 당뇨병으로 인한 위무력증(gastroparesis)과 위장관증상을 동반하는 위장형감모胃腸型感冒의 열이 떨어지지 않는 증상과, 심근염 등을 치료하기 위해 황련탕을 처방하였었다. 황련탕에 대한 연구 보고도 적지 않다. 일본에서는 숙취를 위해 처방으로 이 처방을 사용하고, 어떤 사람은 이 처방을 미리 탕제로 달여 진공포장을 해두었다가 춘절春節기간 동안 소화불량인 환자들에게 많이 팔았다고 이야기하는 사람도 있다.

황련탕은 《상한론傷寒論》에 처음 실린 처방으로 "상한傷寒에서 흉중胸中에 열熱이 있고, 위중胃中에 사기邪氣가 있어 배 속이 아프고 구토를 하는 경우에는 황련탕黃連湯을 주로 치료한다. 황련黃連 3냥兩, 계지桂枝 3냥兩, 건강乾薑 3냥兩, 감초甘草 3냥兩, 인삼人參 2냥兩, 반하半夏 반승半升, 대조大棗 12매枚를 물 1말[38]斗

38 1말은 18리터이다.

에 넣어 6승[39]升이 되도록 끓여 찌꺼기를 제거한 후 낮에 3회 밤에 2회 따뜻하게 복용한다고 한다. 경전의 방증方證은 간결하나 그 뜻은 깊다. "흉중胸中에 열熱이 있다"는 가슴에 열이 나는 것이 아니라 많은 환자들이 번조煩躁, 실면失眠, 심계心悸 등의 증상이 있다는 뜻이다. 또 "위중胃中에 사기邪氣가 있다"에서의 "위중胃中"은 대부분 심하心下를 가리키며, 이는 상복부를 뜻한다. "기氣"란 대부분 움직임을 뜻하며, "사기邪氣"는 비정상적인 반사작용 혹은 움직임을 뜻한다. 예를 들어 위의 불편감, 구토, 위 팽만감으로 위로 치받는 느낌 혹은 물이 흐르는 듯 꼬르륵거리는 장명腸鳴음이다. "복중통腹中痛"이란 주로 배꼽 주변 혹은 배꼽 아래 통증을 말하며, 막힌 느낌, 부푼 느낌, 내려앉는 느낌, 꼬여 있는 느낌, 차가운 통증, 혹은 위로 솟구치는 듯한 느낌의 통증을 말한다.

황련탕은 임상적으로 적용되는 사례를 볼 때 복통, 구토, 심계心悸, 불면증에 적합한 처방이다. 다만 환자의 체질이 반드시 마르고, 피부색이 어둡고 입술과 혀가 암자暗紫색이거나 담淡하고, 설태는 대부분 흰색이다. 또 복부는 대부분 평평하면서 복근이 얇아 탄력이 없고, 맥은 대부분 약弱하며 혹은 심계心悸, 자한自汗증상이 있어야 한다. 이러한 사람이 바로 내가 줄곧 말해 오던 "계지桂枝체질"이다. 황련탕증黃連湯證은 결국 계지체질인의 사람이 황련병黃連病을 앓고 있는 것이다. 이른바 황련병이란 심중心中이 답답한 것, 불안하여 편히 눕지를 못하는 것, 심하비心下痞, 하리下利를 말한다.

황련탕에 쓰이는 계지桂枝는 육계肉桂로 쓰는 것이 좋다. 육계는 그 맛과 향이 강하여 복부의 냉통冷痛과 두근거림, 불면증 등을 치료하는 데 효과가 좋으며, 이는 황련탕의 주치증主治症과 일치한다. 계지桂의 양을 15g 이상으로 쓰면 환자들이 꺼리며, 약국에서도 완곡하게 비판을 할 수 있으므로 육계肉桂와 계지桂枝를 함께 쓰면 문제가 없고 약효 또한 좋다.

황련탕에 쓰인 인삼人參은 일반적으로 당삼黨參을 사용한다. 하지만 마르고 음식을 잘 먹지 않는 사람은 건조한生曬 인삼 혹은 길림삼吉林參을 사용할 수도 있는데, 당삼과 같이 약력이 약하기 때문이다.

---

39 6승은 6리터이다.

처방에서 황련과 육계는 이 처방의 근본이다. 육계는 맛이 신辛하여 통양산한通陽散寒하고, 황련은 맛이 고苦하여 청열제번清熱除煩한다. 옛사람들은 고신배오법苦辛配伍法이라 하여 이러한 기미의 배오를 하면, 심心과 신腎을 능히 통하게 할 수 있고, 불면과 두근거림을 치료한다고 하였다. 이는 교태환交泰丸의 주약主藥이기도 하다. 본래 황련탕에 들어가는 황련과 육계의 비율은 1:1이나 적절하게 조절할 수 있다. 만약 음식을 먹으려 하지 않고 혀가 담홍淡紅한 경우 육계를 황련보다 더 많이 넣고, 가슴이 답답하고 맥이 활滑한 경우 황련을 육계보다 많이 넣는다.

황련탕黃連湯과 반하사심탕半夏瀉心湯은 한 가지 약재가 다르지만 방증方證에서는 차이가 크다. 반하사심탕半夏瀉心湯에는 황금黃芩이 있으나 육계肉桂는 들어가지 않는다. 이 처방을 쓰는 사람은 대부분 복열伏熱이 있으며 혀와 입술이 붉고 상복부가 그득한 상태인데, 이는 분명한 "황금증黃芩證"이다. 반면 황련탕의 경우 육계肉桂가 있으나, 황금黃芩은 들어가지 않는데, 이 처방을 쓰는 사람은 대부분 "양울충역증陽鬱衝逆證"으로 입술과 혀가 암담하고暗淡 대부분 심중心中에 두근거림이 있고, 복통이 있는데, 이는 분명한 계지증桂枝證이다.

고서에 의하면 황련탕은 대해 하루 5회 낮에 3회 밤에 2회 복용하게 하였다. 왜 그럴까? 이는 구토를 하거나 밥을 먹지 못하는 경우 많은 양의 약물을 한 번에 복용하기 어려운 것과 관련이 있을 수 있다. 따라서 황련탕은 소량을 자주 복용해야 한다. 또 황련탕은 가감에 신중을 기해야 하며 섣불리 가감을 하여서는 안 된다는 점을 강조하고 싶다.

앞서 설명한 리李 씨는 약을 먹은 후 이전에 비해 많이 편안해졌다. 이후 다른 한의사에게 같은 처방을 부탁했는데, 황련黃連, 육계肉桂, 건강乾薑, 감초甘草, 당삼黨參 등을 사용하였으나, 황금黃芩, 와룽자瓦楞子[40], 포공영蒲公英, 선복화旋覆花, 목향木香, 신곡神曲, 계내금雞內金, 나복자萊菔子, 지각枳殼 등의 약을 가하여 처방하였다. 그런데 복용 후 효과가 없었을 뿐만 아니라 약을 삼키는 것이 힘들었다고 하였다. 이것이 바로 경방의 신묘함이 아닐까 싶다.

---

40 꼬막 피조개의 껍질이다.

049 스티브 잡스를 기리며

2011-10-30 20:43:05

잡스가 세상을 떠났다는 소식을 전해 들었다. 지난해 2월 학생들이 마른 잡스의 사진을 보여주었는데, 올해 인터넷에서 수척해진 그의 모습을 보니 안타까웠다. 당시 나는 그가 어떤 병에 걸렸는지, 혹은 어떤 고통스러운 치료를 받았는지 알지 못했다.

오늘에서야 그가 사망률이 높고 위험한 췌장암 및 섬세포암종이었다는 사실을 인터넷을 보고 알게 되었다. 그는 근치수술(radical operation)을 받았을 뿐 아니라 간부전으로 간이식까지 받았다. 또한 불교를 신봉한 그는 채식을 하며 독소를 빼준다는 식이요법까지 이용하여 암치료를 하였으나 슬프게도 세상을 떠나버렸다.

나는 잡스의 야윈 사진을 놓고 학생들과 그가 몸을 돌보지 않은 것에 대해 토론을 한 적이 있다. 경방經方 관점에서 바라보았을 때 잡스의 병은 오래된 허로병虛勞病이다. 허虛란 형체가 야위고 체력이 약해짐을 뜻하며, 노勞란 피곤하고 힘이 없다는 뜻이다.

잡스는 원래 동그란 얼굴에 뱃살도 어느 정도 있었으나 2004년부터 살이 빠지기 시작하였고, 2007년에는 말랐을 뿐만 아니라 초췌하고 창백한 얼굴이었으며, 올해는 청바지가 헐렁헐렁할 정도로 뼈만 앙상하여 마른 장작 같은 느낌이었다. 그는 인삼人參, 인삼이 들어간 자감초탕炙甘草湯 혹은 서여환薯蕷丸을 복용했어야 했다.

인삼人參은 수명을 연장할 수 있는데, 특히 인체에 기액부족氣液不足과 체중이 급격히 빠지는 경우 가장 먼저 사용하는 약물이다. 단독으로 끓여서 차를 대신하여 복용할 수 있으며, 다른 처방에 넣어 복방複方의 형태로도 쓸 수 있다. 자감초탕炙甘草湯과 서여환薯蕷丸 모두 인삼을 함유한 처방으로 예로부터 허로虛勞를 치료하는 효과적인 경험방이다.

자감초탕炙甘草湯은 빈혈이 있고, 대변이 건조하며 식욕이 좋은 사람에게 더욱 적합하다. 하지만 서여환은 마르고, 경미한 빈혈에 식욕이 부진하고, 형체가 없는 대변을 보며, 가벼운 부종이 있는 사람에게 더욱 적합하다.

이 두 처방은 환자의 암세포가 사라졌는지, 암의 크기가 줄어들었는지로 판단하는 것이 아니라, 환자의 식욕이 회복되는지, 체중저하가 멈추고 체중이 늘었는지 여부로 그 효과를 판단한다. 나 같은 경우 환자가 체중이 늘었는지만을 본다. 지방은 병에 저항하는 밑천 같은 역할을 하기 때문이다. 《소문素問·옥기진장론玉機眞藏論》에서 말하길 "대골大骨이 마르고 대육大肉이 꺼지며, 가슴속에 기氣가 그득하고 숨이 차서 불편하며 어깨를 들썩이며 숨을 쉬면 6개월 안에 죽는다"라고 하였다. 올해 잡스의 청바지가 헐거워졌을 때 그는 이미 생의 마지막 단계에 있었던 것이다.

이런 때에는 재수술이 불가하니 반드시 사람을 먼저 지키고 병을 치료하는 것은 미루어야 한다. "사람을 지키고 병을 치료하는 하는 것"은 전략이자 지혜이다. 사실 나는 지금 잡스의 상세한 병세와 치료의 종류에 대해 잘 알지 못하는 상태에서 그저 잡스의 죽음을 통하여 암 치료의 방향에 대해 이야기하는 것뿐이다.

나는 아이폰4를 좋아하는 사람으로서 세상에 혁신을 가져온 존경하는 기업가의 젊은 시절이 아쉬울 따름이다.

만약 그가 서여환薯蕷丸을 복용할 기회가 있었다면, 혹은 자감초탕炙甘草湯을 복용할 기회가 있었다면, 혹은 인삼人參이 포함된 중성약이라도 복용하였더라면 그의 생명은 한동안 더 지속될 수 있었을 것이다.

050 백이면 백, 효과가 있는 사심탕瀉心湯

2011-10-30 20:33:27

경방에 능통한 청대 의가 진수원陳修園은 "나는 토혈吐血을 치료할 때 어떤 약으로도 멈추지 않는 경우 사심탕을 썼는데 백이면 백 효과가 있었다"라고 하였다. 최근 기관지확장으로 인한 각혈 환자를 치료하였는데, 그는 여러 날 동안 입원하였으나 토혈이 멈추지 않았다. 진료를 받은 날 밤새 피를 토하였고 다음 날 온몸이 붉었었다. 이에 황련黃連 5g, 황금黃芩 10g, 생대황生大黃 10g을 처방하였고 달일 필요 없이 끓는 물에 15분간 담가놓았다가 하루 동안 모두 복용하게 하였다. 복용한 지 3일째 되는 날, 피를 토하지 않았으며 정신도 맑아지고 입맛이 돌아왔다고 하였다.

간경변증이 있는 환자인 가오高 씨의 경우, 간의 문맥압이 높아 올 여름 두 차례 흑변을 보았으나 모두 자가치료를 통해 빠른 회복을 하였는데, 이때 복용한 처방 또한 사심탕이었다. 지난해 그는 얼굴이 황색으로 부어 있었고, 문맥 정맥 내경이 1.6cm이 되어 나는 진무탕가미방眞武湯加味方을 써서 온양이수연견溫陽利水軟堅하는 효과를 보았다. 이때 따로 자택에 사심탕을 준비하여 불상사를 예방하자고 당부하였는데 올해 역시 유용하게 쓰였다.

사심탕은 《금궤요략金匱要略》에 처음 기재된 처방으로 "심기心氣가 부족하고 피를 토하며 코피를 흘리는 경우 사심탕을 주로 한다"라고 원문에 쓰여 있다. 이것은 전형적인 지혈 처방으로 상부 위장관 출혈, 기관지 출혈, 이목구비에서의 출혈 및 두개 내 출혈과 같은 상부 출혈에 모두 효과가 있다. 이와 관련하여 두 명의의 치험례를 아래에 기록하고자 한다.

치험례①

심하게 피를 토하는 주당이 있었는데 육맥六脈이 홍삭洪數하였고 얼굴이 붉었다. 삼양三陽이 실實하여 병이 되었다. 이에 나는 대황大黃 6돈錢, 황금黃芩·황련黃連 3돈을 처방하였다. 한 제를 먹고 피를 토하던 것이 멈추었고, 두 제에 맥이 편안해졌다(《오국통의안吳鞠通醫案》).

치험례②

여러 해 동안 피를 토하는 환자가 있었는데 10일마다 재발하였다. 병오丙午년 가을에 크게 토하였고 토를 한 후에 숨이 끊어졌다. 의사를 만나 구해달라고 하였으나, 모두 어쩔 수가 없었다. 그래서 가족들이 모여 울며 장사 지내려고 하였다. 다급히 가서 진찰해보니, 솜이 코 사이에 붙어 그대로 꿈틀거리고 있었으며 아직 숨이 붙어 있었다. 이내 배를 만져보니 약간 움직였고, 급히 삼황사심탕三黃瀉心湯을 먹이니, 잠시 배에서 천둥소리가 나고 설사를 10여 차례 하더니 깨어났다. 치료한 지 20일이 지나고 완전히 회복되었다. 이후 10여 년 동안 토혈이 재발하지 않았다(길익동동吉益東洞의 《건수록建殊錄》).

오국통吳鞠通은 중국 청대의 장쑤江蘇의 명의였으며, 길익동동吉益東洞은 일본에도 시대의 고방가古方家였다. 다른 두 지역의 다른 두 사람이 모두 사심탕으로 토혈을 치료하고 있었고, 모두 빠른 효과가 있는 것으로 보아 진수원陳修園 선생의 말이 결코 허언이 아님을 알 수 있다. 경방의 신기한 효능이 이와 같으니, 우리 또한 대대로 경외심을 가지고 경방 연구에 더욱 몰두해야 하며 열정적으로 널리 보급해야 한다.

051 시호가용골모려탕柴胡加龍骨牡蠣湯에 대한 나의 생각

2011-10-30 20:39:53

며칠 전 엑스터시 과량중독으로 뇌손상을 입은 둥베이東北 출신의 환자를 재진하였다. 병세는 많이 호전되었지만, 걸음걸이가 아직 안정적이지 못했다. 하지만 언어구사가 많이 유창해졌고, 머리를 흔들고 손을 떨던 증상이 사라졌으며, 휴대전화와 젓가락을 사용할 수 있게 되었다. 내가 펜으로 이름을 써보게 하니, 그의 이름을 한 자 한 자 쓸 수 있었다. 그의 얼굴에 미소가 떠올랐다.

6년 전, 그는 세상 물정을 잘 모르던 청년으로 엑스터시를 잘못 복용하였으며, 그로 인해 중독 및 혼수상태에 빠져 한 달간 응급처치를 받았고 8차례나 위급하다는 통지를 받았다. 깨어난 이후에도 정상적으로 걷거나 말을 하지 못하였다. 올해 6월 13일 내원하였을 당시 시호가용골모려탕柴胡加龍骨牡蠣湯을 처방하였는데 3개월이 지나 뜻밖에 효과가 있어 만족스러웠다.

엑스터시는 암페타민 계열의 유기 화합물로 환각 작용을 일으키며, 학명은 3, 4 Methylenedioxymethamphetamine이다. 이 약물의 남용은 신경계를 마비시키고 파괴할 수 있으며, 심각한 중독자는 고열, 돌발성 고혈압, 자발적 뇌출혈, 횡문근융해증, 급성 혹은 만성의 정신질환, 기억력감퇴 등으로 인해 뇌세포에 비가역적인 손상을 일으킬 수 있음이 확인되었다. 또한 장기간 사용 시 파킨슨병을 유발할 수 있으며 일부는 돌연사를 유발할 수 있다. 이 환자의 임상증상 또한 대뇌손상과 운동실조였다.

시호가용골모려탕柴胡加龍骨牡蠣湯은 고대의 뇌질환 처방으로 다양한 정신신경심리질환에 좋은 치료효과를 보인다. 나는 일찍이 우울증, 간질, 노인성 치매, 뇌위축, 파킨슨병, 정신분열증, 성기능 저하 등을 치료하는 데 사용을 했다. 그 효과는 크게 첫째 수면의 개선, 둘째 피로감의 해소, 셋째 근육의 협응능력 향상이다. 사실 왜 이러한 효과가 있는지 설명할 도리는 없다. 하지만 이 처방을 사용할 때는 흉만胸滿, 번煩, 경驚, 소변불리小便不利, 섬어譫語, 온몸이 무거워 돌아누울 수 없는 상태 같은 경전의 방증方證을 대부분 알고 있어야 하며, 임상적으로는 증證이 모두 다 있어야 하는 것은 아니고 이 중 두세 가지 증證만 있어도 된다.

대체로 사유思維와 정신에 장애가 있고, 심리적으로 우울하거나 근육경직 및 경련이 특징적인 만성 질환에는 공통적으로 시호가용골모려탕柴胡加龍骨牡蠣湯을 사용할 수 있다. 시호가용골모려탕은 구성하는 약재 수가 많지 않지만 배합했을 때 굉장한 치료효과를 볼 수 있으며, 임상적으로 이런 경우를 만날 때마다 경방에 대한 무한한 존경의 마음을 가지게 된다. 하지만 한 가지 아쉬운 점이 있다면 이렇게 큰 중국의 중성약 시장에서 왜 시호가용골모려탕 제제를 만들지 않는가 하는 점이다. 지금까지 시호가용골모려탕의 중성약 제제를 시중에서 보지 못했다. 관련 기관에서 왜 경방經方제제에 그렇게까지 지나친 요구를 하는 것인지 궁금할 따름이다.

052 황련黃連은 수면을 돕는다

2011-10-30 20:44:49

지난주 이른 아침, 휴대전화를 켜보니 쑤베이蘇北성에 사는 어느 불면증 환자로부터 연락이 와 있었다. 그는 9월에 나에게 처방받은 7제의 한약 중에서 1제만 먹었는데 바로 효과가 있었다며 매우 신기하다고 하였다. 현재는 약을 다 먹었고, 앞으로 어떻게 해야 하는지 물어왔다. 그는 40대 남성으로 불면증이 심해 지난해 12월부터 잠에 들지 못하고 밤을 새웠으며, 이에 잇달아 여러 종류의 양약과 한약을 복용하였으나 효과가 없었다.

그가 복용한 처방은 황련黃連 5g, 육계肉桂 10g, 제부자制附子 10g, 건강乾薑 10g, 생감초生甘草 5g이었다. 이는 교태환交泰丸과 사역탕四逆湯의 합방合方이다. 왜 이 처방을 생각했냐고 묻는다면 바로 사람의 체질을 보았기 때문이다. 이 환자의 경우 체격이 튼튼하고 피부색이 어두우며 음식을 먹기는 하나 대변이 형태가 없는 리한裏寒체질이었다. 하지만 그가 고통스러워하고 있던 증상은 심번心煩과 불면증이었는데, 이는 옛사람이 말하는 심신불교心腎不交병으로 "교태환증交泰丸證"이었다. 사역탕은 체질을 조절하고 황련黃連과 육계肉桂는 병을 다스렸다.

황련黃連은 수면을 이롭게 한다. 황련아교탕黃連阿膠湯을 처방할 때는 특히 황련을 중용重用하는데 "심중心中이 답답하여 누워 있지 못하는 경우"를 치료하는 처방이다. 황련탕黃連湯의 황련黃連·육계肉桂 등을 삼參, 하夏, 강薑, 조棗, 초草와 함께 사용하여 "흉중胸中에 열熱이 있고, 위중胃中에 사기邪氣가 있으며, 복중腹中에 통증이 있으며, 구토를 하려는 경우"를 치료하는데, 그중 흉중胸中에 열熱이 있는 경우 대부분 심번心煩과 불면不眠으로 나타난다. 황련과 육계 두 가지로 이루어진 교태환交泰丸은 명대의 《한씨의통韓氏醫通》에서 유래한 처방으로, 저자 한비하韓飛霞는 "백번 끓여 달여 꿀을 넣고 공복에 복용하면, 심장과 신장이 곧바로 소통한다"라고 하였다. 여청홍餘聽鴻의 《진여집診餘集》에 따르면, "절강浙江의 한 현령이 여러 해 밤새 잠을 이루지 못하여 이백여 개의 안신양혈安神養血약을 복용하였지만 아무런 효과가 없었으나, 맹하孟河 의파의 명의인 마성삼馬省三이 황련黃連 8푼分, 산치山梔 3전錢, 저담즙猪膽汁 1전錢을 볶아 달여 복용하게 하니, 그날 밤 바로 잠이 들었다"라고 하였다. 나 또한 환자들에게 황련과 육계를 같은 양으로 달여 복용하게 하는데, 자기 전에 몇 모금 마시면 확실히 편하게 잠에 든다.

그러나 황련은 고한苦寒하여 모든 불면증 환자에게 쓸 수 있는 것은 아니며 환자의 체질에 맞추어 써야 한다. 만약 얼굴이 붉고 기름지며 번열煩熱과 두통이 있고 변비가 있는 경우는 삼황사심탕三黃瀉心湯을 쓰고, 피부가 희고 입술이 붉고 설홍舌紅하며 심번한 경우는 황련아교탕黃連阿膠湯을 쓰며, 마른 체형에 입술은 어둡고 복통이 있고 불면증이 있는 경우는 황련탕黃連湯을 쓴다. 또 헛구역질乾嘔을 하고 심하비心下痞가 있으며 구창口瘡이 있는 경우는 반하사심탕半夏瀉心湯을 사용하고, 뒷목이 당기고 아프며 흉격이 답답하고 두근거려 잠들지 못하는 경우는 갈근금련탕葛根芩連湯을 쓴다. 위 치험례와 같이 황련黃連·육계肉桂, 사역탕四逆湯을 함께 복용하는 경우는 건장한 체격에 피부색이 어두운 황색이며 잠을 이루지 못하는 경우이다.

053 방기황기탕防己黃芪湯과 오령산五苓散으로 갈종슬통渴腫膝痛증후군을 치료하다

2011-11-2 12:06:24

오늘 M씨(여성)가 처방을 받고자 내원하였다. 그녀는 심각한 상태였으나 현재 구건口乾·구갈口渴이 뚜렷하게 줄어들었고 무릎 통증도 사라졌으며 하지 부종 또한 없어졌다고 하였다. 게다가 체중이 한 달 사이 무려 2kg이 빠졌다. 그녀는 퇴직 간부로 나이가 칠순이 넘었고, 살이 쪄서 풍만한 모습으로 피부는 황백색이고 복부는 연하고 부드럽고 불룩했다.

올여름부터 그녀는 입이 자주 말라 때로는 입과 혀가 붙어 있는 듯하였고 눈이 건조해 인공눈물이 필요할 정도였으며, 허리와 무릎이 아파 걷기조차 힘들었다. 9월 8일 그녀를 처음 진찰했을 때 얼굴이 부어 있었는데, 눈두덩이가 유난히 많이 부어 있었다. 평소에 땀이 나느냐고 물으니 매우 많이 난다고 하였다. 나는 생황기生黃芪 60g, 분방기粉防己 30g, 백출白朮 30g, 생감초生甘草 5g, 계지桂枝 20g, 복령茯苓 20g, 택사澤瀉 20g, 저령猪苓 20g을 처방하여 매일 1제씩 복용하게 하였으며 증상이 완화되면 이틀에 1제씩 복용하도록 했다. 이 처방은 상당히 효과가 좋았는데 그녀는 이 약을 먹으면 아주 편안해진다고 하였다.

내가 치방한 것은 방기황기탕防己黃芪湯과 오령산五苓散의 합방이다. 방기황기탕은 옛날부터 풍습병風濕病, 풍수병風水病, 수기병水氣病의 전문처방으로, 《금궤요략金匱要略》에서는 "맥이 부하고 몸이 무거우며 땀이 나면서 오풍이 있다"로 묘사하고 있고, 《외대비요外臺秘要》에서는 "환자가 아래로만 묵직하며, 허리 위로는 부드러운네, 허리 아래 및 음부로만 부어 굴신하기 어려운 것"이라고 표현하고 있다. 이 방증方證의 특징은 신체의 피로감과 무거움身體困重, 부종, 특히 하지의 심한 부종浮腫과 다한多汗, 오풍惡風, 관절통關節痛, 특히 무릎관절의 부종과 통증이 있다는 점이다.

오령산五苓散은 고대 수역병水逆病을 치료하는 전문 처방이다. "수역水逆"이란 입이 마르나 물을 마시면 즉시 토하는 것을 말한다. 이러한 증상 외에도 수역병水逆은 종종 설사腹瀉, 어지럼증頭暈, 두근거림心悸 등의 증상을 동반하기도 한다. 이 치험례의 경우 갈증口渴, 부종浮腫, 다한多汗, 요슬통腰膝痛 등이 있어 두 처방의 방증方證이 결합된 상태였다. 방증方證이 상응하니 증상이 빨리 완화되었다.

임상적으로 M씨와 같은 체질은 중장년의 여성에게서 흔히 볼 수 있는 체질이다. 피부가 하얗고 통통하며 특히 하반신이 특히 비대하며 자주 붓고, 땀이 쉽게 나며 쉽게 피로하고 자주 목이 마르며, 허리와 무릎관절이 쉽게 아파 걷기가 힘들며, 신체검진에서 대부분 고지혈증, 골다공증 등이 나타난다. 방기황기탕합오령산防己黃芪湯合五苓散을 사용하면 효과가 있다. 이 질환이 무엇이냐 묻는다면, 내 대답은 "갈종슬통증후군渴腫膝痛綜合征"이라 하겠다.

하지만 이것은 내가 만든 말이고, 교과서에는 수록되어 있지 않다. 내 생각에는 이러한 질병의 원인은 비교적 복잡한데 유전적 요인, 식이 요인, 연령적 요인, 약물남용 요인 등이 서로 복합적으로 작용한 결과로 보인다. 선천적으로 비만한 경우, 후천적으로 지방이 많고 단맛이 있는 음식을 많이 복용한 경우 또는 노년에게서 흔하게 나타난다. 이것의 병리학적 근거는 수분대사와 지질대사의 장애이다. 전통적인 방법으로 설명한다면 이 사람은 체내에 "수독水毒"이 있다. 방기황기탕과 오령산은 이병을 치료하는 기본 처방이며 이뇨利尿, 체중감소, 지한止汗, 피로해소, 갈증해소 등의 임상효과가 있다. 보통 2주 정도 복용하면 증상 줄어들고 이후 격일에 한 번씩 1~2달을 복용한다. 평소 균형 잡힌 식습관을 유지하는 것에 주의를 기울여야 하며, 항생제를 남용하지 않아야 하고, 적당한 활동을 겸해야 한다.

054 작약감초탕芍藥甘草湯의 만족스러운 효과

2011-11-6 09:08:51

오늘 그녀가 진료실에 들어왔을 때, 하마터면 그녀를 알아보지 못할 뻔했다. 그녀를 처음 진료한 1년 반 전과는 완전 다른 사람처럼 얼굴에 혈색이 돌고 윤택해 보였으며 통통한 얼굴에 기쁨이 가득 넘쳐 보였기 때문이다.

모某씨(71세, 여성)는 전형적인 농촌 여성으로, 2010년 4월 간경화증으로 인한 반복적인 토혈과 빈혈로 내원하였다. 나는 그녀의 마른 체형과 대변건결大便乾結과 함께 하지의 연급攣急이 종종 있다는 특징을 근거로 작약감초탕芍藥甘草湯(백출白芍 30g, 적작赤芍 15g, 자감초炙甘草 5g)을 처방하였다. 물에 달여서 매일 1제를 복용하도록 하였는데, 복용 4개월 이후 재진을 하니 상태가 안정되어 토혈이 나타나지 않았으며 빈혈도 호전되었다. 다만 대변 상태는 여전하여 원방에 생맥아生麥芽 30g을 더하여 주었다. 만약 대변이 형태를 갖추지 않으면 1제를 2~3일간 복용하는 것으로 변경하게 하였다. 이렇게 1년 넘게 복용한 후, 재차 진료를 보았을 때도 같은 처방을 지속적으로 했다. 그녀의 이웃이 내게 알려주기를, 그녀가 죽으면 입을 수의壽衣를 이미 만들어 놓았는데 이렇게 값싼 한약이 그녀의 생명을 구할 줄은 생각조차 못했다며, 그녀에 관한 미담이 퍼졌다고 하였다.

작약감초탕芍藥甘草湯은 《상한론傷寒論》 처방으로 원래는 각연급脚攣急을 치료하는 처방이나, 나는 하지통증, 비복근 경련, 대변비결大便秘結 증상이 있는 간질환 환자를 치료하는 데 사용한다. 처음 오랜 동창생의 모친을 치료하였을 때, 간경화증과 복수腹水로 인해 매일 밤 발에 쥐가 났고, 남편의 부축을 받아 걸어야만 잠들 수 있었던 상태로 매우 고통스러워하였다. 이에 나는 작약감초탕에 별갑鱉甲, 북사삼北沙參, 구기자枸杞子 등을 더하여 처방하였다. 복용 후 확연히 다리의 통증이 완화되었고 복수 또한 점점 가라앉아 이후로 여러 해를 더 살았다. 이후에도 간경변증에 작약감초탕을 사용하였는데 효과가 좋았으며, 이는 환자의 식욕증가, 황달감소, 체중증가가 되었다.

간경화증 치료에 작약감초탕芍藥甘草湯을 사용하기 위해서는 반드시 각연급脚

攣急과 대변건결大便乾結하여 밤톨 같은 변을 보는 증상이 있어야 하는데, 이는 이 처방을 사용하기 위한 임상적 열쇠이다.

작약은 해경약解痙藥으로 특히 감초甘草와 배합하면 효과가 더 좋으며, 장중경은 각연급脚攣急뿐만 아니라 복통, 특히 복시통腹時痛이라고 부르는 발작성 복통에도 썼다. 환자는 근육경련을 주소증으로 하여 허리와 다리에 당기는 통증이 있어 걷기 어렵고, 하지가 시큰거려 불편함을 호소하며, 동시에 대변이 건조하며 뭉쳐 마치 밤톨 같은 변이면 더욱 적합하다. 이는 일종의 경련성 변비다. 대용량으로 작약을 사용하면 통변通便 효과가 있어 소위 "작은 대황小大黃"이라 부르기도 하였다. 이러한 증후征를 볼 때 작약감초탕을 사용하는 것이 더 안전하고 효과적이다.

간경화증은 작약감초탕芍藥甘草湯으로 치료하는데 종종 백작약白芍과 적작약赤芍을 함께 사용한다. 백작약은 전통적인 경험에 의하면 유간柔肝 효과가 있어 경련성 통증에 좋다. 예를 들어 창서우常熟의 명의名醫 타오준런陶君仁 선생은 유간음일방柔肝飮一方을 창방했는데, 그 구성은 생백작生白芍, 생감초生甘草, 생맥아生麥芽로 위통을 치료한다. 간경화증 환자는 대부분 위통과 복통을 동반하는데 이 경우 백작白芍을 사용하며, 어혈황달瘀血黃疸에 사용하는 경우 적작赤芍을 사용한다. 2022년 3월 7일자 《중국중의약보中國中醫藥報》의 보도에 따르면 베이징北京 302의원의 왕청바이汪承柏 교수는 적작赤芍 60g을 중용重用하여 만성 간염과 비대상성 간경변 환자에게서 나타나는 다량의 복수와 높은 혈청 빌리루빈 수치를 치료하여 좋은 결과를 얻었으며, 또한 적단퇴황과립赤丹退黃顆粒을 개발해 국가3류신약國家三類新藥으로 채택되었다. 산시陝西성의 중의약연구원中醫藥研究院 궈자오리郭教禮 중의사는 60g 이상의 적작약을 사용하여 원발성 경화성 담관염 치료를 하였다.

작약감초탕은 무독성으로 안전하지만 다량으로 복용하면 종종 설사를 일으키는데, 이때는 복용량을 줄이거나 혹은 식후에 복용하게 한다. 나에게 진료를 받던 한 여자아이가 작약감초탕을 복용한 후 가벼운 설사를 호소한 적이 있었는데, 복용량을 줄여 1제를 3일 동안 복용케 한 뒤로는 더 이상 불편을 호소하지 않았다.

중국에는 간질환 환자가 많으며 그중에서 간경화증으로 악화되는 환자 또한 적지 않은데, 높은 치료비용 대비 좋은 결과를 얻기 힘든 실정이다. 한의학은 간질환 치료에 필요한 풍부한 경험과 효과적인 처방을 많이 가지고 있으며, 증상에 맞게 한약이 처방될 수 있다면, 질병의 진행을 늦추고 증상을 조절하는 효과적인 치료법이 될 것이다. 작약감초탕은 안전하고 무독성이며 복용이 간편하고 구성 약물 수가 적어 가격도 저렴하기에, 일반인들도 쉽게 사서 복용할 수 있는 좋은 처방으로 특히 추천한다.

055 소함흉탕가미방小陷胸湯加味方과 유즙정체증

2011-11-11 07:56:39

몇 년 동안 임신을 하지 못하던 J씨는 최근 임신에 성공하여 온 가족이 기뻐하였다. 하지만 출산 후 오른쪽 가슴에서 모유가 잘 나오지 않았고, 오른쪽 가슴에 멍울이 만져지며 뭉쳐 있어 아이에게 젖을 먹이고 나면 유두가 아프고 출혈이 생겼다. 한 달 정도를 산후조리사에게 마사지를 받았으나, 이상하게도 풀리지 않아 매우 고통스러워하였다. 구역감과 트림 증상은 없었고, 온종일 배고픔을 느끼지 않았지만, 하루 3번씩 온 힘을 다해 식사를 했다. 물어보니, 대변도 시원하게 보지 못하여 출산 후 8일 동안 두 차례밖에 변을 보지 못하였으며 게다가 인후부에 끈적끈적한 담痰이 늘 있었다. 그녀는 체력이 좋은 편으로 얼굴과 피부에 구진丘疹이 있었으며 두통을 호소하였다. 설태는 황후黃厚하고 맥은 활滑하고 유력有力하였다. 상하복부를 모두 눌러보니 모두 비교적 단단하며, 손에서 저항감이 느껴졌다. 결흉結胸병이었다. 즉시 황련黃連 5g, 전과루全瓜蔞 30g, 강반하薑半夏 10g, 제대황制大黃 10g, 지각枳殼 30g을 물로 달여 복용하게 하였고, 외용법으로는 밀가루로 반죽을 하여 얼굴에 붙이도록 하였다.

그날 밤 약을 복용한 후 다음 날 아침 대변을 시원하게 봤으며, 유방 통증이 크게 감소하였고 모유의 양이 크게 증가하여, 가족들이 마침내 한시름 놓게 되었다. 게다가 목구멍의 끈적한 가래도 없어졌으며 얼굴도 밝고 부드러워졌다.

유즙정체증은 수유 중 유선엽에서 유즙배출이 원활하게 되지 않아 젖이 가슴에 축적되는 것으로, 임상증상으로는 유선 내에 혹이 생기거나 통증이 나타나며 유즙의 양이 감소한다. 정체되고 쌓인 유즙은 급성 유선염을 일으키기 쉬우며, 일단 유선염이 생기고 나면 치료가 더욱 복잡하기 때문에 경증의 경우 항생제를 투여하고 농양을 절개하여 배출시킨다. J씨는 이미 급성 유선염 초기 단계였지만, 다행히도 제때 약을 복용하여 화를 면한 것이다. 내 아내도 이와 비슷한 경험을 하였으나, 당시 나는 유선염에 대해 알지 못하였고 경방으로 치료하는 방법은 더더욱 몰랐기에, 결국 화농으로 발전하여 절개 후 배출할 수밖에 없었다. 이 일은 지금도 나에게 죄책감으로 남아 있다.

J씨의 병은 고대의 "결흉병結胸病" 중 하나이다. 결흉이란 담액痰液 혹은 물水 등이 흉중胸中에 맺히는 병증으로, 그 증상은 흉격胸膈이 꽉 차 있는 느낌과 함께 상복부의 동통疼痛 증상이 있다. 경미한 경우 심하心下에 딱 위치하며 누르면 통증이 있고 맥은 부활浮滑하게 나타나는데 이를 "소결흉小結胸"이라 한다. 중한 경우에는 누르면 돌처럼 단단한데 심하心下에서 소복少腹까지 배가 단단하고 그득한 심하통心下痛이 있어 손을 가까이 대지도 못할 정도이고 맥은 침긴沈緊하게 나타나는데 이를 "대결흉大結胸"이라 한다.

소결흉小結胸의 경우 담열결흉痰熱結胸이라 하여 황련黃連, 과루瓜蔞, 반하半夏가 들어간 소함흉탕小陷胸湯을 사용하였고, 대결흉大結胸의 경우 실열결흉實熱結胸이라 하여 대황大黃, 망초芒硝, 감수甘遂가 들어간 대함흉탕大陷胸湯을 사용하였다. 장중경의 분류에 따르면 J씨의 병증은 대결흉과 소결흉의 중간 정도에 해당하였다. 따라서 나는 소함흉탕에 대황大黃과 지각枳殼을 더하였다. 대황大黃을 더한 이유는 환자가 며칠 동안 변을 보지 못하였기 때문이며, 지각枳殼과 지실枳實과 같은 종류로 흉복부가 비만痞滿하고 아프고 대변이 잘 나오지 않는 경우와 더불어 유방질환을 치료하는 데에 뛰어나기 때문이다.

유즙적체乳汁淤積는 병은 국부에 있지만 근본적 원인은 전신에 있다. 경방經方으로 유방 질환 치료를 하는 것은, 경방經方의 방증方證에 상응하는 원리를 따르는 것이며, 정체관념의 관점으로 본다면 고전에 근거한 병증病證을 식별하는 방식으로 행하는 것이다. 육경변증六經辯證으로 백병百病을 다스리는 데에는 경방經方이 적합하다. 《상한론傷寒論》과 《금궤요략金匱要略》을 숙독熟讀하면 각과잡병各科雜病의 치료방법을 자연스레 확실히 깨닫게 된다.

056 소건중탕小建中湯에 대한 나의 생각

2011-11-24 08:36:57

J씨(여성)는 수년간 소엽증식증(Lobular hyperplasia)을 앓고 있었다. 검사 결과 종양으로 밝혀졌으며, 월경 전마다 뚜렷한 창통脹痛이 있었다. 사역산四逆散과 당귀작약산當歸芍藥散을 복용하였으나, 뚜렷한 효과가 없었다. 이후 나는 소건중탕小建中湯에 생맥아生麥芽를 더해 복용하도록 하였는데, 뜻밖에도 3개월 동안 연속적으로 통증이 없었다. J씨뿐만 아니라 M양 또한 월경 전 유방창통脹痛이 있어 사역산을 복용하였으나 맞지 않았고, 시호계지건강탕柴胡桂枝乾薑湯을 복용하였음에도 효과가 없었다. 하지만 소건중탕小建中湯으로 바꾸어 처방하니 유방통증이 줄어들어 통증을 딱히 느끼지 않게 되었다. 이러한 비슷한 경험을 최근 여러 번 얻을 수 있었다.

소건중탕小建中湯은 복중통腹中痛에 효과가 있는 처방인데 어찌하여 유방통증을 치료하는 데 사용하게 되었을까? 나는 방증方證에 따라 약을 사용한다. 첫째, 환자들 중 대부분이 쉽게 배가 고프고, 배가 고프게 되면 복통을 느끼거나, 혹은 심장이 두근거리며 힘이 없고 식은땀이 났다. 둘째, 월경이 오면 쉽게 복통이 생겼다. 셋째, 계지 체질에서 많이 보이는데 체격이 유약柔弱하여 체형이 날씬하고 호리호리하며, 얇고 촉촉한 피부를 가지고 있으며 평소 단맛을 즐기고, 대변이 말라 굳는 경우大便乾結가 많으며, 음식을 한번 먹으면 곧바로 더부룩하고 가스가 차서 많이 먹지 못하는 사람이다. 이는 소건중탕증小建中湯證과도 일치한다. 방증이 같으니, 그에 상응하는 효과 또한 당연한 것이다. 많은 환자들이 소건중탕을 복용한 후 피로가 줄고, 입과 혀가 마르는 증상이 사라지며, 수면의 질이 개선되고 기분이 편안해진다고 한다.

유방 소엽증식증은 유방 양성질환에서 가장 흔한 비종양 및 비염증성의 증식성 질환으로, 유방 질환의 약 70퍼센트를 차지하며, 사춘기 이후 모든 연령대의 여성에게서 발생할 수 있다. 이 질환의 발병은 환자의 평소 긴장하는 성격 및 내분비 장애와 관련이 있다. 나의 임상경험에 비추어볼 때 시호류柴胡類 처방이 가장 많이 사용한다. 사역산四逆散, 대시호탕大柴胡湯, 시호계지건강탕柴

胡桂枝乾薑湯, 소요산逍遙散 등이 일반적으로 사용하게 되는데, 계지복령환桂枝茯苓丸, 소건중탕小建中湯 등 계지류桂枝類 처방을 사용하는 경우도 의외로 많다. 그렇다면 소건중탕이 유방통증 치료에 왜 효과적일까?

그 이유는 ①체질의 조절과 개선을 하는 것이고, ②소건중탕小建中湯을 구성하는 약재 중 작약芍藥과 감초甘草가 유선乳腺에 일정한 작용을 하기 때문이다. 작약감초탕은 연급攣急을 이완하고, 연급은 동통疼痛과 구급拘急 증상이 대부분 나타난다. 그렇다면, 월경 중 유방창통乳房脹痛도 유선의 경련성 상태로 볼 수 있지 않을까? 또한 처방의 맥아당麥芽糖은 소화를 촉진할 뿐만 아니라 자연적인 단맛이 있어 환자의 긴장을 완화시켜 유방 통증을 개선하는 데 도움을 줄 수 있다. 물론 이는 나의 생각이다.

057 대중이 찾는 당귀사역탕當歸四逆湯

2011-12-12 22:11:22

"수많은 인파 속, 수천 번을 불러 찾아 헤매던 중, 해질녘 고개를 돌려 뒤를 보니, 어둠 속에서 그를 발견했다"라는 유명한 구절이 있다. 임상에서 자주 나타나는 상황을 잘 표현해 주는 구절이다.

W씨(34세, 여성)는 양쪽 가슴의 유방섬유선종(Fibroadenoma of breast)으로 17년간 이미 4차례의 수술을 하였다. 유방창통乳房脹痛을 주소로 하며, 좌측 눈과 좌측 미릉골眉稜骨의 통증이 동시에 있었다. 내가 시호계지건강탕柴胡桂枝乾薑湯을 2주간 처방하였는데, 유방창통이 감소하였으나 1주 후 재발하였고 바늘로 찌르는 듯한 유방통증과 함께 위액이 역류하여 토하는 증상이 생겨 원방에 생맥아生麥芽를 더하였다. 2주 후 재진 시 증상이 호전되지 않고, 추위를 많이 타며 특히 경항부가 심했고, 찌르는 듯한 유방의 통증과 소복구급小腹拘急 증상이 있었다. 나는 이에 당황하였다. 시호계지건강탕柴胡桂枝乾薑湯은 원래 심하지결心下支結을 치료하는 처방이고, 어떤 사람의 유방통증을 치료하는 데에도 효과가 있었다. 또한 그중 모려牡蠣는 연견산결軟堅散結의 효능이 있고, 천화분天花粉은 옹종癰腫을 치료할 수 있는데, 왜 효과가 없을까?

내가 고개를 들어 환자의 안색을 자세히 살펴보니, 원기는 좋았으나, 얼굴색이 어두우며 설체가 암暗하고, 맥은 세細하였다. 그때 그녀는 가슴이 바늘로 콕콕 찌르듯 아프다고 하였다. 나는 순간 깨달았다. 그녀는 사지궐랭四肢厥冷 동통疼痛이 있고 맥세脈細하니, 이는 바로 당귀사역탕증當歸四逆湯證이 아닌가? 이에 나는 당귀사역탕當歸四逆湯(당귀當歸 15g, 계지桂枝 15g, 백작白芍 15g, 북세신北細辛 6g, 생감초生甘草 5g, 건강乾薑 10g, 대추紅棗 20g, 오수유吳茱萸 6g)을 처방하였다. 복용한 지 3주가 되어 재진을 하였는데, 유방통증이 사라지고 좌측 눈과 눈썹부위 통증이 크게 감소하였으며, 냉감이 현저히 감소하고 팔다리가 따뜻해졌다. 게다가 얼굴색이 붉어지고 윤기가 생겼다. 다시 3주간 복용한 후, 그녀는 이미 다른 사람이 되었다.

당귀사역탕當歸四逆湯(당귀當歸, 계지桂枝, 작약芍藥, 세신細辛, 감초甘草, 통초通草, 대조大棗)

은 장중경張仲景이 "수족궐한手足厥寒"·"맥세욕절脈細欲絕"을 치료하던 처방이다. "수족궐한手足厥寒"은 신체 말단 기관의 한랭성 질환을 나타내며, "맥세욕절脈細欲絕"이라는 혈관이 수축하고 국소혈액 공급이 부족함을 나타내니, "수족궐한手足厥寒"과 "맥세욕절脈細欲絕"이 짧은 8자를 통해 결혈缺血이라는 병증病證의 징후를 나타내었다. 당귀사역탕을 사용하는 증상은 대부분 두통·치통·흉통·관절냉통·생리통 같은 통증 증상이며, 통증은 대부분 자통刺痛·교통絞痛으로, 동창凍瘡·관절냉증關節冷·레이노병 같은 냉증冷症이 이에 해당한다. 대부분 면색이 창백하거나 어둡고, 수족은 차갑고 청자青紫색이며, 또는 맑은 침을 토하기도 하고, 맥은 대부분 세細한 경우가 많다. 병증은 추위의 자극을 받아 악화된다. W씨의 경우 유방섬유종이 주소증이지만 두통, 유방자통乳房刺痛이 있고, 추위를 싫어하며, 신물을 토하는 등의 증상이 명백히 당귀사역탕증當歸四逆湯證이었다. 구토와 두통이 있는 경우 오수유吳茱萸를 더하는 것은 경방의 관례이다.

왜 당귀사역탕증當歸四逆湯證임을 두 번 연속 알아차리지 못하였을까? 이는 내 눈앞이 어지러웠기 때문이었다. "봄바람이 천 그루의 은색 꽃을 피운 것처럼, 또 온 하늘의 별들이 비처럼 쏟아져 내리는 듯하다." "보마寶馬가 끄는 채색 마차는 기이한 향이 사처에 퍼지고, 모두들 등불 구경하러 온 부귀한 가문의 사람들이다. 우아한 퉁소의 소리가 사처에 들리고 밝은 명월은 서쪽에 기울어져 있다. 물고기와 용 모양의 채색 등이 즐겁게 휘날리며 춤춘다." 시끌벅적하고 눈이 어지러워 간섭하는 것이 너무도 많다.

환자가 앞에 있는데 방증方證의 표현이 매우 애매모호한 경우, 보았는데도 알지 못하는 경우가 있고, 들었는데도 못 알아듣는 경우가 있다. 당시 나는 유방질환에 시호세柴胡劑를 쓸 수 있다는 생각뿐이었고, 시호계지건강탕柴胡桂枝乾薑湯의 모려牡蠣가 연견산결軟堅散結하는 효과가 있다고 생각하여 심리학적으로 보았을 때 "심리학적 정체" 형태가 되었던 것이다.

사실 W씨의 주요 증상은 통증과 한랭寒冷이었고, 또한 시호계지건강탕증柴胡桂枝乾薑湯證에는 한출汗出·구갈口渴·설사 등의 증상이 거의 없었으니, 위 치험례는 내 선입견으로 인해 처음에 엉뚱한 약을 처방한 것이었다. 변辨이란 분별한다는 뜻이며, 방증方證을 식별하는 것은 야시장에서 사람을 찾는 것과 같으니, 정신을 집중해야 하고 그 사람의 용모와 특징을 확실하게 잘 알아야 한다. 그러지 않고 무심히 돌아본다면 찾지 못하게 된다.

058 황련아교탕黃連阿膠湯으로 안태安胎를 시키다

2011-12-13 23:17:59

어제 L씨(여성)가 내원하였다. 임신 87일째로 태아는 다행스럽게도 무사하였다.

그녀는 결혼 후 몇 년 동안 임신에 성공하지 못하였지만 한약을 몇 달간 복용한 후 임신에 성공하게 되었다. 하지만 임신 60일에 하혈을 하였으며 혈액검사를 하니, 프로게스테론 수치가 정상치에 비해 약간 낮은 것으로 나타났다. 나에게 어떻게 하면 좋겠느냐고 연락이 와서, 문자메시지로 처방을 보내주었다. 황련黃連 3g, 황금黃芩 6g, 백작약白芍 15g, 아교阿膠 15g을 물에 끓여 복용하게 하였다. 아교는 황주黃酒로 찐 후 넣도록 하였고 1일 1제를 복용하게 하였다. 약을 복용한 직후 출혈이 즉시 멈추었다. 5일 후부터는 1제를 2일에 걸쳐 복용하였으며, 10일간 복용 후 복용을 중지하도록 하였다. 10일 후 분비물이 약간 갈색褐色을 띠었으며, 손바닥과 발바닥에 열이 난다고 하소연하여 이전 처방을 계속 복용하게 하였고 그 이후로 안정되었다.

황련아교탕黃連阿膠湯을 사용한 안태安胎에 성공적인 치험례는 L씨뿐만이 아니다. 장인江陰시의 C씨는 두 차례 연속 유산을 경험하였다. 올여름에 세 번째 임신을 하였는데 두 달 만에 다시 하혈을 하였다. 그녀의 얼굴은 희고 입술은 붉었으며, 빈번하게 구토를 하였고 밤에 잠들기 힘들어하였고, 맥은 활삭數滑하였다. 나는 황련아교탕黃連阿膠湯을 원방 그대로 사용하였으며, 복용 후 출혈이 그쳤을 뿐만 아니라, 심한 임신구토 또한 조절되었고 심장박동 또한 정상으로 돌아왔다.

황련아교탕黃連阿膠湯은 《상한론傷寒論》 처방으로 황련黃連, 황금黃芩, 작약芍藥, 아교阿膠, 달걀노른자雞子黃로 구성되어 있으며, 경전經典의 방증方證은 "심중번心中煩, 부득와不得臥"이다. 후대에는 열병熱病 후 불면증 치료 외에도 변혈便血, 붕루崩漏, 자반紫癜 등의 치료에도 사용되었다. 부인과에서 나는 주로 월경기 출혈, 월경과다, 황체기능부전으로 인한 누하漏下, 절박유산 등을 치료하는 데 사용하였으며, 그 방증方證은 불면증失眠, 번열煩熱, 출혈出血, 맥활삭脈滑數, 설홍

舌紅 등의 특징을 갖고 있다.

이제까지 내 임상경험에 따르면 환자는 대부분 피부가 곱고 희며 입술이 선홍색이고 혀는 붉은색이다. 위에 언급하였던 두 명의 유산 환자의 체질도 이와 같았다. 이 처방에 달걀노른자를 넣는 것이 불편하여 종종 환자들에게 매일 1~2개의 신선한 반숙란을 먹도록 지도하였는데, 재미있는 점은 이러한 환자의 대부분이 그런 달걀을 즐겨 먹는다는 것이다.

절박유산은 오늘날 더욱 흔하게 나타나며 종종 프로게스테론을 투여하여 치료하고자 하고, 한약은 대부분 보신약補腎藥류, 건비방健脾方, 혹은 천속단川斷, 상기생桑寄生, 두충杜仲, 저마근苧麻根 등을 사용한다. 이러한 방식은 수많은 사람들에게 이미 습관이 되었다. 내가 황련아교탕黃連阿膠湯을 사용하여 절박유산을 치료한 경험을 소개하는 이유는, 경방의학經方醫學적 관점에서 보았을 때 방증方證과 상응한다면 황련아교탕黃連阿膠湯 역시 좋은 안태安胎 처방이라는 것을 독자들에게 알리고자 함이다.

059 황달을 치료하는 형방시귀탕荊防柴歸湯

2011-12-21 22:18:51

J씨는 원발성 담즙정체성 간경변증(Primary biliary cirrhosis) 진단을 받은 지 1년이 되었고, 우르소데옥시콜산을 복용하였는데 효과가 없었다. 총빌리루빈은 51.8μmol/L, γ-GTP은 1370.5U/L로 정상 수치의 20배 이상이었다. 그녀는 올해 7월 18일에 한약을 처방받기 위해 내원했다. 나는 형방시귀탕荊防柴歸湯을 처방하였다.

8월 29일 재진 시 총빌리루빈 41.1μmol/L, γ-GTP 1282.5U/L로 나와서 이전 처방에 적작약을 가하였다. 10월 25일까지 계속 복용한 결과 총 빌리루빈 32.7μmol/L, γ-GTP 976U/L로 간기능이 지속적으로 좋아졌으며, 더불어 원래 반년간 생리가 없었는데, 놀랍게도 약을 복용한 지 한 달 만에 정상적으로 월경을 했다.

형방시귀탕荊防柴歸湯은 나의 상용방으로 소시호탕小柴胡湯, 당귀작약산當歸芍藥散에 형개荊芥·방풍防風을 더하여 구성하였다. 내 임상적 경험에 의하면 이 처방은 일부 자가면역질환, 특히 자가면역성 간질환, 하시모토 갑상샘염, 자가면역성 불임, 류머티스 관절염, 전신 홍반성 루푸스 등에 효과가 있음을 발견하였다. 대부분 중년 여성으로 얼굴이 노랗거나 어둡고, 부종이 있었다. 이번 치험례가 또 다른 1례가 되었다.

060 얼굴이 동일하게 붉더라도 처방에는 다른 점이 있다

2011-12-23 22:29:03

"얼굴이 왜 빨갛니?" "기분이 좋으니까 그렇지!" 좌산조坐山雕과 양자영楊子榮이 〈지취위호산智取威虎山〉이라는 경극에서 나눈 대사이다.

나도 임상에서 얼굴이 붉게 달아올라 괴로워하는 환자를 자주 접하게 된다. 하지만 얼굴이 붉게 달아오르는 이유는 환자마다 다르며, 따라서 처방 또한 다양하다.

L씨(31세, 여성)는 월경중과 월경이 끝나는 일주일 동안, 얼굴이 갑자기 붉게 달아오르고, 숨이 차고 가쁘며 호흡이 곤란한 경우가 잦고 수면장애가 1년 이상 지속되었다. 다시 사역산四逆散에 당귀當歸, 천궁川芎, 도인桃仁, 홍화紅花를 더하여 사용하니 2주 만에 호전이 되었다. 이러한 상태는 한의학에서 말하는 기체혈어氣滯血瘀로 인한 홍조로, 젊은 여성에게 더욱 흔하며 그 원인은 정신적 긴장, 과도한 스트레스이다. 보통 얼굴이 붉고 건조하며, 복근이 긴장되어 있고 팔다리가 차며, 설암舌暗한 것이 특징이다.

C씨(49세)는 얼굴이 붉고, 눈동자가 붉게 충혈되는 증상에 시달린 지 2년 정도 되었다. 만약 매운 음식을 먹거나 모니터를 보고 나면 더욱 심해진다고 하였다. 2년 전 자궁절제술을 하였고 두통과 변비가 종종 있었다. 이에 나는 생백작生白芍 20g, 생감초生甘草 5g, 여정자女貞子 15g, 묵한련墨旱蓮 15g, 생지生地 20g, 아교阿膠 10g을 처방하였고, 1달 후 보았을 땐 얼굴 홍조가 크게 호전되었다. 이런 얼굴이 붉어지는 것은 갱년기 여성에게 더욱 흔하며 주로 폐경閉經, 조열潮熱, 변비便秘, 체중감소體重減輕 등을 증상을 동반한다. 이분은 원래 피부가 얇고 부드러웠으나, 당시는 피부가 건조하고 입술은 붉고 윤기가 없었다. 이는 여러분이 말하는 음허陰虛이다.

얼굴이 붉은 환자의 경우에는 마행석감탕麻杏石甘湯, 계지복령환桂枝茯苓丸, 방풍통성산防風通聖散, 황련해독탕黃連解毒湯, 황기계지오물탕黃芪桂枝五物湯 같은 여러 방증方證을 사용한 기억이 있다. 어떤 사람은 얼굴이 붉고 윤이 나며, 어떤 사람은 얼굴이 붉고 얼굴에 광택이 없으며, 어떤 사람은 얼굴이 붉은 가운데 창만하여 속이 더부룩하며, 어떤 사람은 얼굴이 붉고 가슴이 답답하며, 어떤 사람은 얼굴이 붉고 말랐으며, 어떤 사람은 살집이 있었다. 모두 얼굴은 붉었으나 기저 상황은 같지 않았다. 따라서 "얼굴이 붉다"는 증상의 단편만을 보는 게 아닌 환자 전체를 보아야 한다. 전체를 본다는 것은 망望·문聞·문問·절切의 사진四診을 통해 환자의 정보를 파악하여 환자의 전체 상태를 판단하고, 처방을 결정하여 환자가 호소하는 증상을 해결하는 것이다.

의사가 되는 것은 어렵지만, 환자 개개인의 차이를 가려내는 것은 더더욱 어렵다. 환자의 얼굴이 붉으며 화끈거리는 경우에 혀가 백白하면 한寒한 것이니, 추위를 탄다면 오두烏頭와 부자附子를 쓰고, 오래된 병이라면 인삼人參과 황기黃芪를 쓰고, 불면증이 있다면 합환피合歡皮와 야교등夜交藤을 쓴다. 이런 식의 처방을 하게 된다면 천하에 약을 처방하지 못하는 사람이 없을 것이다. 이런 식으로 처방한다면 《상한傷寒》·《금궤金匱》를 어렵게 공부할 이유가 없을 것이다.

061 산후구강건조증에 대한 나의 생각

2011-12-25 21:32:20

지난달 출산 이후 심한 구강건조증에 시달리는 환자를 진료하였다. 그녀는 산후 2주간 밤에 입안이 건조하여 종종 위아래 턱과 입술에 이르기까지 서로 달라붙어 매우 괴로워하였고, 따라서 수면 방해도 심하게 받고 있는 상태였다. 또한 모유가 설탕물처럼 심하게 단맛이 난다고 하였다. 이 환자는 평소 대변이 건조하고 뭉치며, 임신 중 혈당이 높았고, 설태는 황黃하고, 맥은 활滑하였다. 나는 내부에 적열積熱이 있다고 보고 소함흉탕小陷胸湯을 사용하고자 하였으나, 입과 목이 건조하며 가래가 없는 것을 고려하여 가래를 배출하는 과루인瓜蔞仁·과루피瓜蔞皮를 사용하지 않고 지갈윤조止渴潤燥하는 과루瓜蔞의 뿌리인 천화분天花粉으로 바꾸었다. 즉 황련黃連 5g, 천화분天花粉 30g, 강반하薑半夏 10g으로 물에 달여 하루 1제를 복용토록 하였고 10일 후 전화로 물어보니, 구강건조는 확연히 호전되었고 더 이상 끈적거리지 않으며 대변이 잘 나온다고 하였다. 하지만 복용을 중단한 지 2주가 채 되지 않아 나에게 연락하여, 다시 대변이 건조해지고 굳어 변을 보기 힘들다고 하였다. 이에 나는 황련黃連 5g, 천화분天花粉 50g, 지모知母 15g으로 처방을 바꿨다. 이후 약을 복용한 후 대변이 잘 나온다는 전언을 들었다. 내가 진료하였던 치험례를 되돌아보며, 나는 세 가지 생각을 하였다.

첫째, 산후조리 시에 옛사람들이 "출산 전에는 화火가 뭉치고, 출산 후에는 빙冰이 뭉친다"라고 한 말에 얽매여 치료하면 안 되며 환자의 증상에 따라 처방을 내려야 한다는 점이다. 환자는 입안이 건조하고 혀가 말랐으며, 맥활脈滑하고 설태는 황색이었으며, 대변이 건조하고 굳어 있었으니, 이는 의심할 여지없이 조열증燥熱證으로 황련제黃連劑를 사용하여 효과를 얻었다. 또한 환자의 모유가 설탕물처럼 달았다는 것과 고혈당이었다는 병력 또한 체질적으로 조열燥熱하다는 것을 보여준다.

둘째, 황련黃連과 천화분天花粉의 갈증치료는 예로부터 전해 내려오는 경험으로, 이 치험례에서도 확인할 수 있다는 점이다. 경험을 통해 이 약물이 치료하는 갈증에는 약간의 차이가 있음을 알았다. 황련증黃連證의 갈증은 입이 마르고 끈적끈적하며 번煩과 계悸 증상이 모두 있는 것으로 치료범위가 넓고 목이 마른 것은 부수적으로 치료하는 것이고, 천화분증天花粉證의 목마름은 입과 혀가 건조하고 대변이 건조하며 굳은 증상을 치료하여 그 치료범위가 넓지 않으며 목마름이 주된 치료 요점이다.

셋째, 조열燥熱의 질환에 황련黃連을 쓰는 경우 지모知母, 천화분天花粉을 같이 쓰는 것이 좋다. 장중경 선생의 복약 규칙에 따르면 갈증이 있는 경우 과루근栝樓根을 사용할 때는 반하半夏를 빼고 사용해야 한다고 하였다. 위 치험례의 경우 초진 시 두 개를 동시에 사용하였으나 괜찮았었다. 하지만 중경의 방법에 따라 반하半夏를 빼고 지모知母로 바꾸어 사용하였다. 지모는 《본경本經》에서 "주소갈主消渴"이라 하여 제번除煩·지한止汗·통변通便의 효과가 있어 치료할 수 있고, 장중경 또한 지모와 석고를 배오하여 양명기열陽明氣熱으로 인한 번갈煩渴을 치료하였다. 경방에는 황련과 지모가 같이 배합된 처방이 없으나, 후세에 목마름을 치료하는 처방에는 이 두 가지 약재가 함께 주로 사용되었다. 따라서 황련黃連, 지모知母, 천화분天花粉을 배합하는 것은 임상경험을 바탕으로 한 것이다. 소함흉탕小陷胸湯의 황련黃連, 과루瓜蔞, 반하半夏 이 세 가지 약재가 흉격胸膈의 담열痰熱을 씻어내는 효과가 있으며, 천화분天花粉과 지모知母는 황련黃連을 도와 장위腸胃의 조열燥熱을 끄는 효과가 있으니, 소갈消渴과 구조口燥, 변비便秘, 신열身熱, 번계煩悸가 있는 경우 모두 사용할 수 있다. 다만 아직 처방명이 없을 뿐이다.

062 마황부자세신탕麻黃附子細辛湯으로 감기발열을 치료하다

2012-1-8 10:54:10

밤새 심란한 꿈을 꾸고 아침에 일어나니 인후부가 건조하고 통증이 있으며, 낮에는 머리가 어지럽더니 코에서 맑은 콧물이 흘렀다. 밤에 집에 돌아와 체온을 측정해 보니 37.9℃인 것으로 보아 감기에 걸린 듯하여 이불 두 개를 겹겹이 덮었지만 따뜻하게 느껴지지 않았다. 이럴 때 예로부터 사용한 방법은 마황부자세신탕麻黃附子細辛湯(생마황生麻黃 10g, 부자附子 15g, 세신細辛 10g)을 복용하는 것이었다. 탕약의 맛은 담백하나 혀와 입안이 얼얼하다. 한밤중 전신에 열이 나고 심장박동이 빨라지며 약간의 땀이 났다. 새벽에 체온을 다시 측정해 보니 37.1℃였다. 오늘의 감기는 마황부자세신탕麻黃附子細辛湯 한 제만으로 편안해졌다.

나는 대략 일 년에 두 번 정도 감기에 걸린다. 어릴 적 감기에 걸려 열이 나면, 어머님께서는 병원에 데려가 주사를 놔주시지 않으시고 APC라는 알약 하나를 주셨는데, 먹고 나면 땀이 나면서 상쾌해졌다. 나중에 의학을 공부하고 나서 스스로 치료하며 판람근板藍根, 상국음桑菊飮, 은교산가미銀翹散加味 등을 썼고, 나중에는 갈근탕葛根湯, 마황부자세신탕麻黃附子細辛湯 등의 경방經方을 사용하였는데, 비교해 보니 역시 경방이 효과가 빠르며 반 제만으로도 땀이 나고 열이 가라앉았다. 내 체질은 건강하고 피부색은 검으며, 피부가 거칠고 땀이 잘 나지 않는다. 매번 감기에 걸린 대부분의 이유는 춥고 피곤했던 것이었다.

돌이켜 보면, 그저께 오전 집에서 글을 쓸 때 온풍기를 틀지 않았고, 사지가 차갑고 밖이 춥다고 느꼈으며, 외출할 때도 나도 모르게 추위에 떨었다. 이후 어제 베이징北京에 가서 회의를 했는데, 먼 거리를 이동하다 보니 일찍 일어나고 늦게 자게 되는 등 수면량이 줄 수밖에 없었다. 피로하여 양기陽氣를 상하게 하였고, 이후 기운이 없어 얼굴 피부는 마치 거미줄처럼 거칠었으며, 맑은 소변을 오래 보았고, 때때로 두근거림이 있었다. 이른바 양허陽虛한 상태에서 한寒에 노출된 것으로 마황부자세신탕증麻黃附子細辛湯證이었다.

오랫동안 나는 감기가 바이러스에 의한 것이라 생각하여 일반적인 청열해독약淸熱解毒藥을 사용하였다. 나중에 임상경험이 쌓이고 나니 한의학에서는 감기의 원인인 바이러스와 박테리아에 대한 치료를 하는 것이 아니었다. 인체가 감기에 걸리고 나서, 그 과정에서 나타나는 인체의 반응과 상태를 살피고 이에 상응하는 처방을 내리는 것을 치료 목표로 해야 함을 알게 되었다. 한자온지寒者溫之, 열자청지熱者淸之, 허자보지虛者補之, 실자하지實者下之, 유풍자산지有風者散之, 유온습자화지有蘊濕者化之라는 말은, 이론적으로는 말하기 쉬우나 실제 임상적으로 한열寒熱과 허실虛實을 구분하기란 쉽지 않다. 그렇다면 어찌해야 할까? 고대 의가들은 질병의 전변 과정에서 이에 따른 신체의 반응 방식을 표준화하고 표시하여 진료를 쉽게 하려고 방증을 사용하였으며 대표적으로《상한론傷寒論》의 여러 방증이 이에 해당한다. 방증상응원리 아래 이런 경방은 표면적으로는 약물의 임의적 조합으로 보이나, 실제로는 각 처방의 방증 및 임상적 원칙하에 조합된 것으로 인체의 질병에 대한 특정 반응이 방제에 투영된다. 계지탕桂枝湯, 마황탕麻黃湯, 마황부자세신탕麻黃附子細辛湯 모두 이러한 원칙하에 조합된 처방인 것이다.

마황부자세신탕麻黃附子細辛湯은 3가지 약재로만 구성되어 있으며, 양허감한陽虛感寒의 질병상태에 따라 정신위미精神萎靡, 오한무한惡寒無汗, 신체동통身體疼痛, 맥침脈沈한 특징이 있다. 이러한 상태는 대부분 건장한 남자들 사이에서 오히려 더 흔한데, 이러한 사람들은 대개 얼굴이 노랗고 어두우며, 기운이 없고 권태롭고, 설담舌淡하고 설태가 수활水滑하고, 맥은 침지沈遲한 것이 특징이다. 비록 감기발열이 있더라도 앞서 언급한 증상이 있는 경우 이 처방을 사용할 수 있고, 반드시 마황·부자·세신의 신열발산辛熱發散에 두려워할 필요가 없다. 일본 시마네현島根縣의 난치병연구소 가메이龜井勉 주임은 일본《의학논단보醫學論壇報》에 노인이 약제내성균에 감염되었을 때, 마황부자세신탕麻黃附子細辛湯을 사용하면 발열 등의 증상을 호전시킬 수 있다고 보고하였다. 이 경험 또한 참고하여 배울 가치가 있다.

063 용龍의 해 첫 번째 처방

2012-1-25 19:02:07

용龍의 해 첫 번째로 처방한 한약은 오령산이었다. 점심에 먹은 해산물 문제였는지, 설날에 쌓인 피로 때문인지 모르겠으나, 80세가 다 되어가는 모친이 설날 아침부터 심한 구토와 설사를 하였는데, 토사물과 설사 모두 노란 물이었다. 저녁에 다시 뵈러 가니, 입이 마르고 메스꺼움과 토하고 싶은 욕구로 약을 먹을 수 없으며, 물을 마시고 싶어도 마실 수 없었다. 또 매우 뜨거운 것을 좋아하고 마시고 싶어 하였고, 정신상태는 양호하였으며, 맥은 부현浮弦하였다. 나는 오령산五苓散 5g을 급히 묽은 흰죽과 잘 섞어 천천히 삼키도록 하였다. 작은 그릇으로 한 그릇 정도 드시고 나니 더이상 토를 하지 않았다. 이후 계지桂枝 15g, 육계肉桂 5g, 복령茯苓 20g, 백출白朮 20g, 저령猪苓 20g, 택사澤瀉 30g을 급히 물에 달여 소량 마시게 하였다. 그날 밤 어머니께서는 편안히 주무시고 다음 날 소변이 나오고 구토는 멈췄다. 또한 죽을 먹을 수 있었으나 배 속에서 천둥소리가 났고, 설사를 2~3차례 하였는데 설사에서 더이상 악취가 나지 않았다. 오늘 모친을 뵈러 갔을 때는 이미 정신이 맑은 상태로 컨디션을 회복해 목소리가 밝으셨다. 정말로 다행이었다. 체중은 그사이 3kg나 빠졌다.

오령산五苓散은 고대 수역증水逆證과 동설병洞泄病을 치료하는 처방이었다. 수역증水逆證이란 체내 수축水蓄 상태로 목이 말라 물을 마시고 싶으나 물을 마시면 토하는 증상을 말하며, 장중경은 오령산을 사용하였다. 《금궤요략金匱要略》에서는 "물을 마시고 싶어 하나 물을 마시면 즉시 토하니, 이를 수역水逆이라 하며 오령산으로 치료한다"라고 하였다. 동설병洞泄病은 고대의 병명으로 《소문素問·생기통천론生氣通天論》에 "장부가 문처럼 열려서 설사를 하면 대부분 물이고, 밤낮으로 멈추지 않는다"라고 하였다. 그해 조영보曹穎甫 선생이 상하이上海에 있을 당시, 심한 설사에 대해 오령산을 처방하여 치료하였는데, 그로 인해 목숨을 건진 사람이 수도 없이 많았다고 하여, 그 의안이 모두 남아 있다.

수역증水逆證과 동설병洞泄病은 대부분 급성 위장염, 식중독, 콜레라 등과 같은 비교적 심각한 위장 질환이다. 모친의 이번 질환 또한 급성 위장염이겠지만 위중한 상태까지는 아니었고, 다행히 처방이 증상과 상응하여 오령산만으로도 호전시킬 수 있었으며, 수액을 맞거나 수혈을 하지 않아도 되었다.

오령산증五苓散證의 특징은 다음과 같다. 첫째, 목이 마르나 마시고 싶어 하지 않고 혹은 뜨거운 물을 마시고자 하거나, 물을 마신 뒤 위가 불편하거나 물 흐르는 소리가 들린다. 둘째, 소변이 편히 잘 나오지 않고 그 양이 적거나 횟수가 적고 혹은 아예 없는데, 이러한 증상이 급성 구토 및 설사 질환에서 더 흔하고, 만성질환의 경우 소변의 횟수가 적고 부종이 더 많이 나타나는 경향이 있다. 셋째, 땀이 나고 구토하며, 입이 마르고 심장이 두근거리는 등의 증상을 겸한다. 이러한 상태는 양기陽氣가 통하지 않고 물이 체내에 쌓이는 상태이다. 오령산은 결국 통양방通陽方이자 이수방利水方이다. 복약 후 소변을 잘 나오고, 갈증과 구토, 설사 등의 증상은 가라앉는다. 구갈口渴을 호소하는 많은 사람은 종종 진액부족으로 볼 수 있다. 설사를 한다면 세균과 바이러스에 의한 장염을 원인으로 생각하여 청열해독淸熱解毒의 치법을 사용해야 한다고 생각하나, 이는 편협한 생각이다. 항생제와 항바이러스제 및 양음생진약養陰生津藥이 아닌 오령산이 어찌하여 갈증과 설사를 멎게 할 수 있는가에 대한 깊은 고찰이 필요한 이유이다.

원방의 제형과 복용법도 자세히 연구해 볼 가치가 있다. 물이 들어가면 바로 토하기 때문에, 오령산은 산제를 사용하거나 미음이나 흰죽에 섞어 복용한다. 《상한론傷寒論》에 보면 백음白飮과 방촌비方寸匕라는 기록이 있다. "백음白飮"은 곧 흰쌀죽 혹은 미음을 말하는 것인데, 실제로 이렇게 복용을 하게 되면 사레에 걸리지 않고 흉격을 이롭게 하여 다시 토해 내지 않는다. 또한 하루 동안 먹지 못한 모친에게 미음 한 그릇은 위기胃氣를 기르는 설탕물과 같은 역할을 하였을 것이다. 《상한론傷寒論》에서는 특별히 오령산을 복용한 후에는 "따뜻한 물을 많이 마셔 땀이 나면 낫는다"라고 하였는데, 이는 몸에서 원하는 바이며, 모친도 그날따라 특히 뜨거운 물을 원했다.

오령산은 안전하고 효과가 있으며 값이 싸고 실용적이어서 천고성방千古聖方이라 부를 수 있다. 용의 해 첫날, 나는 장중경의 가르침을 이어받아 한의학의 망望·문聞·문問·절切 사진四診의 지혜를 통해 오령산을 사용하여 모친의 응급상황을 치료하는 데 성공하였다. 경방이 있으니 중국인들은 정말 복을 받았다고 하겠다.

064 대시호탕大柴胡湯으로 뱃살을 줄이다

2012-2-15 22:35:29

오늘 D씨(여성)에게서 받은 약이 효과가 있었다는 기쁜 소식이 들려왔다. 배가 확연히 줄어들었고 더 이상 기름진 음식을 보고도 더이상 역겨움과 메스꺼움을 느끼지 않았으며, 대변이 잘 나오게 되어 너무 편안해졌다고 하였다.

50세가 넘은 그녀는 체격이 건실하고 상체가 풍만하였으며, 지방간과 위염 등의 병이 있었다. 두 달간 심한 복부팽만, 기름진 음식에 대한 거부감, 위역류反流, 변비便秘가 있었는데, 이를 해결하는 처방을 받기 위해 지난주에 내원하였다. 당시 그녀는 설태가 두껍고 심하부가 그득하고 압통이 있어, 나는 생각을 깊이 하지 않고 대시호탕大柴胡湯(시호柴胡 20g, 황금黃芩 10g, 제반하制半夏 15g, 지각枳殼 15g, 백출白芍 15g, 제대황制大黃 10g, 건강乾薑 5g, 대조紅棗 15g)을 처방하였고 물에 달여 1일 2회 복용하도록 하였다.

대시호탕大柴胡湯은 예로부터 숙식병宿食病을 치료하던 처방으로 지통止痛, 제창除脹, 통변通便, 강역降逆, 청열淸熱의 효능이 있으며, 상복부를 눌렀을 때 그득함과 통증을 특징으로 하는 질병과 실열성實熱性 체질에 대한 관리에 적합하다. 담낭염, 담석증, 췌장염, 담즙역류성 위염, 기관지천식, 고혈압, 고지혈증, 지방간 등의 질환에 흔히 사용하고 다이어트에도 사용한다. D씨가 바로 이 경우이다.

대시호탕은 복부지방을 빼는 데 아주 좋은 처방이다. 대부분의 경우 얼굴이 붉고 기름기가 있어 반질반질하며, 상체에 살이 많고 특히 상복부에 지방이 축적되어 손으로 상복부를 누르면 마치 큰 사과를 누르는 듯 단단하고 힘이 있다.

대시호탕을 통한 다이어트는 이기理氣를 시키고 적체積滯를 없애는 것으로 체내 신진대사를 촉진하는 것이다. 직관적으로 말하면, 대변의 양을 늘림으로써 효과가 나타난다. 많은 비만인들은 대부분 복부 팽만감腹脹, 변비便秘, 두꺼운 설태의 양상을 보이며, 대시호탕을 복용하면 대변이 원활해지고 복용 이전보다 훨씬 더 편안함을 느끼게 된다.

다이어트는 현대사회에서 뜨거운 화두이다. 많은 사람들이 부작용이 큰 약물을 복용하거나, 극단적으로 식사량을 줄이거나, 무리한 운동을 하는 등의 맹목적인 다이어트를 하는데, 이는 도리어 자신의 건강을 해치는 행동이다. 반면 경방經方을 통한 다이어트는 개개인의 체질을 감별하고 좀더 편안하게 감량을 할 수 있다. 대시호탕은 예로부터 전해 내려오는 "다이어트 명방"이라 할 수 있다.

065 갈근탕葛根湯의 탄식

2012-3-3 21:43:30

오늘 낮잠을 자는 중에 전화 한 통이 와서 깼다. 바로 S씨의 아들이었는데 흥분하며 말하길, 한약 3제를 복용한 뒤 그의 아버님이 마침내 걸을 수 있게 되었는데 15분 동안이나 걸었다고 전하였다.

4일 전 90세에 가까운 S씨가 가족이 밀어주는 휠체어에 의지한 채 진료실로 들어왔다. 그의 얼굴은 어두운 황색이었고, 갑자기 걸을 수 없게 된 지 5일째라 하였다. S씨는 파킨슨병, 뇌경색, 심방세동, 당뇨병 등의 병력이 있어 황기계지오물탕黃芪桂枝五物湯을 장기간 복용 중이었다. 가족들이 말하길, 노인이 비가 오는 날 외출을 하였다가 귀가한 후 몸이 편치 않았는데, 밤에 침을 흘렸으나 다행히 말이 어눌해지지는 않았으며 의식 또한 또렷했다고 하였다. 나는 S씨에 대해 풍한외감風寒外感 중풍경증中風輕症으로 진단하고 갈근葛根 60g, 생마황生麻黃 10g, 계지桂枝 15g, 적작赤芍 15g, 생감초生甘草 5g, 건강乾薑 10g, 대조紅棗 20g, 천궁川芎 15g을 처방하였다. 땀이 나면 좋은 징조라고 당부하였다. 오늘 그의 아들은 나에게 약을 먹은 후 땀이 많이 났고 흐릿했던 정신이 좋아졌지만 말을 하는 중에 숨이 찼다고 하였다.

오늘날 중의적 관점에서 일반적으로 위와 같은 질환에 청열활혈약淸熱活血藥을 사용해야 하지만, 나는 경방의학적 관점에서 갈근탕葛根湯에 천궁川芎을 더하여 병정病情을 조절하였다.

경전에 적힌 갈근탕의 방증方證은 다음과 같다. 첫째, "항배강項背強" 즉 뒷목과 등이 당긴다는 것인데, 이는 머리를 포함한 뒷목과 등허리의 근육경련으로 볼 수 있으며, 이로 인해 두통과 요통이 생길 수 있고 보행 시 무력감을 느끼고 구금口噤으로 말을 할 수 없다. 둘째, "무한無汗" 즉 땀이 나지 않는다는 것인데, 땀이 없는 사람은 대부분 피부가 건조하고 어두운 황색이며 동시에 무기력하고 졸리며 어지럼증 등이 나타날 수 있다.

이러한 병증病證은 S노인의 임상증상이었으며, 그는 체격이 건장하고 허리가 마치 널빤지처럼 단단하여 정정하시며, 당시의 증상과 환자의 체질을 따져

보았을 때, 갈근탕증葛根湯證에 해당하였다. 천궁川芎을 첨가한 이유는 이 처방의 마황麻黄과 계지桂枝를 함께 배합하여 중풍을 치료하기 때문인데, 소속명탕小續命湯으로 볼 수 있다. 약을 복용하면 땀이 나고, 땀이 나면 근육이 풀리며, 걸음걸이가 정상으로 돌아온다.

예로부터 중풍中風의 치료는 중경락中經絡과 중장부中藏腑로 나뉜다. S씨의 중풍은 중경락中經絡이라 말할 수 있고, 마황麻黄·계지桂枝·갈근葛根 등의 약을 사용하며, 해산풍한解散風寒의 치법을 쓴다. 하지만 오늘날 이러한 치법은 거의 사용하지 않으며, 대부분의 환자는 응급실로 보내져 수액을 맞거나 혹은 한 무더기의 활혈통락活血通絡하는 중성약을 처방하여 병이 스스로 낫기를 기다리게 한다.

여기까지 적고 보니, 나도 모르게 키보드를 멈추고 가볍게 한숨을 쉬었다. 갈근탕葛根湯아, 너의 명성이 국내외에서 떨쳤었고 만고에 빛났었는데, 어찌 지금에 이르러서는 중국 의사들에게서도 잊혀서 책더미 속에서 조용히 누워 있는 것이냐? 이것은 분명 낭비이며, 이런 일종의 과학적 자원의 낭비는 의심할 여지없이 더욱 가슴을 아프게 한다.

066 마행석감탕麻杏石甘湯으로 산립종을 치료하다

2012-3-4 23:41:13

오늘 전장鎭江에 갔을 때, 발랄하고 귀여운 L씨의 아이를 보았다. 아이의 엄마는 아이를 내내 괴롭히는 산립종이 좋아졌다고 말하면서, 특히 한 처방이 특별히 효과가 있었는데, 겨우 1제를 복용하고 눈꺼풀의 종괴가 사라졌다고 했다. 이후 재발의 조짐이 보일 때마다 그 처방을 복용하면 바로 좋아졌고, 맛 또한 그다지 쓰지 않아 아이 스스로 잘 마신다고 하였다. 아이 엄마가 휴대폰을 꺼내 처방을 찍은 사진을 보여줬는데, 사진에는 생마황生麻黃 5g, 생감초甘草 5g, 생석고石膏 20g, 행인杏仁 10g, 치자梔子 10g, 연교連翹 20g을 물에 달여서 1회 2일 복용하라고 적혀 있었다.

산립종은 어린이에게 흔한 안과 질환이며, 이는 마이봄샘의 출구를 막고 분비물의 저류로 인해 발생하는 마이봄샘의 만성·염증성 육아종이다. 질병의 경과는 느리고 눈꺼풀 표면의 피부 융기는 경결핵에 닿을 수 있으며 경괴의 크기는 다양한데, 주로 상안검에서 발생하거나 상안검과 하안검에서 동시에 발생할 수 있으며 단일 또는 동시다발적으로 발생할 수 있다. 크기가 작은 것은 스스로 흡수할 수 있지만 비교적 큰 것은 흡수하기 어려워 일반적으로 결절이 그 상태 그대로 오랜 기간 유지되며, 그러다 갑자기 스스로 파괴될 수 있고 끈적한 점액의 내용물이 배출된 후 결막 표면에 육아 조직이 형성된다. 산립종은 종종 재발하며 수술로도 방법이 없다. 최근 몇 년 동안 마행석감탕麻杏石甘湯 원방 혹은 마행석감탕가미방으로 여러 차례 치료했는데 효과가 좋았다.

마행석감탕은 오래전부터 내려오는 청열평천淸熱平喘하는 처방으로 임상적으로는 주로 각종 폐렴, 기관지염, 비염 등을 치료하는 데 사용되며, 그 근거는 《상한론傷寒論》의 원문에 "땀을 흘리면 숨이 차고 열은 많이 나지 않는다." 등의 표현이 있다. 산립종을 치료하기 위해 마행석감탕을 사용한 아이디어는 고전 원문에만 근거한 것이 아니고, 약증藥證을 깊이 파고들면서부터 나왔다. 내가 중요하게 생각하는 것은 처방전의 마황麻黃, 감초甘草, 석고石膏 세 가지 약이다. 왜 마황과 감초를 사용했을까? 산립종은 창瘡의 범주에 속하며 마황과 감초는 외감풍한外感風寒과 정창疔瘡의 초기 증상을 치료할 수 있는 주마통성탕走馬通聖湯이라는 이름의 처방이 있다. 그렇다면 왜 석고를 사용할까? 산립종이 나는 아이들은 대부분 머리카락이 검고 윤기가 나고 움직이는 것을 좋아하며, 쉽게 땀이 나고 찬 음료와 과일을 즐겨 먹는다. 게다가 중경의 처방에 따르면 기침, 천식, 부종 등의 마황병麻黃病에 땀이 나는 사람은 마황에 반드시 석고를 더해야 한다고 했다. 예를 들면 마행석감탕麻杏石甘湯, 월비탕越婢湯이 있다. 처방 중의 행인은 더해도 되고 빼도 된다. 행인은 흉만해천胸滿咳喘을 치료하는 데 좋고, 만약 아이가 기침과 변비를 동반하지 않으면 사용하지 않아도 된다. 원방 외에도 나는 가끔 약을 더하기도 한다. 눈꺼풀이 붉게 부어오르거나 인두에 붉은 코가 있는 경우 연교連翹와 치자梔子를 첨가하는데, 이 용법은 후대 의사의 경험을 참고한 것이다.

최근 인터넷 카페에서 회원들이 방증方證을 파악할 때 외적인 형상화에 집착하는 모습을 보았다. 하지만 경방을 배움에 있어 외형만 비슷한 것을 추구하는 것이 아니라 내적인 정신을 닮아야 한다. 나는 수천 년 동안 한의학에서 사용해 왔던 약재의 암호인 약증藥證을 실제로 해독할 수 있다면, 경방의 사용 범위가 크게 넓어질 것이고 경방의 가감加減도 마음대로 될 것이며, 경방의 응용은 자연스럽게 완벽한 상태에 도달할 수 있을 것으로 생각한다.

067 계지복령환방증桂枝茯苓丸方證에 대한 일화

2012-4-5 22:21:59

L씨(82세)가 샤오훠와샹小火瓦巷의 집에서 커샹科巷의 시장까지 걸어서 오갈 수 있게 되었다는 사실에 대해 온 가족이 반겼다.

그는 10년 전 폐포가 파열되어 큰 출혈이 발생한 후, 폐에 감염이 반복되어 오른쪽에 흉통이 종종 있었고, 움직이면 숨이 가쁘고 변비가 있으며, 허리가 아프고 다리에 힘이 없어 걷기 힘들었다. 당시 폐의 영상검사에서 오른쪽 폐 아래쪽에 덩어리 형태의 연조직 그림자가 나타났고, 위치적으로 볼 때 오른쪽에 흉수가 찬 것으로 진단받았다. 내가 그에게 준 처방은 계지桂枝 20g, 복령茯苓 20g, 적작赤芍 20g, 단피丹皮 20g, 도인桃仁 20g, 회우슬懷牛膝 20g, 제대황制大黄 10g, 단삼丹參 20g이다. 복용 1주일 만에 뚜렷한 효과가 나타나 매우 기뻤다.

최근 몇 년 동안 계지복령환가미방桂枝茯苓丸加味方을 이용하여 어혈폐병瘀血肺病을 치료하였는데 여러 번 효과를 보았다. 치료한 폐병은 대부분 오래되었고, 주로 기침과 천식이 주된 증상으로 만성 폐색성폐기종閉塞性肺氣腫(obstructive emphysema), 명확한 원인이 없는 폐동맥 고혈압, 당뇨병으로 인한 폐의 출혈, 기관지 천식, 간질성 폐질환, 선천성 심장병도 있었다. 병명은 다르지만, 모두 어혈瘀血로 귀결된다.

L씨의 증상은 얼굴은 암홍暗紅색이고, 입술과 혀는 자암紫暗색이었다. 움직이면 천식이 나타나며, 흉통 등의 상부증상이 있었다. 또한 변비와 요통, 하지의 부종, 경련 등과 양쪽 다리가 차가워지고 피부갑착皮膚甲錯이 되며 색이 어두워지는 하부 증상이 동반되었다.

이 사례들은 종종 학생들을 혼란스럽게 한다. 왜냐하면 《금궤요략金匱要略》 원문을 보면, 계지복령환桂枝茯苓丸을 폐병과 확실히 연결시키기는 어렵기 때문이다. 계지복령환桂枝茯苓丸의 고전적인 방증方證은 비교적 간략하게 소개되어 있다. "부인이 본래 징병癥病이 있었는데 월경이 끊긴 지 석 달이 안 되어 출혈이 그치지 않고, 배꼽 주위에서 태동이 느껴지는 것이다"(《금궤요략金匱要略·부인임신병맥증병치제이십婦人妊娠病脈證並治第二十》). 옛 방법에 따라 후대에도 계지복령환桂枝茯苓丸을 사용하여 죽은 태아를 내려 보내거나 징가癥瘕를 없애거나 누하漏下를 멈추게 하는 등 대부분 산부인과 임상으로 국한되어 있다.

그러나 오늘날 국내외 임상을 살펴보면 계지복령환桂枝茯苓丸의 적용 범위가 크게 확대되어 호흡기과, 심혈계과, 신경내과, 피부과, 남성비뇨기과, 피부과, 외과에서 모두 사용했던 것을 알 수 있다. 사실 계지복령환뿐만 아니라 많은 경방經方이 그러하다. 경방經方의 수많은 현대적 응용의 성공 사례를 보면, 경방을 사용하려면 먼저 경전원문을 읽어야 하지만 원문에 얽매여서는 안 된다는 것을 우리에게 시사한다.

청나라 의사 여진명呂震名은 "무릇 중경의 책을 읽으면 글자에서 그 정법定法을 알 수 있을 뿐만 아니라 글자가 없는 데서도 그 활법活法을 참고할 수 있다"라고 말했다. 정법은 기존의 경험과 규칙이고, 활법은 아직 발현되지 않은 규율과 문제를 처리하는 원칙이다.

경방을 주로 쓰는 의사의 측면에서 보면 경전을 읽는다는 것은 경방의 방증을 잘 복원하는 것으로 마치 고생물학자가 공룡의 뼈 화석으로 전체를 복원하는 것과 같다. 경전에 표현된 방증은 진실되지만 완전하지 않다. 만약에 방증을 빙산으로 본다면, 경전의 방증은 수면 위로 떠오른 빙산의 일각이다.

068 류암화명우일방柳暗花明又一方[41], 역경에서 희망적이고 밝은 미래를 보여준 처방

2012-4-10 08:13:48

H씨(여성, 40대)가 기침감기에 자주 걸려 처방을 하였다. 그녀는 보통 정도의 체격으로 밝고 큰 눈동자에 걱정하는 기색이 보이지 않고, 피부가 희지만 약간 생기가 없어 보이며, 여드름과 기미가 여기저기 흩어져 있고, 머리카락은 아직 희지 않지만 숱이 적어 보였다. 기침이 심하지 않았으나 끊임없이 계속되며, 가래가 많지 않고 숨이 차는 증상은 없었다. 진료를 받을 때 갑작스럽게 기침이 더 심해지는 것 같기도 하였다.

H씨의 주소主訴는 적지 않았다. 피로감, 차가운 것을 싫어하고, 눈이 뻑뻑하고, 간지러우며, 쉽게 땀이 나고, 심계心悸, 구갈口渴이 있었다. 또한 변이 묽고, 복창腹脹, 식욕부진食欲不振, 수면장애가 있었으며, 월경량도 적었고, 손톱이 부스러지는 등의 여러 가지 불편함을 호소했다.

나는 소시호탕小柴胡湯, 당귀작약산當歸芍藥散을 사용하였고 반하후박탕半夏厚朴湯, 제번탕除煩湯, 소건중탕小建中湯도 써보았으나, 효과가 뚜렷하지 않아 답답했다. 마지막으로 나는 병에 집중하지 않고 체질을 조절하여 치료하기로 하였다.

땀이 쉽게 나고 피부가 촉촉하며 피부가 부드럽고 설담舌淡한 체질적 특성에 따라 계지탕桂枝湯 원방을 썼다. 계지桂枝 10g, 육계肉桂 5g, 백작白芍 15g, 생감초生甘草 5g, 건강乾薑 10g, 대추紅棗 20g, 1제劑를 2일 동안 복용하게 하고, 1일 1회 복용할 것을 당부하였다.

며칠 전 다시 진찰을 받으러 왔는데, 기대 이상으로 안색이 좋았고, 기침이 나지 않았고, 월경량도 많아지고 잠을 잘 잤으며, 머리카락도 빠지지 않았다고 했다. 더욱 기쁜 것은 얼굴에 여드름이 사라지고 기미도 많이 옅어졌다는 것이다. 그녀는 아름다워졌다! 겹겹의 산과 수많은 물에 길이 없음을 의심했는데, 버드나무 무성하고 꽃 만발한 것이 보이니 앞에 마을이 하나 있구나[山

41 푸른 버드나무가 우거지고 꽃이 비단처럼 번성하는 광경을 묘사한 것. 우여곡절 끝에 새로운 국면이 펼쳐지는 것을 비유하기도 하며, 역경에서 희망적이고 밝은 미래를 가진 순경으로 바뀌는 것을 말한다.

重水複疑無路, 柳暗花明又一村][42] 하는 느낌이었다.

이렇게 방을 쓴 것은 역발상을 통해 활용범위를 확장할 수 있음을 시사한다. 임상적으로는 기존의 치료법이 효과가 없을 때 특이한 처방을 써볼 수 있다. 이 특이함은 평소 사용하지 않는 약제를 사용이 하는 것이 아니라 독특한 사고방식을 하는 것이다.

병을 오래 치료해도 낫지 않는 자는 체질을 바꾸는 것이 낫고, 청열淸熱을 하여도 열이 떨어지지 않는 자는 온하溫下법을 써보기도 하고, 부양扶陽으로 한기가 잘 풀리지 않는 자에게는 이기화담理氣化痰 또는 다른 여러 방법이 있을 수 있다. 또한 오랜 병에 걸린 사람은 이미 많은 약을 투여하였기 때문에 복약을 멈춰 위기胃氣를 기르게 하는 것이 낫다. 이러한 경험은 옛사람들의 의안醫案에서 많이 찾아볼 수 있으며, 많이 읽으면 자연히 깨달을 수 있다. 하지만 방증方證이 없다면 느낌이 있더라도 모호할 뿐이다.

42 송(宋) 육유(陸遊)의 《유산서촌(遊山西村)》에 있는데, "절체절명의 어려운 상황에서 예상치 않게 갑자기 상황이 바뀌며 어떤 해결책이 생겨 어려움을 벗어나다(곤경에 빠진 후 갑자기 전환점을 발견하다)"라는 뜻이다.

069 춘곤春困에 쓰는 경방經方

2012-5-8 18:08:11

봄이 여름으로 바뀌면서 피곤한 기운이 감돈다. 많은 사람들이 하품을 하고 계속 졸린 듯하며, 머리가 멍해지고 또한 쉽게 술에 취한다. 이것은 무슨 이유인가? 어떤 사람들은 이를 춘곤春困이라고 부른다. 잠시 춘곤에 관해 이야기해 보자. 이런 현상의 출현은 확실히 계절과 관련이 있다. 봄에는 낮이 길고 밤이 짧아서 잠이 부족하며, 또한 알러지를 유발하는 원인이 많아 가렵고 번조하여 신경정신적으로도 안정이 되지 않는다. 또한 많은 사람들은 겨우내 운동이 부족했고, 식욕이 좋아 겨울철 부적절한 영양 섭취로 인하여 체중이 증가하고, 혈중 지질 및 혈당이 증가하는 요인이 봄이 되면서 증상으로 되어 나타난다.

춘곤의 원인은 매우 많고 사람마다 다르다. 치료 방법은 청열淸熱, 활혈活血, 화담化痰 등으로 처방도 다양하다. 지난 진료에서 40대 중년남성이 봄이 되면 번번이 술에 취해 낮에는 몸이 피곤하고, 밤이 되면 코를 고는 소리가 천둥처럼 난다고 호소하였으며, 더욱 괴로운 것은 요통이 매우 심한데 하지 쪽으로 잡아당기는 듯하여 매우 고통스럽다고 하였다. 중성지방(Triglyceride)〉4mmol/L, 혈중 요산은 501μmol/L이었으며, 간기능에도 이상이 있고, 얼굴에는 여드름이 매우 많았다. 나는 계지복령환桂枝茯苓丸에 대황大黃, 우슬牛膝, 갈근葛根을 더하여 사용하였다. 1개월 후 정신이 맑아져 마치 다른 사람 같았다.

지난달 징강산井岡山에 가서 전국 경방 교육반에 참가했는데, 쉬는 시간에 한 학생이 나에게 처방전을 써주기를 청하였다. 그는 하품을 자주 하고 스스로 자제할 수 없다고 했다. 나는 그의 체격이 건장하다고 보고 대시호탕합계지복령환大柴胡湯合桂枝茯苓丸을 복용하라고 하였다. 최근에 그의 메시지를 받았는데, 경방이 정말 신통하다며 약을 먹은 후 하품이 갑자기 사라졌다고 했다.

얼마 전 독일로 강의하러 가는데, 여행이 피곤하여 비행기에서 감기에 걸렸고, 숙소에 도착해서는 완전히 지쳐버렸으며, 목 뒤쪽에 모낭염도 생겼다. 다행히 갈근탕합계지복령환葛根湯合桂枝茯苓丸 과립제제를 갖고 있어서 이틀 동안 물에 녹여 복용하였고 한밤중에 땀을 흘리고 나니, 몸이 금방 가벼워져 수업도 기운을 내서 할 수 있었다. 계지복령환桂枝茯苓丸, 갈근탕葛根湯, 대시호탕大柴胡湯 등은 모두 정신을 차리고 기운을 나게 한다.

춘곤을 겪고 있는 사람들은 공통적인 유형이 있다. 대부분 혈기 왕성하고 예술적인 기질을 가진 청소년들이다. 꽃이 피는 시기가 되면 봄기운이 왕성해지고, 온갖 가지 생각을 하게 되어 밤에도 계속 생각을 하며 동이 틀 때까지 잠을 자지 못하고, 낮에는 불안해하여 결국 고단하고 기운이 없게 된다.

이런 종류의 춘곤은, 화담化痰, 제번除煩, 이기理氣, 해울解鬱, 서회舒懷 등의 병증으로 온담탕溫膽湯, 치자후박탕梔子厚朴湯, 반하후박탕半夏厚朴湯, 사역산四逆散 등을 사용한다. 고향의 노의사들은 기화증氣火症이라고 하는데, 기울화화氣鬱化火의 하나이다. 그들의 경험에 따라, 나는 반하후박탕합치자후박탕半夏厚朴湯合梔子厚朴湯을 쓰고, 여기에 흉격胸膈의 열을 내리는 연교連翹와 황금黃芩을 더하여 팔미제번탕八味除煩湯이라 명명하였다.

얼굴이 번들거리고 머리가 어지럽고 두통이 있는 사람은 대황大黃, 황련黃連류를 처방에 더할 수 있다. 화가 가라앉으면 머리가 자연히 맑아진다. 오랫동안 피곤하고 기운이 없는 것은 기허氣虛, 신허腎虛, 비허脾虛, 심혈부족心血不足으로 여겨 왔다. 대부분의 처방은 당삼黨參, 황기黃芪, 숙지熟地, 백출白朮 등이었으며, 어떤 사람들은 맹목적인 보補를 하여 인삼人參, 동충하초冬蟲夏草, 녹용鹿茸을 복용하게 하였다. 보補를 하는 풍조는 금원金元시대에 시작되어 명청明淸에 이르러 성행하였는데, 오늘날에도 뜻밖으로 더욱 심해지고 있다. 사실 옛사람들이 병을 치료하는 방법은 한汗, 토吐, 하下 3대법밖에 없었고, 사기邪氣를 제거하면 체기體氣가 자연스럽게 편안해지는데, 약물로 보익補益할 필요가 있을까? 당시 보법補法을 맹비난했던 장자화張子和, 서령태徐靈胎 등의 선현들이 하늘에서 지금 세계를 내려다본다면 어떻게 생각할까.

070 '경驚'을 멈춘 시호가용골모려탕柴胡加龍骨牡蠣湯

2012-5-10 08:48:32

H씨(남)는 전화로 내가 새로 처방한 약을 복용한 후 두통이 재발하지 않았고 짜증이 나게 하던 새벽 복부팽만도 크게 호전되었으며 뜻밖에도 현재 주량이 늘었다고 말했다.

H씨는 두통이 나타나면, 매번 땀을 흘리고 전신이 무력해졌다. 두통 전에 눈앞에 나타나는 흰 선이 마치 여름 뇌우 직전의 번개처럼 보인다고 했다. 이때 아스피린을 바로 복용하고 나서 자면, 두통이 나타나지 않는다고 하였다. 두통과 함께 그는 새벽에 복부 팽만감, 설사, 신열身熱이 종종 있고 땀을 흘린다고 하였다.

나는 H씨에게 대시호탕大柴胡湯, 제번탕除煩湯, 온담탕溫膽湯 등을 사용했지만 듣지 않았고, 이후 처방을 새로 하여 시호柴胡 15g, 황금黃芩 5g, 강반하薑半夏 12g, 당삼黨參 10g, 복령茯苓 15g, 계지桂枝 15g, 제대황制大黃 10g, 용골龍骨 10g, 모려牡蠣 10g, 생석고生石膏 15g, 지각枳殼 10g, 후박厚朴 10g, 건강乾薑 10g, 대추紅棗 20g을 매일 1제씩 매주 5일을 복용하게 하였다.

H씨는 꽤 전형적인 편두통이 있었다. 그때를 생각해 보니, 두통 전 징조는 간질에서 보이는 뇌의 진기적 방전과 같아 간질에 효과적인 처방인 시호가용골모려탕柴胡加龍骨牡蠣湯을 사용해도 무방해 보였다. 다시 곰곰이 생각하면 번개와 천둥소리 같은 돌발적인 현상도 "경驚"을 일으키는 한 종류이고, 시호가용골모려탕柴胡加龍骨牡蠣湯의 경방증經方證도 "경驚"이 있다.

"경驚"은 갑작스러운 불쾌감, 불안감, 공포감으로 인한 경련, 발한, 실면, 두통, 혼절, 황홀恍惚[43] 등의 증상이 나타날 수 있다. 소위 한의학에서 말하는 경공驚恐, 경몽驚夢, 경계驚悸, 경풍驚風 등은 모두 경병驚病의 범주에 속한다.

어떤 간질 환자가 나에게 발작의 전조증상을 알 수 없는 공포감이 있다고 한 것을 기억한다. 이에 시호가용골모려탕柴胡加龍骨牡蠣湯을 사용했고, 매우 좋

43 광채(光彩)가 어른어른하여 눈이 부시다(한자사전). (기억·청각·시각 따위가) 희미하다, 아련하다, 어렴풋하다, 아스라하다(중국어사전).

은 치료 효과가 있었다. 또 부정맥, 외상 후 스트레스 장애, 정신분열증, 실면, 공황장애, 성기능장애 등은 모두 "경驚"이 있었고, 시호가용골모려탕柴胡加龍骨牡蠣湯을 사용한 적이 있다.

어떤 사람은 진료 시에 극도의 두려움을 느껴 심하면 줄행랑을 치기도 하며, 어떤 사람은 예전에 겪었던 공포 장면을 감히 떠올리지 못하기도 하고, 어떤 사람은 약간의 소리만으로도 심장이 두근거리고, 어떤 사람은 밤에 계속 악몽을 꾸고 깨어나면 온몸이 흠뻑 젖기도 하고……. 어떤 사람은 극도의 공포심은 없지만 그 병이 갑자기 발현되면 어찌할 바를 모르고 당황하기도 한다.

"경驚"은 신경정신질환의 주요 증후군이며, 시호가용골모려탕柴胡加龍骨牡蠣湯은 사용이 광범위한 신묘한 처방이고, 뇌를 건강하게 만드는 처방이다. 또한, H씨는 나에게 주량이 늘어난 것에 대해 물었다. 그것은 처방을 복용한 후 마음이 편안해지는 것과 관련이 있는데, 시호가용골모려탕柴胡加龍骨牡蠣湯이 일종의 기쁨을 주는 탕약이기 때문이다. 물론 더해진 생석고生石膏의 기능도 무시할 수 없다.

뇌와 관련된 병을 치료하는 경방을 보면, 석고를 사용하지 않는 처방이 없다. 예를 들면, 《금궤요략金匱要略》에서 "열탄간熱癱癎과 경간계종驚癎瘛瘲이 수일 동안 여러 번 발작하는 경우"를 치료할 때 풍인탕風引湯을 사용하였는데, 이 처방에는 용골龍骨, 모려牡蠣, 석고石膏를 동량으로 하여 사용하였다.[44]

44 《금궤요략》의 풍인탕은 대황 4냥, 건강 4냥, 용골 4냥, 계지 2냥, 감초 2냥, 모려 2냥, 한수석 6냥, 활석 6냥, 적석지 6냥, 백석지 6냥, 자석영 6냥, 석고 6냥으로 구성되어 있다. 따라서 저자가 용골 모려 석고를 동량으로 쓴 것과 달리 용골 4냥, 모려 2냥, 석고 6냥으로 용량이 확연히 다르다.

071 마황온경탕麻黃溫經湯

2012-5-28 19:28:57

마황온경탕麻黃溫經湯은 온경탕가마황溫經湯加麻黃의 약칭이다.

지난주 외래에 두 달 연속 희귀한 재진 환자가 왔는데, 한 명은 근 1년 동안, 한 명은 반년 넘게 생리를 하지 못한 환자였다. 재진할 때 그녀들은 모두 나에게 생리를 시작하였다고 하였다. 두 명 모두 온경탕가마황溫經湯加麻黃을 처방하였다.

온경탕溫經湯으로 폐경을 치료한 경험은 1990년대부터였다, 당시에 미용을 중시하는 여성들이 체중 감량을 하다가 생긴 폐경을 치료하기 위해 온경탕을 사용했고, 쉽게 여러 번 목적을 달성할 수 있었다. 하지만 대부분 3개월 이상 복용해야 했다. 온경탕은 원발성 폐경에도 효과가 있었다.

일찍이 어느 고등학교 여학생에게 온경탕을 복용하게 하였는데, 이 여자아이가 점점 살이 찌고, 가슴이 커지며, 엉덩이가 둥글어지면서, 생리도 시작되었다. 그녀가 복용한 온경탕에는 녹각교鹿角膠를 더하였다.

온경탕溫經湯은 고대 조경調經을 위한 최고의 처방이었다. 《금궤요략金匱要略》에서는 부인의 아랫배가 차면 오래되지 않아 태아에게도 영향을 주게 된다. 혹 붕중거혈崩中去血[45]하거나, 월경량이 많거나, 월경이 늦어지는 경우라고 기록되어 있다. 사실 여성의 폐경閉經, 불임不孕, 희발성 월경, 월경량의 감소 등에는 온경탕이 확실한 효과가 있다. 일반적으로 마른 체격에, 피부가 건조하고, 털이 적은 여성이 많고, 입술과 손바닥에 특징이 있다. 입술은 암담暗淡하고 바싹 말라 쪼글쪼글하고 건조하며 동통이 있기도 하고 열감이 있기도 하며, 손바닥 피부는 건조하고 갈라지기 쉽다. 장중경의 말대로 "손바닥에 번열이 있고, 입술이 건조하다"와 같다.

그러나 임상에서는 위에서 언급한 두 환자처럼 비정형적인 폐경 환자가 자주 발생한다. 대부분 45세 이상이고 체형이 비교적 뚱뚱하고 날씬하지 않으며

45 붕루의 혈을 제거하는 것. 붕중은 월경이 아닌 갑작스런 대량의 자궁출혈이다. 〈한국전통지식포털〉

피부가 건조하지 않은데, 이는 온경탕溫經湯만으로는 효과가 없다. 나는 그 대책으로 마황을 넣었는데, 양은 많지 않고 5g이면 된다. 마황麻黃은 월경을 재촉한다. 《본경本經》에서 마황麻黃은 "파견적취破堅積聚"한다고 하였고 《일화자본초日華子本草》에서 마황麻黃은 "구규九竅를 통하게 하고, 혈맥血脈을 조화롭게 한다"라고 하였다. 통경通經에 대해서는 어디에도 말하지 않았다. 그러나 마황은 발산풍한發散風寒하고 양기陽氣를 자극하며, 양기가 통하면 자연히 월경이 때에 맞춰 올 수 있다. 땀샘과 자궁 난소는 모두 인간의 선체腺體(gland)이다. 마황은 발한發汗할 수 있기 때문에 통경通經도 가능하다.

특히 체격이 건실하고 지방이 많고 "땀을 흘리는 체질"이라고 하는 사람들에게 약간의 마황을 사용하는 것은 안전하고 효과적이지만, 여전히 많은 사람들에게 해결책이 될 수는 없다. 현대 교과서 이론에 따르면 온경탕은 양혈養血하고, 마황은 상음傷陰한다. 폐경은 대부분 혈허血虛인데 어떻게 마황을 사용할 수 있을까?

사람의 체질은 본래 천차만별인데, 질병에 걸리고 약물치료를 거친 후 만성질환자의 체질상태가 매우 복잡해져서 일부 사람들이 생각하는 것처럼 한열허실寒熱虛實이 분명하지 않게 된다. 따라서 경방을 쓸 때는 종종 한열상제寒熱相濟, 보사겸시補瀉兼施하는 약을 쓰게 된다. 예를 들면, 반하사심탕半夏瀉心湯, 부자사심탕附子瀉心湯, 계지가대황탕桂枝加大黃湯, 백호가인삼탕白虎加人參湯, 대황부자세신탕大黃附子細辛湯 등이 모두 이런 생각에서 온 것이다. 온경탕가마황溫經湯加麻黃도 이런 생각의 연장에 불과하다.

삼황사역탕三黃四逆湯

2012-6-15 21:49:21

Z씨(여성, 82세)는 이미 다양한 질환이 있었고, 지난해 대상포진을 겪은 이후에 지속적인 발열이 생겨서 골수형성이상증후군, 폐포단백증, 비후성심근증을 진단받았다.

지난달 외래에 왔을 때 정신이 또렷하지 않고 말수가 적으며, 창백한 얼굴에 피부에는 보라색 반점이 있었다. 혈소판은 88×10^9/L였다. 어떻게 불편한지 물었을 때 심하心下가 불편하다고 답했을 뿐이었다. 손목을 누르니 눈살을 찌푸렸다. 양쪽 맥은 현활弦滑하고, 깊게 누르니 무력無力하였다.

가족들은 노인이 밤만 되면 번조煩躁하여 이불 덮기를 싫어하고 땀이 난다고 했다. 조금 생각한 끝에 처방을 썼다. 황련黃連 3g, 황금黃芩 10g, 제대황制大黃 5g, 제부자制附子 15g, 건강乾薑 5g, 생감초生甘草 5g을 물에 달여서 1일 2회 복용하도록 하였다. 1개월 복용 후 재진하였는데, 정신이 돌아오고 자반은 소실되었으며, 발목 관절부위의 부종도 사라졌고, 혈소판 수치가 130×10^9/L로 상승되었다. 심하心下의 불편함은 여전히 있으나 많이 가벼워졌다. 이 병은 여전히 관찰 치료 중이다.

이 처방은 삼황사심탕三黃瀉心湯과 사역탕四逆湯을 합방한 것으로, 나는 삼황사역탕三黃四逆湯으로 줄여서 부른다. 임상적으로는 실열實熱 또는 허한虛寒으로 인한 출혈, 혼미昏迷[46], 뇌졸중, 위병胃病, 여드름, 구창口瘡 등에 많이 사용한다. Z씨는 전신에 자반紫癜이 있었는데 이는 기뉵肌衄이라고 하며, 병은 열熱에 속한다. 정신이 또렷하지 않고 맥이 무력한 것은 체질이 한寒한 것이다.

한열협잡寒熱夾雜이므로, 온청겸투溫淸兼投의 방법을 선택해야 한다. 삼황사심탕三黃瀉心湯은 청열사화淸熱瀉火하고, 사역탕四逆湯은 온양구한溫陽驅寒하여 이 경방을 합방하게 되었다.

어떻게 이 방증方證을 확정할 수 있을까? 나는 이 방증을 삼황사심탕증三黃瀉

46 정신이 희미해서 사람을 알아보지 못하는 것. 주로 상한(傷寒), 온병, 중풍, 궐증(厥證), 전간(癲癎), 학질, 외상 때에 나타나는데 위급한 증상이다. 우황청심환(牛黃淸心丸)으로 정신을 맑게 한다. 《한의학대사전》

心湯證과 사역탕증四逆湯證의 조합으로 간주하기도 하고, 부자사심탕증附子瀉心湯證과 감초건강탕증甘草乾薑湯證의 조합으로도 간주하였다. 즉, 경전원문 중에서 기재된 각 방증은 이 방증을 참고하여 만들어낼 수 있다.

예를 들어 사심탕증瀉心湯證의 "심기心氣가 부족하여 토혈吐血, 뉵혈衄血이 있다"와, 사역탕증四逆湯證은 "먹은 것이 제대로 소화되지 않고 배출되며 멈추지 않고", "하리下利가 있을 때 배에 창만脹滿이 있고", "궐역厥逆과 오한惡寒이 있는 경우", "맥침脈沈한 경우", "맥미脈微하여 끊어질 듯하거나", "한음寒飮, 건구乾嘔가 있는 경우" 등에 쓰인다. 부자사심탕증附子瀉心湯證은 "심하비心下痞가 있고, 반복적인 오한惡寒을 느끼며, 땀이 나는 경우"에 쓴다. "감초건강탕甘草乾薑湯"은 "목구멍이 마르고 번조煩躁하고 구토하며 기가 역상逆上하는 경우"에 사용한다. 모두 본 방증의 일부로 볼 수 있다. 고전적인 표현으로 귀납하자면 이 방증의 특징은 실열병實熱病과 허한虛寒체질이다.

실열實熱병은 대부분 출혈성 질환, 소화기관 출혈, 뇌출혈, 이목구비 출혈, 피하출혈 등이며, 동시에 번조煩躁하고 입이 쓴 증상들이 많이 나타난다. 허한虛寒체질은 설사가 끊이지 않거나, 또는 복창냉통腹脹冷痛·사지궐랭四肢厥冷하거나, 위한畏寒·자한自汗이 있을 수 있고, 또는 정신이 또렷하지 않고 맥침미약脈沈微弱하거나, 공대무력空大無力하는 등의 특징이 있다. 일부 중년과 노년 남성의 위병胃病은 장기간 치료해도 효과가 없으며 대부분 피부색이 검고 체격은 건장하며, 배가 크고 혀가 통통하다. 식욕이 있어 복통과 설사가 쉽게 나타나는 자도 이 처방을 사용하면 복부가 매우 편안해진다.

다낭성 난소 증후군 환자의 일부는 얼굴에 여드름이 가득하고 월경이 규칙적이지 않거나 폐경이 되기도 한다. 그런 사람들은 대부분 실면失眠, 구창口瘡, 설사 등이 증상이 있는 것을 자주 볼 수 있다. 이 처방을 이러한 사람들에게도 쓸 수 있다. 요컨대 삼황사역탕三黃四逆湯의 한열협잡寒熱夾雜 병증에 가장 적합하다.

혹자는 대열大熱·대한大寒한 약을 섞어서 쓰면, 서로 방해하여 약효를 떨어뜨리지 않느냐고 물을 수도 있다. 나는 그런 걱정은 필요 없다고 말한다. 한열寒熱한 약물을 같이 쓰는 것은 끓는 물에 얼음물을 섞는 것이 아니다. 한열약물이 배 속에 들어가면 제각기 필요한 곳으로 가서 각각의 효과를 내고, 서로의 장점을 더욱 잘 발휘하게 된다. 이런 합방은 어떤 논리에 따른 것이냐고 묻기도 하는데, 나는 처방을 쓸 때 내 생각의 방향을 매우 간단하게 한마디로 말할 수 있다. "증證이 있다면 방方을 쓴다."

073 한번 보고 알아차린 계지탕증桂枝湯證

2012-7-29 06:59:11

난징南京을 떠나던 날, Z씨의 딸은 나에게 부친이 탕약을 복용한 후 며칠 동안 지속되던 고열이 가라앉고 자한이 멎었다고 문자를 보내왔으며, 타이베이臺北에 온 지 3일 만에 그녀 아버지가 체온이 정상일 뿐만 아니라 식욕도 좋아지고 설사도 멎었다고 전했다.

Z씨(남성, 50대 중반)는 한 달여 전에 췌장에 종괴성 병변이 발견되어 수술하였는데 10여 일 이후부터 열이 나기 시작했으며, 매일 열이 난 지 20여 일이 되었고, 최고 40℃에 달했다. 두 번은 오한이 심하게 들어서, 두꺼운 이불 세 장을 덮고도 여전히 이가 부딪히는 소리가 났다. 매일 흘리는 땀이 매우 심하여 하루에도 네다섯 번 옷을 갈아입었다. 하지만 염증 소견은 없었다. 수술 후 체중이 10kg 이상 빠진 것은 췌장 수술의 원인일 수 있으며, 매일 대변에 형태가 없거나 설사 같은 변을 본다고 하였다. 그날 나는 병실에 가서 그를 보았는데, 비록 정신상태는 아직 온전했으나, 맥이 홍대박지洪大搏指하고 깊게 누르면 무력無力하였다. 두 종아리 근육은 위축되었고 부기도 없었다. 정기가 현저히 부족하고 허로虛勞가 심하였다.

나는 계지탕가인삼桂枝湯加人參을 썼다. 계지桂枝 10g, 육계肉桂 10g, 백작白芍 20g, 생감초生甘草 10g, 생쇄삼生曬參 15g, 건강乾薑 10g, 대추紅棗 30g. 약을 복용한 후 당일 밤에 열이 나지 않고 3일 후 원래 처방에 맥아당麥芽糖 50g을 넣고, 생쇄삼生曬參 20g을 더하였다. 현재까지의 상태로 보았을 때 환자의 상태는 안정적이었다. 계지탕가인삼桂枝湯加人參으로 열을 내리고 땀을 멈추는 효과가 만족스러웠다.

당시 나는 땀이 많이 나고 고열이 있으며 맥홍대洪大인 것을 보고 백호가인삼탕白虎加人參湯을 생각했지만, 백호탕증白虎湯證은 몸이 뜨겁지만 얼굴이 하얗고 대변이 건조한 사람에게 많으며, 그 병은 여름 더위에 노출되거나 출혈이 있거나 당뇨가 있어야 했는데, Z씨는 해당되지 않았고 안색이 노랗고 어두웠으며 몸 상태도 맞지 않았다. 또 황기건중탕黃芪建中湯을 생각하기도 하였는데, 이후 그의 종아리를 눌러보았으나 근육이 위축되고 부종이 없어서 제외하였다. 그럼 왜 오령산五苓散을 쓰지 않은 것인가?

오령산五苓散은 축수증蓄水證을 치료한다. Z씨는 구토나 갈증이 없고 또한 부종도 없었기 때문에 선택하지 않았다. 당시 방증方證을 결정하는 데는 몇 분도 걸리지 않았다.

나는 임상에서 진료할 때 비교적 직관적인 사고를 많이 사용하는데, 먼저 여러 가지 방증方證을 눈앞에 떠올린 다음 하나씩 비교·대조하고 마지막으로 가장 적합한 것을 선택한다. 이런 진료 방식은 의사의 정신이 맑고 방증方證의 방이 특출나야 쉽게 알아볼 수 있다.

청말清末 소북蘇北의 명의 조해선趙海仙은 반드시 담배를 충분히 피운 후에 진맥을 했다고 하며, 오쓰카 게이세쓰大塚敬節 선생은 말년에 진찰할 때 갈근탕葛根湯을 마신 후에 기운을 차렸다고 한다. 나도 일찍이 일본 교토의 반궈훙阪口弘 선생님이 진료실에 들어가기 전에 두 손으로 얼굴을 비비고 나서 팔을 뻗어 가슴을 펴는 동작을 한 후 몇 번 "하하" 하며 큰소리는 낸 이후에 정신을 차리고 일하시는 것을 본 적이 있다. 내가 Z씨를 본 그날은 낮잠을 잔 뒤여서 한 번 보고도 정확히 파악할 수 있었다.

074 감초부자탕甘草附子湯으로 통풍을 치료하다

2012-8-23 19:36:46

여름이 시작되면 통풍으로 인해 많은 사람들이 발가락이 붉어지고 부으며, 통증이 심해 걸을 수 없는 경우가 많았다. 그날 한 경찰관이 문자로 통풍의 급성 발작에 좋은 방법이 없느냐고 물었다. 알고 보니, 그녀의 상사는 통풍 발작으로 하지관절이 붓고 아파서 땅을 딛지도 못하며 움직일 수 없고 매우 괴로워했다. 나는 그 상사를 본 적이 있는데, 체격이 건장하고 피부색이 까무잡잡하며 본래 한습 체질이라 일찍이 그에게 갈근탕葛根湯을 복용하게 한 적이 있었다. 이번 통풍 발작은 여름 들어 기거起居가 잘못되어 한기가 들었기 때문이라고 생각했다. 통풍은 습濕 때문인 경우가 많고, 한寒하지 않으면 아프지 않다. 어떤 경방을 쓰면 빨리 통증을 완화시키고 부기를 가라앉힐 수 있을까?

나는 《상한론傷寒論》의 감초부자탕甘草附子湯이 생각났다. 이 처방은 "풍과 습이 서로 얽혀서 뼈마디가 욱신거리면서 땅기고 아파 굴신할 수 없고 닿으면 통증이 극렬하며, 땀이 나고 숨이 짧아지고, 소변이 잘 나오지 않고 오풍惡風하여 옷을 벗으려 들지 않으며, 혹 몸이 약간 붓는 경우"라고 하는 신들린 묘사는 통풍과 흡사하다. 또한 처방 중의 부자는 진통 효과가 좋은 약으로, 뼈와 관절의 통증에 필수적이다. 백출白朮도 관절통에 쓸 수 있으며, 《신농본초경神農本草經》에는 "풍한습비風寒濕痹"를 주관한다고 기록되어 있다.

감초부자탕甘草附子湯 원방을 보내줬다. 포부자炮附子 30g(선전先煎 30분), 백출白朮 30g, 계지桂枝 30g, 생감초生甘草 10g을 물에 달여서 하루에 3번 나누어 3일간 복용하도록 하였다. 3일 후, 그 경찰관은 통증이 많이 줄어들고 관절의 부기가 빠졌다는 메시지를 보내왔다. 이전 처방을 격일로 일주일 동안 복용하게 하였는데, 이후 통증이 완전히 없어졌다. 경방이 이렇게 신효神效하니, 《상한론傷寒論》을 어찌 익숙해질 때까지 읽지 않을 수 있겠는가?

075 진무탕眞武湯과 고혈압

2012-9-6 11:35:55

올해 8월 19일 온라인으로 만난 친구가 아래와 같이 웹에 게시한 글을 보았다. "나의 어머니는 올해 73세인데 7월 21일 갑자기 뇌경색이 발생하여 손발에 경련이 나타났고, 어지러움을 호소하며 움직일 수가 없어 그날 밤 병원에서 응급처치를 하고 CT를 찍었는데……. 황 교수는 몸이 흔들려 땅에 넘어질 것 같은 경우여서 진무탕眞武湯 원방을 처방하였고 포부자炮附子를 15g 사용했다고 했다. 모두 합쳐서 2주 동안 복용하였는데 그동안 나는 포부자의 양을 조금씩 올려 50g까지 넣었고, 2주 만에 혈압이 120 정도로 회복되었으며 머리도 어지럽지 않고 다리에도 힘이 붙었다." 이 친구의 경방에 대한 믿음이 나를 기쁘게 하였다.

나는 당시 기록을 찾아보았다.

2012-7-31: 20일 이상 어지럼증이 있었고, 이명, 하지 부종, 무릎 통증이 있었다. 제부자制附子 15g(선전先煎 30분), 백출白朮 20g, 복령茯苓 20g, 백작白芍 20g, 생강生薑 5편片, 5제. 이것이 진무탕 원방이다.

진무탕은 《상한론傷寒論》 처방으로 고대 수기병水氣病에 쓰였다. 전형적인 온양이수溫陽利水하는 처방으로, 정신상태가 좋지 못하고 외한畏寒이 있으며 사지가 차갑고, 맥은 침세무력沈細無力하며 부종이 있는 것이 특징인 질병에 적합하다. 어떻게 고혈압을 치료하는 데 사용할 수 있는 것일까? 그 비밀은, 경방의 질병 치료는 국부적이지 않고 전체적이기 때문이다. 혈압의 높고 낮음은 옛사람들의 질병 치료의 초점이 아니며 환자의 느낌이 어떠한지, 체질 상태는 어떠한지에 대해 세심하게 관심을 기울였다.

예를 들어 《상한론傷寒論》에서는 "심하가 두근거리고, 머리가 아찔하며, 몸이 후들거리고, 흔들려 땅에 넘어질 것 같은 경우[心下悸, 頭眩, 身瞤動, 振振欲擗地]"라는 몇 글자로 현기증과 두근거림으로 인한 전신떨림과 서 있지 못하는 환자의 모습을 묘사하였다. "땅에 넘어질 것 같은[進進擗地]" 증상은 진무탕의 주요 적응증 중 하나이다. 즉 어지러움, 두근거림, 떨림, 불안정한 걸음걸

이를 의미한다. 임상적으로 환자는 걸음이 들떠 있거나, 머리가 무겁고, 발이 가볍다고 말한다. 온라인 친구인 사구사沙丘沙 씨도 진무탕 원방으로 고혈압을 치료한 의안이 있다고 하였다. 환자는 할머니였는데 "발밑이 솜을 밟는 것 같고 구름을 걷는 것같이 느껴진다"고 호소하였다. "땅에 넘어질 것 같은[進進擗地]"이라는 증상의 통속적 해석으로도 볼 수 있겠다.

진무탕의 부자는 온양溫陽한데 혈압을 높이는 것이 아니냐는 우려를 한다. 사실 고혈압은 반드시 양왕陽旺한 것이 아니며 양허陽虛한 사람도 많다. 진무탕을 사용하는 대부분의 환자는 안색이 노랗고, 얼굴이 약간 부어 있고, 하지 부종이 매우 심하며, 대부분 대변의 형태가 없었다. 위 할머니는 하지 부종이 있고, 무릎이 아팠다.

그녀가 진무탕을 복용한 후 이명과 어지럼증이 빠르게 사라졌고, 부자를 증량한 후 혈압도 매우 안정적으로 바뀌었다. 따라서 고혈압 치료는 평간식풍平肝息風한 처방으로 제한될 수 없다. 한의학의 질병 치료는 여전히 "증證을 통해 방方을 써야 한다"는 원칙을 준수해야 한다. 우리가 처방하는 목표는 환자의 현재상태이다.

076 오령산가미방五苓散加味方으로 포도막염을 치료하다

2012-9-11 09:36:28

9월 3일 키가 크고 뚱뚱한 Z씨(둥베이東北 여성)가 외래에 왔다. 그녀는 나에게 모두 105제劑를 복용하였고 시력이 왼쪽 1.0, 오른쪽 0.8로 회복되었다고 하였으며, 체중이 10kg 감소했다고 기뻐하며 말했다.

그녀는 올해 47세로, 양안 시력이 이미 1년 반 이상 저하되었는데 뚜렷한 유인誘因이 없고, 눈이 붉어지고 통증이 있어 "시신경염"으로 진단받았다가, 나중에 다시 "포도막염"으로 진단받았다. 장기간 호르몬 치료를 하였으나 후에 부작용이 두려워 한의학으로 치료받기를 원하였다.

4월 16일 외래 진료 시 당일 안과 소견은 시력 왼쪽 0.5, 오른쪽 0.5, 안압 왼쪽 12.5, 오른쪽 13.0, 우측 안구 결막 혼합성 충혈(+++), 좌측 안구 결막 혼합성 충혈(+), 두 눈의 각막이 투명하고 KP가 보이지 않으며, 방수(Kammer Wasser) Tyn(±), 동공이 둥글지 않으며, 우측 안구의 홍채는 대부분 후유착이 있었고, 좌측 안구의 홍채는 부분적으로 후유착이 있으며, 수정체는 탁했다. 안저에는 시신경유두(optic disc)에 울혈과 부종이 있고 경계가 불명확하였다. 후극부의 망막은 혼탁하고, 황반중심광반사는 음성이었다. B-초음파검사를 할 때 양안 유리체가 혼탁하고 망막 부종이 있었다. 양안 모두 포도막염 진단에 부합하였다.

나의 전문분야가 아닌데 이 안과 질환을 어떻게 치료할까? 역시 옛날 방법으로 사람을 보아야 했다. 그의 키는 167cm, 몸무게는 100kg였고, 두 다리는 붓고 혀는 반내胖大하고, 치흔齒痕이 있었다. 뚱뚱한 사람은 수습水濕이 많다. 이런 체질은 오령산五苓散, 방기황기탕防己黃芪湯, 월비탕越婢湯을 처방하는 것이 모두 가능하다.

어떤 것이 불편한지 물었더니, 시력저하가 있고 빛을 두려워하며, 두통과 이명이 있고 항배구급項背拘急하고, 소변이 적다는 등의 증상을 이야기하였다. 나는 오령산증五苓散證이라고 판단했다. 그 근거는 두 가지이다. 첫째, 오령산은 빛을 두려워하는 것을 치료할 수 있다. 빛을 두려워하는 것을 옛사람들은 현眩이라고 말하였다. 많은 안과 질환 환자들은 빛을 두려워하고, 어지럽고, 걸음걸이가 불안정한 등의 증상이 있다. 또한 《상한론傷寒論》의 고전적인 오령산의 방증方證에도 현眩이 있으며, 나도 오령산으로 녹내장을 치료한 경험이 있다. 둘째, 오령산은 두통을 치료할 수 있다. 특히 부종을 동반한 두통이다. 그러나 방기황기탕防己黃芪湯과 월비탕越婢湯은 두통과 빛을 두려워하는 것을 치료할 수 없다. 항배구급項背拘急한 것을 고려하여 갈근葛根을 더하였고, 뚱뚱하고 하지 부종이 있어 회우슬懷牛膝를 더하였고, 평소 차 대신 차전자車前子를 끓여 마시도록 하였는데, 이는 이수명목利水明目하는 효과가 있기 때문이었다.

계지桂枝 20g, 육계肉桂 10g, 백출白朮 30g, 복령茯苓 30g, 저령猪苓 30g, 택사澤瀉 40g, 갈근葛根 60g, 회우슬懷牛膝 60g을 처방하였고 물로 달여 하루에 3회로 나누어 복용하게 하였다. 약을 복용한 후 찬 것을 삼가도록 당부하였다. 현재 상황으로 볼 때, 이 오령산가미방五苓散加味方으로 이 포도막염 환자의 단기 치료 효과는 만족스러웠다.

오령산은 포도막염 전문 처방으로 사용될 수 있을까? 현재로서는 결론을 내릴 수 없다. 천 명의 사람이 있으면 천 명의 얼굴이 있고, 천 명의 사람이 있으면 천 명의 처방이 있다. 같은 질병이라도 개인의 체질에 따라서 증상이 종종 다르게 나타나는 경우가 있는데, 포도막염도 마찬가지이다. 나는 감초사심탕甘草瀉心湯으로 치료한 적도 있었고, 소시호탕小柴胡湯으로도 치료한 적이 있다. 따라서 적어도 이 질병에 일반적으로 사용되는 경방으로 생각할 수 있으며, 이 병을 만나면 머릿속에 이러한 처방증을 떠올릴 수 있고 감별할 수 있게 될 것이다.

077 황련해독탕黃連解毒湯으로 월경과다를 치료하다

2012-9-11 11:56:52

월경과다가 있는 G씨를 어제 재진을 하였다. 이번 월경의 월경량이 현저히 감소했다고 알려왔다. 그녀는 48세이고 자궁근종이 있으며, 월경량도 많고, 덩어리가 많이 나온다. 지난달 초에 진료받으러 왔는데 맥활삭脈滑數하고, 설태가 후厚하여 딱 보았을 때 화火체질이었다. 황련해독탕가대황黃連解毒湯加大黃(황련黃連 5g, 황금黃芩 10g, 황백黃柏 10g, 치자梔子 10g, 제대황制大黃 5g)을 처방하였고 격일로 1제를 복용하게 하였다.

갱년기 여성은 월경과다가 많고 화火체질에서 더 흔하다. 그들은 피부가 하얗고 입술이 붉거나 검붉고 윤기가 있으며, 땀이 많이 나기도 하고, 변비가 있기도 하며, 설질이 대부분 붉고 설태는 후厚하고, 맥은 활삭滑數하다. 또한 잠을 잘 자지 못하고, 어지럼증, 두통, 변비 등의 증상을 동반한다. 월경량이 많고, 덩어리가 많이 나오며, 부인과 검사에서 대부분 자궁근종이 발견된다.

이 경우 황련해독탕黃連解毒湯, 사심탕瀉心湯 등의 처방이 좋으며 임상적으로 유효한 사례가 상당히 많다. 황련해독탕은 지혈을 하는데 대황을 더하면 더욱 좋다. 고대 황련해독탕은 온열병溫熱病으로 인한 반斑과 토혈吐血, 뉵혈衄血에 사용되었으며, 황련과 황금, 대황으로 구성된 사심탕은 고전古典에서의 지혈 처방이다. 두 처방을 상합相合하면 열성熱性출혈에 효과적이고 안전하다.

이 증證에 사용한 처방은 원래 복잡하지 않지만 임상적으로는 종종 혼란스러울 수 있다. 만약 49세가 가까워졌다면 간신부족肝腎不足한 것일까? 만약 출혈량이 많으면 기불섭혈氣不攝血하는 것이 아닐까? 만약 자궁근종이 있다면 어혈내결瘀血內結한 것은 아닐까? 그래서 눈앞이 흐려지고 생각이 혼란스러워져, 약 처방이 뒤죽박죽될 수 있다.

한의학적인 임상에서는 이전 사람들의 경험을 참고해야 하지만 때때로 이러한 경험이 시야를 가리기도 한다. 이를 소위 "선입견"이라고 한다. 따라서 임상 처방을 쓰기 위해서는 허심탄회한 자세가 필요하고, 이를 통해 적당한 처방을 쓸 수 있다.

078 마황부자세신탕麻黃附子細辛湯으로 수면장애를 치료하다

2012-9-20 18:35:16

Y씨(여성, 1966년생)는 수면장애가 있고, 밤낮이 바뀐 지 두 달 반이나 되었는데, 어떤 이유도 찾을 수 없었다. 지난달에는 20여 일 동안 생리가 그치지 않고 두 다리가 부었으며, 맥은 침현沈弦하고 설태는 습윤濕潤하며 설질은 붉었다. 마황부자세신탕麻黃附子細辛湯에 건강乾薑과 감초甘草를 더하여 처방하였고 약을 먹은 후 잠을 잘 수 있었으며, 아침이 되면 자연스럽게 일어났고, 낮에 정신상태가 좋고 활기차게 되었다.

H씨(여성, 1978년생)는 수면장애가 있다. 잠드는 것이 힘들고, 꿈을 많이 꾸며, 아래로 빠질 것 같은 요통이 있었다. 또한 월경이 40여 일이 지나도 다음 월경이 시작되지 않았고, 낮에 극도로 졸리고 추우면 복통을 호소하였다. 마황부자세신탕麻黃附子細辛湯에 계지桂枝, 건강乾薑, 감초甘草를 더하여 처방하였다. 약을 복용한 지 3일 후 월경이 시작되었고 편안하게 잠을 잘 수 있었다.

모든 인류가 해가 뜨면 일하고 해가 지면 쉬는 것은, 반고가 천지를 개척한 이후부터 이렇게 생활하였는데, 왜 뒤바뀌었는가? 이것은 무언가 문제가 있다. 문제는 어디에 있을까? 《상한론傷寒論》을 보면 소음少陰에 문제가 있다고 한다. "소음少陰병 됨은 맥이 미세微細하고, 단지 자려고만 하는 것이다[少陰之爲病, 脈微細, 但欲寐也]." "자려고만 하는 것欲寐", 즉 잠을 자는 듯 자지 않는 듯하며, 정신이 쇠해지고, 피곤하여 잠들고 싶으나 잠을 잘 수 없는 상태이다. 무엇이 문제인가? 한의학에서는 한寒이라고 한다.

많은 환자들이 추위를 싫어하고, 땀이 나지 않으며, 두통, 복통, 요통, 치통이 함께 있으며, 몇몇 여성들은 폐경도 함께 동반된다. 이 상태는 마치 매우 추운 곳에 있는 것과 같다. 마황부자세신탕麻黃附子細辛湯을 복용한 후 몸이 따뜻해지고, 약간 땀이 나고 몸이 편안해지는 경우가 종종 있다. 이때 인체는 원래의 균형을 회복하는 것으로, 잠이 저절로 오게 된다.

마황부자세신탕麻黃附子細辛湯은 소음병少陰病의 대표적인 처방 중 하나이다. 마황麻黃, 부자附子, 세신細辛, 이 3가지 약은 모두 신온약辛溫藥으로 발한發汗,

지통止痛, 산한散寒, 온경溫經, 통규通竅 등의 효능이 있고, 대증對證이 된다면 이 처방은 효과가 더욱 신묘해진다. 하지만 대증對證이 되지 않으면, 약간 위험하다. 그렇다면 어떻게 해야 대증을 할 수 있을까? 내 경험상 사람을 봐야 한다. 그 사람은 틀림없이 피곤하여 무신無神한 것이고, 대부분 오한惡寒을 느끼며 무한無汗한 상태이며, 그중에서도 "무신無神" 두 글자가 가장 중요하다.

마황부자세신탕麻黃附子細辛湯은 단독으로 사용할 수도 있고 적절하게 가미加味를 할 수도 있다. 일반적으로 나는 계지桂枝, 건강乾薑, 감초甘草를 더하여 해독의 효과를 증진시키는데, 이는 조미건위調味健胃하려는 목적이다. 이 처방의 용량은 너무 많이 쓸 필요가 없다. 위의 두 사례와 같이 마황麻黃 10g, 제부자制附子 15g, 세신細辛 10g을 넘지 않게 할 뿐이다.

079 오매환烏梅丸으로 오래된 설사를 치료하다

2012-9-30 14:34:59

바오鮑 씨(55세)는 2012년 2월 26일 초진을 하였다. 노란 피부에 입술이 어둡고 걱정스러운 표정이며, 여러 해 동안 밤이 되면 설사를 하며 때때로 멈추지 않았고, 위완부가 창통脹痛하고 트림을 하며 신물을 토하였다. 또한 흉골胸骨 뒷부분에 따갑고 쓰리고 아린 불편감이 있었으며, 밤에는 손가락이 저리고 아팠다. 평소 성격이 급하며 담낭염이 있었고, 오른쪽 고막 수술력이 있었다. 위장 내시경검사 결과 표재성 위염과 결장염 소견을 받았다. 혀는 붉고 어두웠으며, 혀뿌리 쪽의 설태가 니박백膩薄白하였고, 심하心下부를 누르면 불편해하였다. 오매烏梅 30g, 제부편制附片 10g, 건강乾薑 10g, 육계肉桂 10g, 화초花椒 5g, 북세신北細辛 5g, 당삼黨參 15g, 당귀當歸 10g, 황련黃連 3g, 황백黃柏 10g, 5제를 처방하였다. 물에 달여 복용하는데, 2~3제를 복용한 후 2일간 중단하도록 했다. 10제를 복용한 후 설사는 완전히 멈췄고, 위창통胃脹痛과 트림, 가슴쓰림은 감소하였으며, 손 저림도 완화되었다. 하지만 대변이 원활하지 않고 아침에 손이 부었다.

천陳 씨(여성, 72세)는 키 158cm, 몸무게 40kg이다. 입술은 암자暗紫색이고 눈은 맑고 틀니를 착용하고 있었다. 2011년 8월 30일 초진으로 내원했다. 아침마다 설사한 지 3년이 되었고, 복통과 장명음이 동반되었다. 조금만 더 먹으면 바로 설사를 하며 만성 장염으로 진단받았다. 가슴이 종종 불편하고 때때로 쓰렸고, 땀이 나고 열이 훅 올라오는 느낌이 있었다. 맥은 현유력弦有力하고, 설질은 암담暗淡하고, 설태는 백白하였다. 흉막염, 중이염의 병력이 있었다. 오매烏梅 20g, 황련黃連 3g, 황백黃柏 6g, 당귀當歸 6g, 당삼黨參 10g, 북세신北細辛 3g, 육계肉桂 10g, 제부편制附片 5g, 천초川椒 5g, 건강乾薑 6g. 7제를 처방하였다. 한 제를 2일 동안 복용하도록 하였다. 9월 21일 재진 시 복통과 설사가 호전되고 복부에 압통이 없으며 가끔 심번心煩하였다. 위 처방을 계속 복용하되 한 제를 2일 동안 복용한 후에 하루를 쉬도록 하였다. 11월 8일 3번째 진료 시 복통, 설사가 멎었고 사과와 육류도 먹을 수 있게 되었으나, 여전히 갑작스럽게 치받는 열감이 여전히 있고, 입안에 궤양이 쉽게 생기며 두통이 있었다. 이전 처방에 감초甘草 3g을 더하여 처방하였고 복용법은 같게 하였다.

허賀 씨(여성, 60세)는 키 153cm, 체중 50kg이다. 2012년 9월 3일 초진을 하였다. 2005년 담낭절제술 후 지속적으로 설사가 있었다. 변을 보기 전에 복통이 있고, 설사를 하면 복통이 사라졌다. 매일 1~3회로 대변의 횟수는 매번 달랐다. 복부는 차갑고, 밤에 잠들기 어려워 새벽까지 2~3시까지 깨어 있고, 심번心煩하고 땀을 흘렸으며, 입이 마르고 쓰다고 느꼈다. 위내시경 소견으로는 담즙 역류성 위염(20100607)이었다. 오매烏梅 20g, 황련黃連 5g, 황백黃柏 6g, 당삼黨參 10g, 당귀當歸 10g, 세신細辛 3g, 육계肉桂 10g, 제부자制附子 5g, 건강乾薑 5g, 천초川椒 5g을 처방하였다. 물에 달여서 3일 복용한 후에 2일을 쉬게 하였다. 9월 17일 재진 시 설사가 멈추고 가슴이 편안하며 수면이 개선되었다. 이전 처방에서 천초川椒는 2g으로 줄이고 봉밀蜂蜜 한 스푼을 넣어 2주 동안 계속 복용하도록 하였다.

이상은 최근 만성 설사를 치료하기 위해 오매환烏梅丸을 사용한 세 가지 사례였다. 오매환烏梅丸은 《상한론傷寒論》에서 회궐蛔厥을 치료하는 전문방이고, 또 오래된 설사에 주로 쓴다. 이러한 설사는 대부분 복통을 겸한 설사이며 비교적 오래되었고, 동시에 역류를 동반하거나, 위통이나 탄산呑酸이 있기도 하고, 트림을 하고 복창腹脹 증상이 있기도 하며, 설사나 역류는 주로 한밤중이나 새벽에 발생한다. 이 병은 대부분 중년·노년 여성에게 흔하며, 그중 대부분은 번조煩躁하고 초조하며 잠을 자지 못하고, 그 사람들 중 대부분은 몸이 마르고 황색이거나 청황색을 띠는 가운데 홍조가 띠는 경우도 있으며, 맥은 현경대弦硬大하여 손가락을 치고, 손발은 대부분 차갑다.

오매환은 주로, 복통을 동반하는 설사를 치료하는 특징이 있다. 사역산증四逆散證, 반하후박탕증半夏厚朴湯에 비해 복통이 뚜렷하고 번열은 더욱 뚜렷하다. 갈근금련탕증葛根芩連湯證, 황련탕증黃連湯證에 비해서 갈근금련탕증葛根芩連湯證은 역류가 없고 황련탕증黃連湯證은 궐랭厥冷하지 않다. 많은 환자에게 담낭병이 있어 대시호탕大柴胡湯을 쓸 기회가 있는 것 같지만 그 통증은 심하心下가 아닌 복부에 있다. 맥이 현경弦硬하고 대大한 것은 사역산四逆散, 부자이중탕증附子理中湯

證과는 거리가 멀다.

오매환의 병기病機는 복잡하고 한열허실寒熱虛實, 승강부침升降浮沈이 혼란스럽게 뒤섞여 있어, 오매환의 구성도 한열寒熱을 함께 사용하고, 쓴맛, 매운맛, 신맛, 단맛 4가지 맛이 모두 있다. 그중 오매烏梅는 지구止嘔하고, 황련黃連·황백黃柏은 제번지리除煩止利하여 번뇌를 제거하고 설사를 멎게 하며, 당귀當歸·세신細辛·천초川椒는 지통止痛을, 부자附子·건강乾薑, 육계肉桂·인삼人參은 온중溫中을 한다. 하지만 약의 배오配伍 작용을 한 가지 약의 효과로 해석하기는 어렵다.

우리도 당분간은 오매환을 하나의 약으로 간주하고 오매환증烏梅丸證도 하나의 병으로 간주하여 이를 "오매환병烏梅丸病"이나 "WMW 증후군"이라고 부르자. 물론 이 병은 《Goldman-Cecil Medicine》[47]에서는 찾아볼 수 없겠지만 말이다.

47 내과 책.

080 특별히 주목하는 당귀작약산當歸芍藥散

2012-10-2 13:27:09

당귀작약산當歸芍藥散은 《금궤요략金匱要略》에서 여성의 복통을 치료하는 처방으로 6가지 약으로 구성되어 있다. 당귀當歸 3냥, 작약芍藥 1근, 천궁川芎 반 근, 복령茯苓 4냥, 택사澤瀉 반 근, 백출白朮 4냥. 절구에서 빻아서 가루로 만들고, 방촌비方寸匕로 떠서 술에 섞어서 하루 3회 복용한다. 방촌비方寸匕는 고대의 측량도구인데 정사각형 1촌으로 제작되었으며, 1방촌비方寸匕의 용량은 현대적으로 계산하였을 때 약 2.7ml와 같다. 이것을 무게로 따지면 약 1g 정도이고 금석약金石藥은 약 2g 정도이다. 이 소량의 분말 처방은 수천 년 동안 중국인들이 여성의 출산 후 월경 조절에 쓴 좋은 처방이다.

먼저 그해 Z씨(여성)는 고령으로 이미 임신 5개월이었지만 오른쪽 복부에 통증이 잦고 그 원인이 불분명했었다. Z씨 사촌이 내 제자여서 한약을 먹으러 나에게 왔다. 그녀는 산둥山東 사람으로, 키가 크고 불편함이 없으며 얼굴만 약간 부어 있었다. 당귀작약산當歸芍藥散을 탕제로 처방하였다. 약을 복용한 날 밤, 태아의 움직임을 느꼈고 오른쪽 복부의 통증이 완화되고 온몸이 가벼워졌다. 이 처방을 출산할 때까지 복용하게 하였고 건강한 여아를 출산하였다. 병원에서도 환자의 상태에 대하여 10점 만점에 10점을 주었다. 지금 아이는 어느덧 총명하고 영리한 중학생이 되었다.

또 저장浙江성 취저우衢州에서 온 IgA신증(IgAnephropathy) 환자의 치료사례를 설명하겠다. 그녀는 임신을 지속하기 위험하다는 의사의 통보를 받고도 의연히 아이를 낳기로 결심했다. 임신 7개월이 되었을 때 임신성 고혈압(pregnancy−induced hypertension syndrome)이 나타났다. 이 병은 고혈압, 부종, 단백뇨 증상이 있고, 심한 경우 경련, 혼수상태, 심부전, 신부전이 일어날 수도 있다. 그녀는 한의학 치료를 희망하여 나에게 외래로 왔다. 나는 그녀의 굳건한 표정을 바라보며 산모의 심정을 이해하게 되었다. 나는 당귀작약산當歸芍藥散 원방을 처방하였다. 그로부터 4개월 뒤 산모가 다시 내 앞에 나타났다. 그녀는 얼굴이 붉고 윤기가 흘렀으며 한 달이 된 건강한 사내아이를 안고 있었다. 그녀는 나에게 "전자간증[48]"(Pregnancy induced hypertension)이 잘 조절되어 달을 채워서 아이를 낳았다고 하였다.

당귀작약산當歸芍藥散은 전통적인 양태養胎 처방이다. 일본 오다이 요도尾台榕堂의 경험에 따르면, "임신이 된 지 한 달이 지났는데 태아가 위축되고, 크지 못하며, 복중腹中이 구급拘急한 경우, 마땅히 이 처방을 써야 한다."(《유취방광의類聚方廣義》)라고 하였다. 또 일본의 현대 한방의사인 호소노 시로細野史郎 선생은 이 처방은 습관성 유산을 치료할 수 있으며 임산부가 이 처방전을 복용하면 임신성 신증후군(Nephrotic syndrome)의 발생을 예방할 수 있다고 말했다. 그는 또한 임산부가 이 처방을 복용하면 쉽게 분만하는 데 도움이 될 뿐만 아니라 태아가 매우 건강하며 향후 성장과 발달에도 매우 좋다고 말했다(《한방의학십강漢方醫學十講》).

당귀작약산當歸芍藥散은 주산기[49](perinatal period) 건강관리에 사용될 뿐만 아니라 월경 조절, 피부 보습 및 미용에도 사용한다. 만약 여성들의 생리통에 사용한다면 술로 복용하는 것이 좋고, 여자가 생리량이 적거나 폐경이라면 단용單用하거나 갈근탕과 배합하여 쓸 수 있다.

특히 여자의 기미에 당귀작약산當歸芍藥散을 복용하는 것은 종종 사람들을 기쁘게 하는 효과가 있다. 또한 당귀작약산當歸芍藥散과 소시호탕小柴胡湯을 함께 쓰면 여성에게 흔히 발생하는 하시모토병, 건조증후군, 류머티스 관절염, 자가면역간질환, 홍반루푸스 등의 각종 자가면역학적 질환을 치료할 수 있는데, 이것에 관련한 경험은 다음 논문을 통해 특별히 소개하겠다.

임상에서 쓰는 당귀작약산當歸芍藥散은 원서에서 나오는 비율을 따른다. 당귀當歸 1g, 작약芍藥 4g, 천궁川芎 2g, 복령茯苓 1g, 택사澤瀉 2g, 백출白朮 1g을 가루 내어 하루에 2회 복용한다. 보통 막걸리에 타서 복용하는데 포도주나 황주에 타서 먹어도 되며, 특히 생리통이 있을 때 좋다. 술을 마시지 않는 사람은 쌀

48 임신과 합병된 고혈압성 질환. 전자간증(임신중독증)은 임신과 합병된 고혈압성 질환을 말한다. 임신과 합병된 고혈압이란 임신 중 고혈압이 발견되는 경우라 할 수 있다.

49 출산 전후의 일정 기간. 전통적으로 임신 28주부터 산후 1주까지의 기간을 가리킨다. 《현대중국어사전》(교학사)

죽, 꿀, 요거트를 사용할 수 있다. 내 아내의 경험에 따르면, 플레인 요거트에 섞어 먹을 때 가루가 목에 걸리지 않고 맛도 매우 좋다고 한다. 당귀작약산當歸芍藥散은 이렇게 좋은 처방이기에 사람들의 주목을 받지 않을 수 없다.

081 왜 진무탕증眞武湯證을 알아보지 못하였을까?

2012-12-9 17:54:30

10월에 장인江陰에서 한 노인을 치료하였다. 피부가 노랗고 걸을 때 비틀거리며 걸었는데, 어지럽고 정신이 아득해지고, 오른손을 떨며 손발이 원활하지 못한 지 수년 되었다고 하였다. 병은 배우자가 사망한 이후 시작되었으며, 우울하고 슬퍼서 평소 쉽게 눈물을 흘리며, 밤에는 잠을 자지 못하고 쉽게 추위를 탔다. 양방 검사 시 특별한 이상은 없었다. 나는 먼저 시호가용골모려탕柴胡加龍骨牡蠣湯을 3주 동안 사용했지만 효과가 없었고 여전히 머리가 어지럽고 넘어질 것 같았다. 재진 시 머리가 아찔하며, 몸이 후들거리고 흔들려 땅에 넘어질 것 같다는 고전적 진무탕증眞武湯證의 방증에 따라 진무탕 원방을 사용하였다. 제부편制附片 15g, 백작白芍 15g, 백출白朮 15g, 복령茯苓 15g, 건강乾薑 10g, 7제를 처방하였다. 여러 가지 증상이 현저히 경감되고 안색도 크게 호전되었다.

왜 진무탕을 생각하지 못하였을까? 고정된 사고가 훼방을 놓은 것이다. 먼저 사용하였던 시호가용골모려탕柴胡加龍骨牡蠣湯을 사용한 이유는 정신적 외상을 유인으로 생각하여 우울한 증상만 생각이 쏠렸기 때문이며, 또한 시호가용골모려탕柴胡加龍骨牡蠣湯은 뇌를 튼튼하게 하는 처방이라고 생각하여 현기증과 떨림이라는 두드러진 주소를 간과하였기 때문이다. 어지럼증과 떨림은 병이고 불면증과 우울증은 체질적인 증상이다. 병이 있으면 먼저 병을 치료해야 하고, 병이 없어지면 체질을 조절해야 한다. 또는 병을 치료하는 과정 중에 병이 없어지지 않더라도 체질을 조절할 수 있다. 이것이 바로 급즉치기표急則治其標, 완즉치기본緩則治其本의 원칙이다.

왜 또 진무탕眞武湯을 생각해 낼 수 있었을까? 초진에 실패한 후, 나는 다시 주의 깊게 관찰하고 생각을 바꿔보았다. 창서우常熟 지역의 명의인 차오런바이曹仁伯 선생은 "무릇 소년의 병을 볼 때는 절대 죽지 않으리라는 것이 마음에 있어야 하고, 만약 죽는 경우에는 나의 능력이 부족하였던 것이며, 한번 어려운 것을 마주하면 즉시 정신을 차리고 반드시 정면으로 맞서 빈틈없이 해야 한다. 의학을 공부하는 사람이라면, 이런 자세가 없어서는 안 된다"라고 말했다. 병을 치료하는 것은 이런 자세가 있어야 머릿속에 저장되어 있던 정보를 빨리 꺼낼 수 있다. 병을 치료하는 것은 시장에서 물건을 사는 것처럼 간단한 일이 아니므로, 진지하고 자세히 하지 않을 수 없다. 왜냐하면, 모든 환자는 과학적 연구 주제이기 때문이다.

082 결코 약하지 않은 마행석감탕麻杏石甘湯

2012-12-8 11:57:28

지난달 초 난징南京의 좡위안러우狀元樓 호텔에서 열린 경방經方 연례회의에 참석했는데, 어느 외지 회의 대표가 도움을 요청했다. 그녀의 아이가 기침과 천식이 있고 열이 났는데, 소아병원 응급실에서 모세기관지폐렴으로 진단하여 즉시 입원하라고 하라고 하였고, 따르지 않으면 생명이 위험할 것이라고 했단다. 그녀는 입원하지 않고 한약으로 치료해도 되는지 물었고, 나는 가능하다고 했다. 그녀는 아이를 병원에서 호텔로 데려왔다. 첫돌도 지나지 않은 아이는 얼굴이 크고 영양 상태가 좋았지만 때때로 기침을 하였고 땀이 많이 나며 계속 울었다. 나는 즉시 마행석감탕증麻杏石甘湯證이라고 판단하였고 즉시 생마황生麻黃 10g, 생석고生石膏 50g, 행인杏仁 15g, 생감초生甘草 10g을 처방하였다. 약국에서 급하게 300ml로 달여서 한 번에 2~3순갈씩 2시간에 한 번씩 복용하도록 하였다. 아이의 부모는 저녁 무렵 약을 받았고, 오후 9시가 넘어서자 아이가 약을 두 번 복용한 후 기침과 천식이 호전되어 편안하게 잠들었다는 메시지를 받았다. 이튿날 오후, 회의장에 안겨서 들어온 아이는 이미 생기가 돌고 있었다.

마행석감탕麻杏石甘湯으로 폐렴을 치료하는 것은 드물지 않다. 이 처방은 원래 열천熱喘 치료의 대표적인 처방으로, 이 증證의 특징으로 《상한론傷寒論》에는 "땀이 나고 숨이 차다[汗出而喘]"라는 고전적 표현이 있다. 근대 의사들은 홍역후폐렴(postmeasles pneumonia), 급성폐렴(acute pneumonia) 등의 각종 폐렴을 치료하는 데 사용하였다. 효과가 빠를 뿐만 아니라 비용도 적게 들기 때문이다.

사스(SARS, 중증급성호흡기증후군)가 기승을 부릴 때 마행석감탕麻杏石甘湯을 사용하여 즉시 대응할 수 있었으나, 많은 의사들이 그것을 믿지 않았다. 하지만 이상할 필요가 없는 것이, 서양의학의 관점에서 본다면 처방에 항균약이 하나도 없는데 어떻게 폐렴을 치료할 수 있겠는가? 솔직히 말해서, 경방을 사용하는 것은 이치에 맞지 않으며, 그때의 환자가 어떠한 반응을 나타내는지에 따라 방증方證에 상응하는 행동을 할 뿐이다. 이것은 옛사람의 지혜라 할 수 있겠다.

그리고 이 사례는 원방을 사용했다. 오늘날 한의사들은 경방에 가감加減하는 것을 좋아하며, 마치 약을 더 넣지 않으면 안심하지 못하고, 또한 자신의 뛰어난 변증론치辨證論治 기술을 보여주지 못할 것 같아 한다는 인식이 있다. 따라서 마행석감탕麻杏石甘湯으로 기침과 천식을 치료하더라도 어성초魚腥草, 황금黃芩, 연교連翹, 금교맥金蕎麥, 길경桔梗, 선복화旋覆花, 금은화金銀花 등을 처방에 종종 더하곤 한다. 하지만 사실 대다수의 상황에서 약을 더하는 것은 효과가 없다. 약의 종류가 많다고 해서 약성이 강해지는 것을 의미하는 것은 아니다. 천연 약물의 사용은 조합에 주의를 기울여야 하는데, 처방의 조성이 처방의 효능을 결정하기 때문이다. 경방은 조정할 것이 없는 가장 완벽한 약물 조성이다. 4가지 약으로 구성된 마행석감탕麻杏石甘湯을 결코 약하게 보지 말자!

083 복령계지오미감초탕茯苓桂枝五味甘草湯으로 심장기능부전을 치료하다

2013-1-8 06:24:23

최근 조수가 원발성 폐동맥고혈압(Primary pulmonary hypertension)을 앓고 있는 소년의 상태가 안정되었다고 전하였다. 기침과 천식이 가라앉고 복수가 줄었으며, 하지의 부종이 없어졌고 부정맥이 있으나 심박수는 80회로 줄어들었다고 했는데, 그 말은 들은 나는 기뻤다.

소년은 내가 특별히 관심을 두던 환자였다. 그는 어려서부터 천식이 있었고, 자주 발작을 일으켰다. 검사 결과 폐동맥고혈압(90mmHg)이었고, 우심확대 및 이첨판·삼천판에 경미한 역류도 있으며, 간비대가 있었다. 원발성 폐동맥고혈압, 기관지 천식으로 진단받았고, 최근 몇 년 동안 지속적으로 발작이 있어 학교를 중퇴하고 집에 있었으며, 매일 밤 똑바로 눕지 못하고 움직이면 숨이 찼다. 작년 초부터 나에게 외래로 진료를 하였고, 나는 계지복령환桂枝茯苓丸에 단삼丹參, 천궁川芎, 우슬牛膝을 더하여 사용하였는데, 증상이 점차 호전되면서 집 밖으로 나가 활동할 수 있게 되어 모두가 기뻐하였다. 뜻밖에도 작년 말에 감기에 걸려 열이 나고 기침과 천식이 심하게 발생하였다. 나는 먼저 소청룡탕小青龍湯에서 마황麻黃을 빼고 사용하였는데, 증상에 호전이 있었다. 이후 목방기탕木防己湯으로 바꾸면서 증상이 심해지고 기침과 천식이 악화된 탓에 가래가 많아 밤새 눕지 못하였으며, 재진 시에 휠체어를 타고 들어왔다.

소년은 정신이 쇠약하였고 맥은 삭數하고 규칙적이지 않았으며, 배가 북처럼 크고 하지 부종이 있었으며, 심기능이 매우 나빴다. 나는 복령茯苓 30g, 계지桂枝 30g, 오미자五味子 10g, 생감초生甘草 5g, 건강乾薑 10g, 세신細辛 5g, 대추紅棗 30g, 백작白芍 15g으로 처방을 바꾸었다. 약을 복용한 후 밤에 기침과 천식이 완화되었고, 이후 처방에서 백작을 적작으로 바꾸어서 5일을 주기로 하여 보름 동안 계속 복용하게 하였는데, 상태가 완전히 안정되었다.

폐동맥고혈압은 다양한 원인에 의해 일어날 수 있다. 휴지기에서 우심右心으로 관을 넣어 측정한 폐동맥의 평균 압력이 25mmHg 이상인 임상병태생리학적인 질병이다. 폐동맥고혈압은 하나의 독립적인 질병으로 존재할 수 있으며,

많은 질병의 특정 단계로 진행되는 병태생리학적 징후로서 더 흔하게 볼 수 있다. 폐동맥판막치환술로 인해 폐순환 혈류역학적 변화가 생겨 결국 우심부전과 심할 경우 사망에 이를 수 있다.

내 진료실에서는 폐동맥고혈압이 그리 많지 않지만, 볼 수는 있다. 특히 기침과 천식을 앓고 있어 숨이 차서 쌕쌕거리고 입술이 검고 얼굴이 자줏빛인 중년과 노년의 사람들에게, 나는 종종 계지복령환桂枝茯苓丸을 가미加味하여 치료하였다. 소년의 폐동맥고혈압의 사례는 이것 하나뿐이었다.

방증상응方證相應의 원리에 따라가보면, 소년의 눈 주위는 검고 설하정맥은 약간 곡장曲張되었고 하지의 피부는 어둡고 부어 있었기 때문에, 나는 전과 다름없이 계지복령환桂枝茯苓丸을 가미加味하여 사용하였는데, 효과가 여전히 만족스러웠다. 그러나 이번 큰 발작은 외감外感으로 인한 폐감염, 심부전 악화가 있었으며, 기침과 천식이 멈추지 않고 가래가 많으며 복수가 차서 계지복령환桂枝茯苓丸으로 조절이 어려워 결국 경방의 복령계지오미감초탕茯苓桂枝五味甘草湯으로 빠르게 병을 치료하였다.

복령계지오미감초탕茯苓桂枝五味甘草湯은 약칭으로 영계미감탕苓桂味甘湯이라고 하며, 울혈성심부전(congestive heart failure) 치료에 효과적인 처방이다. 이 처방은《금궤요략金匱要略·담음해수병맥증병지제십이痰飮咳嗽病脈證並治第十二》에서 볼 수 있으며, "기침이 심하고 숨이 차서 뭔가에 기대어 있을 뿐 눕지 못하면 소청룡탕小青龍湯으로 다스린다. 복용한 후 좋아졌으나 가래가 많고 입이 마르며, 촌맥은 침沈하고 척맥은 미微하며 손발이 차고 기가 아래로부터 위로 가슴과 목까지 치받으며 손발이 저리고 얼굴에 취한 듯 후끈하게 열이 나다가 열이 다시 아래쪽 넓적다리 안쪽으로 흐르며, 소변이 통하지 않고 때때로 머리가 답답한 경우"가 나타난 사람에게 사용한다. 위의 묘사는 울혈성심부전의 임상 증상과 매우 유사하다. 예전 경험으로 우심부전 환자에게는 복령계지오미감초탕茯苓桂枝五味甘草湯을 단독으로 사용하였을 때도 효과가 있었으나, 나는 대추를 자주 더하여 썼다. 만약 기침과 천식이 심하고 묽은 가래가 많으면 건강乾薑, 세신細辛을 더할 수 있고, 혀가 자紫색이고 눈이 암흑暗黑하면 적작약赤芍을 더할 수 있고, 피부 갑착甲錯과 변비가 있다면 도인桃仁을 더할 수 있다.

이 사례는 다시 요약해 볼 만한 가치가 있다. 왜냐하면 환자가 발병 기간 동안 병원에 입원하거나 수액이나 항생제를 투여하지 않았고 히드로클로로티아지드(Hydrochlorothiazide)와 같은 이뇨제만 복용했기 때문이다. 이는 경방으로 급성 중증 질환을 치료할 수 있는 단서이다. 그리고 환자와의 협력이 매우 중요한데, 이는 병을 치료하고 치료를 받는 어려운 과정을 거치게 되기 때문이다. 이 소년과 부모는 경방에 대한 굳은 신뢰가 있었기 때문에, 비록 병이 심각했지만 나는 여전히 한약을 쓸 수 있었다. 이 사례를 통해 우수한 의사와 환자의 관계가 임상치료의 효과를 얻는 데 얼마나 중요한지 알 수 있다.

2013-1-28 22:02:17

최근 유즙 분비증(galactorrhea) 환자 2명을 진료한 적이 있다. 두 명 모두 30세 전후의 여성으로 한 명은 계지가용골모려탕桂枝加龍骨牡蠣湯을 사용하였고 나머지 한 명은 반하사심탕半夏瀉心湯을 사용했는데, 단기간의 효과는 만족스러웠다.

T씨(여성)는 길고 마른 얼굴에 색은 황백색이며, 입과 입술은 건조하였고 설담舌淡하고 태박苔薄하였다. 유즙 분비증으로 진단받은 지 5개월이 되었고, 양쪽 유방에서 유즙이 흘렀다. 쉽게 피로하고 쉽게 놀라며 꿈을 많이 꾸고, 항상 영혼이 분리되는 느낌이 있다고 하였고, 평소 대변이 건조한 편이었다. 산전에 월경은 3개월에 2번 정도 했고, 산후에는 1~2달에 한 번씩 월경을 하였다. 1개월 전에 유산을 하여 병력을 추적해 보니, 2006년 뇌하수체 미세선종 확진을 받았었고, 브로모크립틴(Bromocriptine)[50]으로 치료받은 적이 있었다. 계지桂枝 15g, 백작白芍 15g, 생감초生甘草 5g, 용골龍骨 15g, 모려牡蠣 15g, 건강乾薑 10g, 대추紅棗 30g, 15제를 처방하였다. 매주 5제를 복용하고 3주 후에 재진하였다. 이 처방을 복용한 지 2주째가 되었을 때 유즙이 흐르는 것이 크게 호전되었고, 이제는 짜지 않으면 유즙이 흐르지 않는다고 말하였다.

모某씨(여성)의 체형은 중간 정도로 통통하고 얼굴이 둥글었으며, 얼굴색은 붉고 입술도 두껍고 붉었다. 그녀는 양측 유방에서 유즙이 흐르는 것을 주소증으로 내원하였으며, 생리 주기가 30~45일이었다. 반위反胃[51]와 실면失眠이 있고, 변에 형태가 없으며, 입안에 쉽게 궤양이 생기기며, 관절이 시큰하고 뻐근하며 불편하였다. 혀는 붉고 태황苔黃하며, 맥은 활滑하였다. 황련黃連 5g, 황금黃芩 10g, 당삼黨參 15g, 강반하薑半夏 15g, 생감초生甘草 5g, 건강乾薑 10g, 대추紅棗 20g, 10제를 처방하였다. 격일로 1제를 복용하고, 4주 후 재진을 하였다. 약을 복용한 지 2일 만에 유즙이 흐르지 않았고, 반위反胃와 실면失眠 등

50 프로락틴 분비 과잉 억제제이다.

51 위반(胃反)·번위(翻胃)·위번(胃翻)이라고도 일컬음. 음식을 먹은 다음 일정한 시간이 지나서 토하는 병증이다.

이 호전되었으며, 구강궤양은 지금까지 나타나지 않았다고 말해 주었다.

유즙 분비증은 비산욕기 또는 수유가 중단된 지 반년 이상 된 여성의 유방에서 유즙이 흐르는 현상을 말하는 것으로, 발생 대상에 따라 세 가지 경우로 볼 수 있다. 키아리-프로멜 증후군(Chiari-Fromel syndrome)[52] 환자가 산후 또는 수유를 중단한 후에 증상이 나타나고, 아르곤즈-델 카스티요 증후군(Argonz-del Castillo syndrome)[53]은 임신과 관련이 없으며, 포브스-올브라이트 증후군(Forbes-Albright syndrome)[54]은 뇌하수체샘종의 징후가 있는 환자이다.

세 가지 질병의 상황은 다르지만 모두 시상하부-뇌하수체 기능의 불균형이라는 병리학적 특성이 있다. 서양의학에서는 일반적으로 뇌하수체 종양이 있는 경우 수술 및 방사선 치료를 하며, 일반적인 약물요법으로는 브로모크립틴(Bromocriptine), 티록신(thyroxine), 성호르몬 등을 사용한다. 경방으로 이 병을 치료할 때 이것에 대한 이해나 인식이 없으므로, 전문방은 더욱이 존재하지 않는다. 다만 환자의 개별 특성을 찾아 방증方證을 결정하고 증상에 상응하는 경방을 사용한다.

T씨는 유즙 분비증이 수유 후에 발생하였으며, 뇌하수체에 종양도 있었지만, 이 중 어느 것도 처방 선택에 도움이 되지 않았다. 나는 계지가용골모려탕桂枝加龍骨牡蠣湯을 사용하였는데, 그 근거는 첫째로 희고 말랐으며 초췌했다. 둘째, 수면장애가 있고 꿈을 많이 꾸었으며 쉽게 놀랐다. 셋째, 대변이 건조하였다. 모某씨의 유즙 분비증은 수유와 무관하였고, 뇌하수체 병변도 발견되지 않았으며, 아르곤즈-델 카스티요 증후군에 속하는지 여부는 알 수 없지만, 내 선택에 영향을 미치지는 않았다. 모某씨는 반위反胃, 구창口瘡, 묽은 변, 실면 등의 증상이 있는 명확한 반하사심탕증半夏瀉心湯證이었으며, 체형도 T씨와 완전히 달랐다. 내 눈에는 둘 다 유즙 분비증이었지만, 두 가지 다른 병이었다. 하나는 계지가용골모려탕병桂枝加龍骨牡蠣湯病이고, 다른 하나는 반하사심탕병半夏瀉心湯病이다. 이것이 경방의 시각이다.

---

52 멘델(Mendel)이 1946년에 명명하였다.

53 아르곤즈-델(Argonz-del)이 1953년에 명명하였다.

54 포브스(Forbes)가 1951년에 명명하였다.

085 당귀사역탕當歸四逆湯과 오자병烏紫病

2013-1-31 21:04:04

당귀사역탕當歸四逆湯은 사지궐랭四肢厥冷을 치료하는 유명한 경방經方이다. 고전적 방증方證으로는 "손발이 몹시 차갑고 맥脈이 세細하여 끊어질 듯한 경우"(《상한론》 351조)와, "환자가 속에 오랫동안 한寒이 있다"(《상한론》 352조)가 있다. 나는 동창凍瘡, 혈관염, 유방 통증, 류머티스 관절염, 죽상동맥경화증 등을 치료하기 위해 이 처방을 자주 사용하는데, 증상 개선 효과가 있었다. 임상 결과 이런 환자는 냉통冷痛의 특징 외에도 대부분의 사지 말단이 청자색을 띠고 있었다. 예를 들면 아래와 같다.

J씨(여성, 48세)는 8년 이상 양쪽 종아리와 팔에 망상피반을 주소증으로 스촨화시四川華西의원에 입원해 혈관염, 죽상동맥경화증으로 진단을 받았다. 2011년 12월 19일 초진 시 신장 165cm, 체중 70kg의 건장한 체격으로 얼굴색은 암홍暗紅색이며, 코는 청자青紫색이고, 전신에 청색증이 있었으며, 특히 두 발의 발가락 색이 자紫색이 되었다. 오른쪽 새끼발가락에 궤양이 있었는데, 차가운 것이 닿으면 아프고 여름에는 호전되었다. 뜨거운 것이 닿으면 가렵고, 이목구비의 가려움과 전신에 통증이 있었으며, 설질은 암홍暗紅하였다.

당귀當歸 10g, 계지桂枝 10g, 육계肉桂 10g, 백작白芍 10g, 적작赤芍 10g, 북세신北細辛 10g, 생감초生甘草 5g, 건강乾薑 5g, 대추紅棗 20g, 통초通草 5g, 7제를 처방하였다. 2012년 2월 9일 재진 시 발가락이 보라색으로 변하는 것이 개선되었고, 전신의 청색증도 호전되었다. 오른쪽 새끼발가락 궤양도 좋아졌고, 전신통증 또한 감소하였다. 이전 처방을 계속 복용하게 하였다. 3월 12일 3차 진료에서 발가락의 보라색 상태가 크게 개선되어 약 복용을 멈추었고, 발가락 통증도 완화되었고, 날씨가 더워도 이목구비와 피부가 가려웠으며, 잇몸이 붓고 아프다고 하였다. 따라서 이전 처방에 형개荊芥 20g, 방풍防風 20g, 시호柴胡 20g을 더하여 20제를 처방하였고 매주 5제를 복용하게 하였다.

N씨(남성, 57세)는 키 166cm, 몸무게 75kg이다. 몸은 건실한 편으로, 안색은 암청회暗青灰색이다. 2012년 7월 31일 초진 시 7년 동안 전신 관절에 이동성

통증이 있어 내원하였고 양방의학에서는 류머티스 관절염으로 진단받았다. 팔다리가 차갑고 발에 마목감이 있으며 하지가 청자靑紫색이었고, 손가락 끝 말단이 자색으로 변하였으며 맥이 완緩하였다. 맥박은 60회/분이었다. 마황부자세신탕합당귀사역가오수유생강탕麻黃附子細辛湯合當歸四逆加吳茱萸生薑湯(생마황生麻黃 10g, 제부편制附片 15g, 북세신北細辛 5g, 계지桂枝 15g, 백작白芍 15g, 당귀當歸 15g, 생감초生甘草 5g, 건강乾薑 10g, 대추紅棗 30g, 오수유吳茱萸 5g) 10제를 처방하였다. 식후 2회, 매주 5제를 복용하도록 하였다. 8월 18일 재진 시에 약을 복용한 후 발의 마목감麻木感이 감소하고 통증이 크게 호전되었으며, 식욕이 좋아졌고 대변이 묽어졌다고 하였다. 백작총감편白芍總苷片[55]만을 복용하였고, 맥박은 74회/분이었다. 이전 처방에 생황기生黃芪 30g, 육계肉桂 5g을 더하여 15제를 처방하였고, 복용법은 이전과 같은 방법으로 하게 하였다.

2012년 9월 8일 3차 진료 시 약을 복용한 후 관절통은 기본적으로 없었고, 하지의 정강이 부분의 피부색은 붉게 변했으나, 하지는 여전히 마목감이 있었다. 맥박은 60회/분이었다. 이전 처방을 20제 더 복용하도록 하였으며 복용 방법은 이전과 같았다. 10월 23일 4차 진료 시 통증이 크게 호전되고 통증이 있더라도 1~2일 만에 완화되었다. 왼쪽 하지의 피부에는 색소 침착이 되었고, 피하에 결절이 있었다. 혀는 담홍淡紅색이고, 설태는 노랗고 후니厚膩하였다. 맥은 침완沈緩하고, 맥박은 72회/분이며, 이전 처방을 11월 20일 5차 진료 시까지 계속 복용하였다. 오른발의 마목감이 줄었고, 피부색은 붉어졌다.

이런 청자靑紫색은 혈어증瘀血證이 아니고 한증寒證이다. "손발이 매우 차갑고 맥이 세細하여 끊어질 듯한 경우"는 혈관이 수축하고 국부에 혈액 공급이 부족함을 시사한다. 다양한 이유로 동맥혈관이 수축하고 미세혈관과 정맥혈관이 상대적으로 확장되며 조직의 혈액에 산소 함량이 감소하여 피부가 남자藍紫색을 띤다.

당귀사역탕當歸四逆湯으로 치료한 대부분의 환자는 손발이 차고 저리며, 차가워지면 통증이 생기고, 따뜻하게 해주어도 쉽게 따뜻하게 변하지 않는다. 여

55 albiflorin이 대부분을 차지하는 중성약.

름에도 음냉陰冷하고, 손톱·입술·얼굴의 색이 창백하거나 청자靑紫색으로, 특히 청자색의 특징이 뚜렷하다. 천루이춘陳瑞春 선생은 당귀사역탕當歸四逆湯으로 "오취병烏嘴病"을 치료한 사례가 하나 있었는데, 환자는 추운 겨울이 되면 입술, 콧날, 귓바퀴, 양 손가락 관절이 모두 자흑紫黑색이 되었고, 봄이 되어 따뜻해지면 증상이 완화되었다고 하였다.

당귀사역탕當歸四逆湯 25제를 사용하여 완치하였고 이듬해에도 재발하지 않았다(《진서춘상한론陳瑞春論傷寒》). 천陳 선생의 명명법에 따르면 J씨는 오각병烏腳病이다. N씨는 얼굴과 팔다리가 모두 청자靑紫색인데, 이것이 바로 "오자병烏紫病"[56]이다. 나는 오자병烏紫病으로 이 병증病證을 이해하는 것이 더 객관적이라고 생각한다. 이것은 당귀사역탕방증當歸四逆湯方證에 대한 또 다른 설명이다.

오자병烏紫病은 동창, 혈관염, 냉증冷症, 레이노 등의 질환에서 특히 흔하며, 오자烏紫가 나타나는 경우에만 당귀사역탕當歸四逆湯을 사용하는 것이 효과적이다. 오자烏紫가 붉게 바뀌었다면 질병이 치유되었다는 징표이기도 하다.

56 새로 절인 채소를 섭취하여 발생하는 중독성 질환으로 주로 피부, 점막 등에 생기는 청색증이다.《중의약학명사(中醫藥學名詞)》

086 구미口糜를 치료한 처방들

2013-2-1 14:25:33

화요일 외래 진료에서, 류허구六合區에서 온 H씨가 좋은 소식을 가져왔다. 10제 약을 복용한 후 13년간 그를 괴롭혔던 구강점막의 미란과 통증이 기대 이상으로 크게 호전되었다고 하였다. 금년 예순인 그는 구강 편평태선(oral lichen planus, OLP)을 앓고 있으며, 양쪽 뺨의 점막이 붉고 아파서 식사와 수면에 영향을 미쳤다. 그의 안색은 붉고 설질舌質은 암홍暗紅하며, 설태舌苔는 건니乾膩하고 맥은 현활弦滑하여, 나는 열증熱證으로 그를 진단하였다. 황련黃連 5g, 황금黃芩 15g, 황백黃柏 10g, 치자梔子 10g, 대황大黃 5g, 생감초生甘草 20g을 처방하였고, 물에 달여 매일 밤 잠자기 직전에 1회 복용하도록 하였으며, 1제를 2일 동안 복용하도록 하였다. H씨는 이제 오른쪽 점막이 아프지 않고 혀로 핥아도 매끈하다고 말하며 기뻐했다. 내가 검사해 보니, 그 왼쪽의 점막에도 콩알만 하게 미란糜爛된 부분이 남아 있었는데, 지난번에는 무려 100원짜리 동전 크기였다.

이 구강 편평태선(OLP)을 치료한 처방은 이미 여러 차례 사용했는데, 그 효과가 모두 괜찮았다. 하지만 대부분 열이 많은 환자에게만 사용했었다. 그들은 대부분 얼굴이 붉고 국소에 충혈이 있었으며 대변이 딱딱하였다. 또한 입이 마르고 쓰다고 느꼈으며, 잠을 잘못 자고, 혀가 마르고 작았으며 딱딱하고 노쇠한 등의 특징이 있었다. 만약 안색이 노랗고 근육이 부드러우며 변에 형태가 없고 혀가 통통한 사람은 적합하지 않은데, 이때 나는 통상적으로 오령산五苓散을 썼다. H씨는 화火체질로, 그의 구미口糜[57]를 치료하는 것은 역시 그 처방이어야 했고, 예측한 대로 효과를 보았다.

이 구미口糜를 치료하는 이 처방은 황련해독탕합대황감초탕黃連解毒湯合大黃甘草湯이다. 처방에 감초甘草는 20g, 황금黃芩은 15g으로 많은 양을 썼다. 감초는 점막 복구제로서 구강점막, 위점막, 질점막에 나타나는 미란糜爛과 충혈充血이

57 달리 구파(口破)라고도 일컫는다. 어린아이의 입 안이 벌겋게 붓고 헤지며 냄새가 나는 병증이다.

된 경우, 많은 양을 쓰지 않을 수 없다. 황금은 점막충혈을 억제할 수 있고 입술 전체가 붉거나, 출혈로 인해 진홍색인 경우 비교적 적합하다. 이 용량은 내가 감히 쉽게 바꿀 수 없다. 임상에서 관찰하려면 처방이 상대적으로 고정되어야 하며, 만약 처방이 불안정하고 가감加減이 많으며 한약과 양약이 혼재되어 있으면 어떻게 치료 효과를 관찰할 수 있겠는가? 어떻게 임상 경험을 축적할 수 있겠는가? 나의 다양한 경험은 이렇게 해 온 것이다. H씨는 10제의 약값이 단돈 만 원 정도라며 기뻐하였다. 그는 또 "경방이 좋다. 적은 양의 약으로 효과가 좋아 나 같은 서민들이 먹기가 좋다"라고 하였다.

087 소방小方 작약감초탕芍藥甘草湯

2013-3-6 09:42:18

지난주 외래진료에서 당뇨병이 있는 Z씨가 기뻐하며 나에게 말하기를, 밤마다 괴롭던 종아리 근육경련이 사라졌다고 했다. 처방은 매우 간단했다. 작약감초탕芍藥甘草湯(백작약白芍藥 50g, 생감초生甘草 5g)을 Z씨는 당일 저녁에 복용한 후, 거의 한 달간 재발한 적이 없다고 했다. 그는 "이 처방은 정말 신묘하다"라고 하였다.

작약감초탕으로 종아리 근육경련을 치료하는 것은 장중경張仲景의 경험이다. 《상한론傷寒論》에서는 작약감초탕芍藥甘草湯이 "각연급脚攣急"을 치료한다고 하며, 효과가 빨라 약을 복용하면 곧 다리가 펴진다고 하였다.

후대에도 지속적으로 사용되어 여러 번 효과가 검증되었다. 그래서 《주씨집험방朱氏集驗方》에서는 마침내 작약감초탕芍藥甘草湯을 "거장탕去杖湯"으로 이름을 바꾸었다. 쥐가 난다는 것은 의학적 용어로는 비복근 경련이다. 이것은 국소적인 병변일 뿐만 아니라 전신성 질환의 국소적인 징후이기도 하다. 나는 일부 간肝 질환 환자에게 심하게 쥐가 나는 것을 경험한 적이 있었는데, 작약감초탕芍藥甘草湯에 몇 가지 약을 가미加味한 후 근육경련이 호전되고 간 질환도 조절되었다. 그 외에도 당뇨병, 기관지 천식, 좌골신경통, 디스크 협착증, 급성 신장 결석, 폐동맥고혈압(pulmonary hypertension), 과다점성증후군(hyperviscosity)에도 유사한 상황이 있었다.

환자는 다리에 쥐가 날 뿐만 아니라 하지가 찼다. 걸을 때 통증이 있고, 피부가 국소적으로 어둡고 부어 있었으며, 발바닥이 갈라지는 등의 증상이 있었다. 따라서 나는 임상적으로 다리에 쥐가 나고 나머지 하체 증상이 있는 것을 작약芍藥 사용의 지표로 삼았다.

작약감초탕芍藥甘草湯이 치료하는 각연급脚攣急은 하체근육의 구급拘急[58], 경련뿐 아니라 환자의 복근 긴장이 높아지는 것을 포함하며, 손으로 배를 누르면

58 경련이 일어나 팔다리를 굽혔다 폈다 하지 못하는 증세이다.

종종 근육이 딱딱해지는 것을 느낄 수 있다. 일본 고방가古方家인 요시마스 토도吉益東洞의 경험에 따르면 복피의 경련은 눌러주는 것(안마와 지압 등)을 게을리하지 않아야 한다고 하였다. 즉 복직근에 급성 경련이 있거나, 복벽이 아무리 이완되어 있더라도 복저근육은 구급拘急한 상태인 것이다. 《건수록建殊錄》에 "운주雲州 의사 축구마祝求馬가 20살 어느 날에 갑자기 송곳처럼 찌르는 듯하고, 칼로 긁는 것 같은 발꿈치 통증이 있어 발을 디딜 수 없었고 많은 의사 중 처방할 수 있는 자가 없었다. 어느 종기 전문의는 고름이 있어 칼로 도려내어야 한다고 하였으나, 이 또한 효과가 없었다. 그래서 영迎 선생이 진찰을 하였다. 복부 피부의 경련이 있고 눌러도 이완되지 않아 작약감초탕芍藥甘草湯을 마시게 하였고, 복용하자 통증이 없어졌다"라는 기록이 있다. 복부 피부의 경련은 복근이 상대적으로 긴장되는 것을 가리키며, 복근의 긴장은 종종 다른 근육도 쉽게 긴장하거나 심지어 경련이 쉽게 유발된다는 것을 시사한다. 작약감초탕芍藥甘草湯이 들어 있는 소건중탕小建中湯은 복중통腹中痛을 전문으로 치료하는데, 《소심양방蘇沈良方》에서는 이 처방을 "복통을 신처럼 치료한다"라고 하였다. 이런 종류의 복통은 어떤 특징이 있는가? 중경仲景은 "복시통腹時痛", "급통急痛"이라 하였는데, 즉 경련성 복통이다. 따라서 원인을 알 수 없는 많은 배꼽주변의 복통에는 작약감초탕芍藥甘草湯이나 소건중탕小建中湯을 사용할 수 있다.

나는 알러지성 자반병을 치료하기 위해 소건중탕小建中湯을 종종 사용하는데, 그 이유는 환자에게 복통과 경련성 복통이 자주 있기 때문이다. 작약감초탕芍藥甘草湯 원방의 처방량은 작약과 감초 각 4냥兩이며, 후대의 의사들은 종종 임상 상황에 따라 비율을 조정하는데, 예를 들어 《주씨집험방朱氏集驗方》에서는 6:1로 조정하며 《상한론방해傷寒論方解》에서는 5:2부터 2:1로 조정하고, 나는 3:1 또는 6:1로 자주 사용한다. Z씨는 당뇨병이 있고 단 음식 섭취에 대한 우려 때문에 감초甘草를 5g만 사용하였는데도, 역시나 효과가 있었다.

작약감초탕은 약의 개수가 적은 소방小方이지만 효과가 매우 좋다. 당연히 방증方證상응을 전제로 한다. 안타깝게도 이 처방은 병원 처방에서 거의 볼 수 없는데, 그 이유는 소방小方이기 때문이다. 정말로 오늘날의 괴이한 현상이 아닐 수 없다.

088 소시호탕小柴胡湯으로 변비를 치료하다

2013-3-14 13:16:36

모某씨(남성, 32세)는 키 176cm, 몸무게 55kg에 얼굴빛이 푸르고 눈 주변이 어두웠다. 2013년 1월 25일, 변비 15년을 주소증으로 진료를 하였다. 초기에는 3~4일에 한 번 변을 보았는데 나중에는 4~5일에 한 번을 보았고, 8년 동안 개색로開塞露[59], 선통膳通[60] 같은 약물과 건강식품에 의존하여 변을 보았다. 그럼에도 대변을 볼 때 25분 정도 앉아 있어야 나왔고, 부드럽고 가늘며 건조하지 않은 변이었다. 체격은 마르고 약한 체질이었고, 밤이 되면 잠을 잘 자지 못하였고 가슴이 두근거렸으며, 힘이 없는 등의 증상이 있어 억울성변비抑鬱性便秘로 진단하였다. 소시호탕합계감용모탕小柴胡湯合桂甘龍牡湯(시호柴胡 20g, 황금黃芩 10g, 강반하薑半夏 15g, 당삼黨參 15g, 생감초生甘草 5g, 계지桂枝 15g, 용골龍骨 15g, 모려牡蠣 15g, 건강乾薑 5g, 대추紅棗 20g)을 처방하여 격일로 1제를 복용하게 하였다. 3월 12일, 환자 가족은 환자가 약을 먹은 후 이틀에 한 번 변을 보았고 설사약과 관장약이 더 이상 필요가 없어졌다고 전하였으며 약을 더 처방해 주기를 부탁하였다.

소시호탕小柴胡湯으로 변비를 치료하는 것은 경전에 명확하게 나와 있고 다시 후대의 의사들에 의해서 많이 검증되었다. 《금궤요략金匱要略·부인산후병맥증치제이십일婦人產後病脈證治第二十一》에는 "산모가 갑자기 속이 답답하면서 현훈眩暈이 나다가 심해지면 잠시 동안 정신을 잃기도 하며, 맥이 미약微弱하고, 구토를 하고 먹을 수 없으며, 대변은 단단하고, 머리에서만 땀이 나고 …… 소시호탕小柴胡湯으로 주로 치료한다"라고 전문적인 서술이 있다. 송대宋代 상한가傷寒家인 허숙미許叔微는 《상한구십론傷寒九十論》에 한 사례를 기록하였다. "술집 주삼자朱三者는 상한에 걸린 지 6~7일이 되었다. 목 아래부터 땀이 없고, 손발이 차고, 심하心下가 그득하고, 가슴이 가득 차며, 변비가 있었다. 의사에

59 관장약.

60 변비약.

게 보였더니, 손발이 끝에서부터 차가워지고 또 땀이 나지만 가슴이 그득하고 갑갑하여, 그 의사는 음증陰證이라고 생각했다. 내가 진맥을 하였는데, 맥은 침沈하며 긴緊하였고, 그 의사의 진단이 의심스러웠다. 하지만 변비에는 허결虛結이 있다. 어찌하여 음陰인 것인가? 맥이 침긴沈緊한 것은 소음少陰인 것이다. 하지만 소음증少陰證의 대부분은 자리自利하지만 변결秘結은 없다. 따라서 나는, 이것은 반은 표表에 있고 반은 리裏에 있는 것이라고 보았다. 소시호탕小柴胡湯을 주어 대변이 통하고 나았다. 근대 영남상한嶺南傷寒의 대가大家인 역거손易巨蓀의 사례를 살펴보자. 의사인 여呂의 아내가 출산 후 몇 달이 지났는데 대변을 보기 어려우며, 구역감이 있고 먹을 수 없으며, 약간 어지러움을 호소하였다. 의사가 보약을 썼으나 효과가 없었다. 그곳에 있던 사람들이 나에게 진료를 요청하여 소시호탕小柴胡湯을 주로 하여 시호를 8돈까지 사용하였다. 모인 사람들이 떠들썩거리며, 이 처방을 먹으면 산모는 반드시 죽는다고 떠들었다. 그의 숙부가 의학을 알아서, 본시 산모의 울모鬱冒[61]를 치료하는 옛사람들의 법이라고 말하며, 남은 처방을 복용하도록 힘써주었는데 한 번 먹고 바로 나았다.

변비는 원인이 많다. 하지만 대부분 기질적인 것과 기능적인 것, 이 두 가지가 있다고 할 수 있다. 앞에 봤던 몇 가지 사례에서 소시호탕으로 치료한 변비는 비교적 복잡한 기능성 변비였고, 대부분이 우울증이나 불안과 같은 정신·심리적 장애를 동반하였다.

《금궤요략金匱要略》에서는 소시호탕小柴胡湯을 사용하여 산모의 울모鬱冒를 치료한다. 울鬱은 그 사람의 마음이 억눌려 의욕이 떨어진다는 것을 의미하며, 모冒는 머리가 어지럽고 정신이 없으며 눈에 꽃 같은 물체가 보이는 증상을 뜻한다. 구역감이 있고 음식을 먹지 못하며 머리에서만 땀이 나는 등의 증상 때문에 억울과 초초가 신체반응으로 나타났을 가능성이 크다. 허숙미許叔微가 치료한 변비는 상한傷寒의 억울증抑鬱症으로 의심된다. 상복부가 답답하고 불편하며 추위를 타고, 손발이 차가운데 머리에서만 땀이 나고 맥이 침沈하고 긴緊한

61 갑자기 속이 답답하면서 현훈(眩暈)이 나다가 심해지면 잠시 동안 정신을 잃는 증이다. 《한의학대사전》

것은 이 또한 억울증의 흔한 증상이다.

소시호탕小柴胡湯은 본래 우울증 치료에 효과가 있는데, 주요한 치료범위는 "왕래한열往來寒熱하고, 흉협胸脅이 답답해서 편치 않으며, 말이 없고, 음식을 먹으려 하지 않으며, 심번心煩하고, 구역질을 하기도 한다"로 본다. 환자가 의욕이 없고, 말이 적으며 표정이 쌀쌀맞고, 우울한 상태에 있는 것이다. 아마도 우울 상태가 해소되면서 정상적인 배변 기능이 회복된 것으로 보인다.

결국 배변반사는 복잡하고 종합적인 것으로 많은 신경과 근육의 협조 작용을 필요로 하는데, 우울한 상태에서는 어떤 일을 게을리하는 상태가 되어 배변반사의 지연이나 마비를 유발할 수 있다. 소시호탕小柴胡湯의 역할은 반드시 국부가 아닌 전체여야 하므로, 생각의 수준이 더욱 높아야 한다. 이런 작용에 대해 당종해唐宗海 선생은 "이 처방은 달표화리達表和裏하고, 승청강탁升淸降濁을 하는 활제活劑이다"라고 하였다.

변비는 임상에서 흔히 볼 수 있는 증상이고, 변비의 유병률은 인구의 27퍼센트로 알려져 있으며, 환자의 통변通便에 대한 한의학적 수요도 매우 높다. 그러나 경방에는 변비를 치료하는 신비로운 처방이 없으며, 반드시 변비의 원인과 단계를 분석하여 개별화된 치료법을 제공해야 한다.

경방 중 대승기탕大承氣湯, 도핵승기탕桃核承氣湯, 마인환麻仁丸, 대시호탕大柴胡湯은 통변通便할 수 있고, 작약감초탕芍藥甘草湯, 계지복령환桂枝茯苓丸, 당귀작약산當歸芍藥散, 시호가용골모려탕柴胡加龍骨牡蠣湯, 치자후박탕梔子厚朴湯, 사역산四逆散 등도 통변通便을 할 수 있으며, 심지어는 사역탕四逆湯, 마황부자세신탕麻黃附子細辛湯도 심한 변비를 치료할 수 있다. 비결은 어디에 있는가? 《상한론傷寒論》에는 "그 맥脈과 증證을 보고 무슨 잘못을 범했는지 알아내어 증證에 따라 다스린다"라는 말이 있다. 관건은 그 "증證"이다.

089 경방으로 변을 잘 보게 한 4가지 사례

2013-3-29 21:48:20

W씨(여성, 66세)가 고질적인 변비로 처방을 원하였다. 변비는 2년 정도 되었고, 대변은 3~5일에 한 번씩 하였으며 알밤처럼 덩어리져 나왔는데, 매번 같아서 허좌노책虛坐努責[62]하여 반드시 설사약이나 개색로開塞露를 넣어야 변을 볼 수 있었으며, 매우 고통스러워했다. W씨는 마른 편이고 입안에 궤양이 쉽게 생기고, 혀끝이 자주 아팠다. 다른 질환이 없고, 건강검진에서도 큰 병은 없었다. 작약감초탕芍藥甘草湯에 가미를 하여 백작白芍 60g, 생감초生甘草 10g, 생맥아生麥芽 30g을 물에 달여 하루 1제를 복용하게 하였다. 2주 후 진료를 받으러 왔을 때 기쁜 모습으로 하루에 한 번 정상적인 변을 보고 구강 궤양과 혀 통증이 사라졌다고 말하였다.

모某씨(여성)는 변비에 걸린 지 여러 해가 지났고, 어느 노 선생이 생백출生白朮, 욱리인郁李仁, 대마인大麻仁 등을 사용하여 약을 주었는데, 최근에는 효과가 없어 매우 고통스러워하며 처방을 찾았다. 체격은 건실하고 허虛하지 않았으며, 상복부를 눌렀을 때 배가 꽉 찬 듯하여 대시호탕 원방을 시호柴胡 20g, 황금黃芩 10g, 강제반하薑制半夏 15g, 지각枳殼 15g, 백작白芍 15g, 제대황制大黃 10g, 건강乾薑 5g, 대추紅棗 15g, 7제를 처방하였다. 이후 대변은 계속 좋았고, 가끔 잘 안 나올 때 이 처방을 복용하면 바로 효과가 있었다.

어느 노 간부는 당뇨병, 고혈압, 심장병, 전립선 비대증을 앓고 있으며, 체격이 건장하지만 변비에 시달리며 매번 대변을 보는 것이 한 차례 큰 병을 앓는 것과 같았다. 내원 당시 양쪽 하지가 저리고 아파서 휠체어를 타고 이동했으며, 양기陽氣가 모두 위축된 것에 대해 불평했다. 양쪽 하지를 누르면 진흙같이 보였다. 계지복령환합사미건보탕桂枝茯苓丸合四味健步湯(계지桂枝 15g, 복령茯苓 15g, 도인桃仁 15g, 적작赤芍 15g, 단피丹皮 15g, 천석곡天石斛 15g, 단삼丹參 15g, 회우슬懷牛膝 30g)을 처방하여, 매일 1제씩 복용하게 하였다. 수개월 후 진찰을 받으러 왔을 때, 대

62 자주 대변을 보고 싶어 변소에 가서 힘을 주나 대변이 조금밖에 안 나오는 증. 만성 이질로 음혈(陰血)이 상해서 생긴다. 《한의학대사전》

변을 편히 보았고 부종은 대부분 가라앉았으며 다년간의 고통이 완화되었다고 기뻐하였다.

서른한 살 된 여성은 20여 년 동안 습관성 변비가 있었으며, 산후 체중 증가가 심해서 회복을 하고자 왔다. 그 사람은 눈꺼풀이 붓고 피부가 노랗고 얼굴에 기미가 흩어져 있었으며, 전분이 있는 음식들을 먹으면 신물이 올라왔다. 월경 전 유방이 붓고, 통경痛經은 없었으며, 특히 추위를 탔다. 입술은 담홍淡紅색이고, 설체는 뚱뚱한 편이며, 설질은 담암淡暗했다. 나는 당귀작약산當歸芍藥散을 탕제로 바꾸어서 처방하였고, 백작약을 60g으로 중용重用하였으며, 생강生薑과 계지桂枝를 더하였다. 7제를 복용한 후 대변을 잘 보게 되었고, 약을 중단한 후에도 증상이 반복되어 나타나지 않았다.

만성 변비는 한 가지 증상으로 생명에는 위험을 주지는 않지만 삶의 질에 심각한 영향을 미치고 환자가 매우 고통스러워하기 때문에, 의사는 주의를 기울이지 않을 수 없다. 경방에서 변비를 치료하는 처방과 약은 매우 많고, 대부분 전체적인 상황을 근거로 하여 치료한다. 왜냐하면, 변비는 국부적인 증상이지만 병의 근본은 몸 전체이기 때문이다.

위의 첫 번째 사례는 경련성 변비였다. 작약감초탕芍藥甘草湯은 각연급腳攣急을 치료하고 장의 경련성 변비를 치료할 수 있다. 두 번째 사례는 전형적인 대시호탕大柴胡湯 체질로 튼튼하고 상체가 꽉 차 있으며, 심하心下를 누르면 그득한 느낌이 들면서 아프고[滿痛], 실實·열熱에 속하여 보익윤장補益潤腸을 해도 효과가 없다. 세 번째 사례는 계지복령환桂枝茯苓丸 체질로 어혈瘀血이 하반신에 있어 활혈活血하면 바로 통변通便할 수 있었다. 네 번째 사례는 당귀작약산當歸芍藥散 체질로, 기氣·혈血·수水의 부조화가 있어 반드시 백작을 중용重用해야 했다. 왜냐하면, 원방에서의 작약 양이 가장 많아 1근에 달했고, 작약의 별명이 "소대황"으로 통변通便에 있어 뛰어난 장점이 있었기 때문이다.

다만 위의 4가지 사례는 경방이 통변을 하는 데 있어 설사약에 의존하는 것이 아니라 체질 조절에 의존한다는 것을 보여주는 사례에 불과하다 하겠다. 이른바 "질병을 치료함에는 반드시 그 근본을 구해야 한다[治病必求其本]"라는 것이다.

090 온경탕溫經湯으로 치료한 여드름

2013-4-3 11:18:55

Z씨(여성, 30세)는 체형이 중간 정도로 뚱뚱한 편이다. 2011년 12월 04일, 초진을 하였다. 임신 준비를 한 지 1년 정도가 되었는데 아직 성공하지 못했고 월경 주기가 불규칙하고 생리통이 극심했다. 등 부분에 여드름이 있고, 배꼽 주변과 하지에 털이 많이 있었다. 방풍통성산防風通聖散을 가감加減하여 사용하였으나, 3개월 동안 효과가 없었다.

2012년 3월 20일, 3차 진료에서 기초 체온이 낮고, 등에 여드름이 있으며, 월경 주기가 당겨지고, 쉽게 변비가 나타났다. 온경탕溫經湯에 마황을 더하여 오수유吳茱萸 5g, 당삼黨參 10g, 맥문동麥冬 15g, 강반하薑半夏 10g, 생감초生甘草 5g, 계지桂枝 10g, 백작白芍 10g, 당귀當歸 10g, 천궁川芎 10g, 단피丹皮 10g, 아교阿膠 10g, 건강乾薑 5g, 대추紅棗 20g, 생마황生麻黃 5g으로 처방을 바꾸어 15제를 처방하였고, 1제를 2일 동안 복용하게 하였다. 2012년 5월 12일 재진 시 등 쪽의 여드름이 사라지고 월경은 거의 정상이며 기초 체온은 정상이 되었다.

S씨(여성, 30세)는 키 164cm, 몸무게 53kg이다. 여드름이 생긴 지 2년 정도 되었다. 2013년 1월 한 병원에서 청열해독약清熱解毒藥을 복용한 후 여드름이 거의 온 얼굴로 폭발적으로 번졌는데 농이 차고 암홍暗紅색이다. 2월 26일 초진 시 형방패독산荊防敗毒散 7제를 썼다. 3월 5일 재진에서도 여드름은 여전했고, 월경량이 적어서 검사하였는데 에스트라디올(Estradiol)[63] 수치가 낮아 온경탕溫經湯에 마황, 갈근, 도인을 더한 처방으로 바꾸어 14제를 주었고, 매일 1제를 복용하도록 하였다. 3월 30일 재진 시 여드름이 사라지고 피부가 매끄러워졌다. 월경이 16일에 시작되었고, 이전보다 양이 2배 정도 증가했다.

Z씨(여성, 33세)는 키 160cm, 몸무게 46kg이다. 2013년 2월 24일, 초진 시 월경량이 적은 것이 1년 이상이 되었고, 여드름이 10개월쯤 되었다고 하였다. 여드름은 아래턱에 많고 피부가 건조하며 겨울이면 가려웠다. 온경탕溫經湯 원

---

63 난소호르몬의 일종이다.

방을 1개월 동안 복용한 후 얼굴이 처음처럼 깨끗해졌다.

온경탕溫經湯으로 치료한 여드름 환자들은 모두 체형이 보통에서 약간 마른 여성으로 성격이 밝았고, 흰 피부를 갖고 있었으나 광택이 적었다. 또한 입술은 건조하고 두껍지 않으며 손발 피부가 건조하였고, 월경량이 적거나 폐경이 되었을 때는 보통 원방을 쓰면 되었다. 만약 체형이 뚱뚱한 편에 속하고 여드름이 등에 있거나 농포가 있으면 마황麻黃·갈근葛根 등을 더하고, 여드름이 단단하고 색이 어두우면 도인桃仁을 더한다.

여드름은 사실 하나의 증상으로 병인病因이 복잡하여 사용 가능한 처방도 많다. 갈근탕葛根湯, 계지복령환桂枝茯苓丸, 당귀작약산當歸芍藥散, 형개연교탕荊芥連翹湯, 방풍통성산防風通聖散, 시호가용골모려탕柴胡加龍骨牡蠣湯, 대시호탕大柴胡湯, 팔미제번탕八味除煩湯, 계지탕桂枝湯 등을 응용할 수 있다. 최근 여성 여드름 환자 중 온경탕증溫經湯證이 적지 않게 보인다. 발병 원인은 아마도 불규칙한 월경과 성호르몬 수치의 변화와 관련 있을 것이다.

091 사심탕瀉心湯과 혈소판무력증

2013-4-14 09:33:18

어제 M의사가 천陳 씨 여자아이의 비뉵鼻衄과 치뉵齒衄이 효과적으로 조절되었다고 메시지를 보냈다. 최근 2주 동안 출혈 증상이 거의 사라졌고 대변도 정상이라고 하여, 나 또한 기뻤다.

그 여자아이는 11세였고, 나는 올해 3월 31일 우시無錫에서 진료를 하였다. 아이는 생후 5월에 원인을 알 수 없는 코피와 잇몸 출혈이 반복되었고, 2009년까지 출혈 증상이 지속적으로 악화되어 쑤저우蘇州의 한 병원에서 혈소판무력증으로 진단받았다. 지난 3년 동안 장기간 한약으로 치료를 하였고 효과가 일부 있었지만 여전히 자주 출혈이 있었다. 출혈이 심할 경우 코에서 피가 뿜어져 나왔다. 지난해부터 출혈성 빈혈로 세 차례 수혈을 하였다. 2013년 3월 28일, 혈액검사 결과 백혈구 7.0×10^9/L, 헤모글로빈 57g/L, 적혈구 3.27×10^{12}/L, 혈소판 170×10^9/L이었다. 이날 오전 다시 수혈한 뒤 외래로 내원하였다.

가족들은 최근 거의 매일 밤 잇몸에서 피가 난다고 하소연하였다. 아이의 체격은 보통으로, 안색은 붉고 맥은 활滑하고 유력有力하였나. 대변은 건조하고 구슬 같았고, 입이 마르고 쉽게 땀이 났으며, 피부는 무언가가 닿으면 자반이 나타나고, 긁으면 피부에 출혈성 반점이 나타났고, 복통은 없으며, 성격이 급해 짜증을 쉽게 내었다.

아이의 아버지는 처방 기록지를 갖고 왔는데 대방大方[64]이었고, 우각지황탕牛角地黃湯에 청열지혈淸熱止血하는 많은 양의 탄류炭類[65]약물을 사용하고 있었다. 이것은 전형적인 사심탕증瀉心湯證이었다. 나는 즉시 생대황生大黃 6g, 황련黃連 3g, 황금黃芩 6g, 10제를 처방하였다. 매일 1제를 끓는 물에 우려서 4~5회로 나누어 복용하고 주 5일 복용하게 하였다.

---

64 약 종류가 많고 용량이 큰 처방을 가리키는 말이다.

65 법제를 하여 지혈하는 성질을 높인 상태를 가리킨다.

M의사가 나에게 아이의 아버지가 감격하고 기뻐한다며, 경방經方이 신기하다고 크게 칭찬했다. 아이의 아버지는 이 처방은 약의 개수가 적고 효과가 좋으며 한 제당 350원에 불과하다고 말하면서, 이 처방의 세 가지 한약은 이전 처방에서도 복용했는데 왜 그때는 효과가 없었는지 물었다. M의사는, 이것이 바로 2000여 년 전의 고전적인 처방의 배합이기 때문에 만약 약을 더 많이 넣거나 복잡해지면 오히려 효과가 없다는 것을 깨달았다. 그는 또한 깨달음을 통해 지난해 확진받았던 병과 출혈 원인에 대해 명확하게 알려주게 되었다고 하였으며 사심탕瀉心湯 15제를 다시 처방해 주었고, 환자는 만족스럽게 돌아갔다고 하였다.

혈소판무력증은 희귀한 유전성 출혈 질환으로 혈소판 막 당단백질 IIb(GPⅡb) 및 Ⅲa(GPⅢa)의 질 또는 양의 이상으로 인해 발생하며, 혈관 손상 시 혈소판이 혈전을 만들지 않아 출혈이 멈추지 않거나 어반瘀斑이 나타난다. 혈소판 수는 정상인지, 출혈 시간이 연장되는지, 혈병수축(blood clot retraction)이 불량하거나 정상인지를 검사해야 한다. 출생 시 제출혈(omphalorrhagia)이 있었거나, 피부 어반瘀斑, 코피, 잇몸 출혈과 같은 출혈은 종종 유년기에 나타나며 외상, 수술 및 분만 이상으로 인하여 심각한 출혈이 유발될 수도 있다. 현재 근본적인 치료법은 없으며 양방에서는 대증 치료를 할 뿐이다. 이번에 내가 썼던 사심탕瀉心湯으로 단기적인 효과를 거두었다는 점에 주목할 만하다.

사심탕瀉心湯은 전형적인 지혈방止血方으로 상부 소화기 출혈, 기관지 출혈, 이목구비 출혈, 두개내頭蓋內 출혈 등 상부 출혈과 혈소판 감소로 인한 기뉵肌衄에 주로 사용되었다. 환자에게 허한虛寒의 병증이 없다면 원방을 사용할 수 있다. 원방의 비율은 대황大黃, 황련黃連, 황금黃芩이 2:1:1이지만 나는 일반적으로 황금의 양을 많이 하여 쓴다.

대황大黃은 생生과 숙熟 두 종류가 있다. 대변이 건조할 때에는 생대황生大黃을 사용하고, 대변은 묽으면 숙대황熟大黃을 쓴다. 복용법에 대해서 경전에서는 달여서 복용하라고 하지만, 나는 임상에서 원방을 사용하면 일반적으로 끓는 물에 담가놓았다가 하루에 여러 번 나누어서 복용하도록 하는데 이 방법이 더 편리하기 때문이다. 경방은 소방小方[66]이지만 효과가 좋다. 만약 이러한 경방을 중국의 각급 의료기관[67]에 확대·보급할 수 있다면 국가와 국민의 의료비 지출을 많이 절감할 수 있을 것이다. 하지만 국가와 국민을 이롭게 하는 이런 좋은 일을 언제 해낼 수 있을지는 모르겠다.

66 처방 조성에서 약재의 작용이 약하고 약 가짓수와 용량을 적게 한 것이다. 《한의학대사전》

67 중국은 의료기관은 1급부터 3급으로 나누어서 관리한다. 우리나라에서는 1~3차 의료기관으로 분류하는 것과 같다.

092 식욕부진이 있는 두 노인

2013-7-3 20:54:20

지난주 외래로 식욕부진 환자 두 분이 재진으로 오셨는데, 사용한 처방이 확연히 달랐으나 효과는 모두 매우 좋았다.

첫 번째 사례는 L씨(71세)로 신장암(투명세포선암종) 수술 후 3주가 되었는데 식욕이 좋지 않아 처방받기를 원했다. 당시에 L씨는 식욕이 없을 뿐 아니라, 조금이라도 많이 먹으면 바로 토한다고 했다. 나는 계지탕桂枝湯에 당삼黨參을 더하여 계지桂枝 10g, 육계肉桂 5g, 백작白芍 15g, 감초甘草 5g, 건강乾薑 10g, 대추紅棗 20g, 당삼黨參 20g, 7제를 처방하였다. 매일 1제를 복용하게 하고, 약을 복용한 후에는 바람을 피하고, 날것과 찬 것은 금하였으며, 뜨거운 죽을 한 그릇 먹으라고 하였다. 1주일 후 재진 시 혈색이 많이 붉어졌으며 식욕이 회복되었고, 끼니마다 죽 한 그릇을 먹을 수 있으며, 땀나는 것이 줄었다.

다른 한 분은 모某씨(72세, 여성)인데, 나는 대시호탕大柴胡湯을 썼다. 이 환자는 여러 해 동안 위 질환이 있었고, 최근 1개월 동안 위완胃脘부가 더부룩하고 통증이 있었으며, 식욕이 없고 입이 쓰며 변비가 있었다. 누르면 심하心下부가 그득하고 아팠으며, 설태가 두꺼웠다. 시호柴胡 20g, 황금黄芩 10g, 강반하薑半夏 15g, 지각枳殼 15g, 백작白芍 15g, 대황大黃 10g, 건강乾薑 10g, 대추紅棗 20g, 7제를 처방하여, 하루 1제를 복용하도록 하였다. 약을 복용한 후 재진 시 배고픔을 느끼고, 식욕이 증가하였다고 하여 이전 처방에 치자梔子 15g을 더하여 7제를 처방하고, 격일로 1제를 복용하도록 하였다.

같은 식욕부진인데 왜 한 처방은 보補하고 한 처방은 사瀉하였을까? 체질 상태가 다르다는 것이 관건이다. L씨는 키 161cm, 몸무게 55kg으로 수술 후 뚜렷한 체중 감소가 있었다. 이 환자는 뼈대가 굵지만 살이 없고, 얼굴은 암홍暗紅색이지만 광택이 없었으며, 눈은 컸으나 맑지 않고, 맥은 약弱하고 혀는 담눈淡嫩하였다. 추운 것을 싫어하고, 쉽게 땀을 흘리며, 혈압 차이가 명확하게 큰 것은 질문하여 알아내었다. 이는 명확한 허체虛體였다. 반드시 계지탕桂枝湯에 삼參을 더해야 한다. 모某씨는 키 156cm, 몸무게 45kg으로 날씬하였고 평생

늘 그랬다. 얼굴색은 노랗지만 윤기가 있었고, 눈이 맑고 밝으며 표정이 자유롭고 생각이 민첩하며 맥은 유력有力하였다. 또한 복증腹證이 명확하고, 설태는 두꺼웠다. 이는 실체實體였으므로 마땅히 대시호탕大柴胡湯을 썼다.

이 두 사례는 보기에는 특별한 것 같지 않지만 임상적으로 그다지 간단하지 않을 수 있다. L씨는 식욕부진 외에도 수면장애가 있어 매일 밤 안정安定[68] 1알을 복용해야 잠을 잘 수 있었다. 요관 결석, 전립선 비대증, 간 다발성 낭종, 백내장, 고혈압, 중이염 등의 많은 병력이 있었다. 진료 시에 항암, 신경안정, 보신補腎 등으로 생각이 빠지기 쉽다. 그러나 경방의학經方醫學은 사람을 보는 것이지 병을 보는 것이 아니다. 체질을 중시하고 병명은 중시하지 않는 사고에 따라 망望·문聞·문問·절切로 결정하여 계지탕가당삼桂枝湯加黨參으로 처방하였다.

모某씨의 첫인상은 노랗고 말랐다. 대보기혈大補氣血해야 할 것 같았지만 결국 강역소식降逆消食하는 대시호탕大柴胡湯으로 그녀의 식욕을 돋웠다. 왜냐면 그녀의 표정과 태도에 눈이 갔기 때문에 복진과 설진을 통해 대시호탕에 대한 객관적인 지표를 얻었다. 계지탕증桂枝湯證의 특징은 맥이 약弱하고 자한自汗이 있다. 어떤 사람이 이렇게 쉽게 땀을 흘리는가? 어떤 사람의 맥이 이렇게 허약虛弱한가? L씨가 그런 사람이었다. 대시호탕大柴胡湯의 방증方證은 심하心下가 그득하고 통증이 있으며, 혹은 울울鬱鬱하여 약간 번조煩躁하고, 때때로 구토를 하거나 신물이 올라오기도 하고 입이 쓰고, 변비가 있거나 설태가 두꺼운 것이라 하였는데, 모某씨가 이러했다.

경방으로 진료를 하는 사고의 방향은 사실 복잡하지 않다. 그 증證이 있으면 그 방方을 쓴다. 방증方證이 상응하도록 하는 것, 이것이 임상의 원칙이다. 방증方證은 증상이 아니며, 어떤 방증은 고대 의사가 발견한 질병이고, 어떤 방증은 체질 상태이며, 어떤 방증은 의사가 처방전을 사용할 시기이다. 식욕부진은 일종의 증상이며 환자의 고통이지만 반드시 방증은 아니다. 방증은 심혈을 기울여 명확히 분별해야 한다. 왜냐하면 방증이 상응해야 환자의 고통을 해결

68 diazepam.

할 수 있기 때문이다. 여기 두 노인의 경우 식욕을 증진시키고, 음식을 먹을 수 있게 하는 처방이 완전히 달랐다. 왜냐하면 두 사람의 방증이 달랐기 때문이다.

093 또 다른 대시호탕大柴胡湯 이야기

2013-7-25 22:40:28

대시호탕大柴胡湯은 내가 이미 많은 것을 서술하였으나, 오늘 다시 할 이야기가 있다.

나는 대시호탕大柴胡湯을 이야기할 때마다 존경할 만한 현대 경방가經方家인 후시수胡希恕 선생을 매번 언급했다. 특히 류두저우劉渡舟 선생이 쓴《중국백년백명중의임상가총서中國百年百名中醫臨床家叢書·후시수胡希恕》라는 서문의 한 구절 중 "매번 병실에서 회진할 때마다 현인과 고수들이 구름처럼 모인다. 오직 선생 혼자만 그들의 의견을 제압할 수 있었다. 변증이 정확할 뿐만 아니라 착오 없이 방을 쓰고 약을 정하였다. 비록 약이 몇 가지 되지 않아 보기에는 기묘하지 않았으나, 효과가 일반적이지 않았고 항상 예상을 뛰어넘었다. 이것은 중경의 학문을 모두 익혔기 때문이다"라고 되어 있다. 도대체 지난 날에 어떤 일이 있었던 것일까? 올해 7월 11일 란저우蘭州에서 열린 간쑤甘肅경방 포럼에서 펑스룬馮世綸 선생은 당시 단위탕單玉堂 선생을 진료한 일에 대해서 나에게 말해주었다.

나는 인터넷에서 단위탕單玉堂 선생의 아들 단즈화單志華 선생의 회고록을 찾아냈다. "1982년 단위탕單玉堂 선생은 폐성심질환(pulmonary heart disease)으로 입원을 했다. 고열이 나고 혼수상태였으며, 대소변이 나오지 않고 심부전·신부전이 이미 나타났었다. 병원 측은 중의약대학의 저명한 중의사 여섯 분(둥젠화董建華, 왕멘즈王綿之, 나의 스승이신 류두저우劉渡舟, 후시수胡希恕, 저우샤오친趙紹琴, 양자산楊甲三)을 초청하여 회진을 하였다. 그중 한 분은 심부전·신부전이 모두 있어 마땅히 부정扶正을 위주로 치료하여야 한다고 하였으며, 먼저 심신心腎을 보保하고 상태를 조절하자고 제안했다. 하지만 84세의 후시수胡希恕는 설상, 맥상을 본 후 여러 사람의 의견과는 전혀 다른 준제공하峻劑攻下를 사용하는 처방을 제시하며 '대소변이 잘 나오지 않으니 그 표標를 치료해야 한다'라고 하였다. 반드시 먼저 대소변 문제를 해결해야 하고, 이것이 사람을 구하는 것이라 하였다. 매우 결단력 있는 태도였다. 저명한 중의사 중 가장 나이가 많고 근거가 있었기에 동의하였으나, 모두의 손에 땀을 쥐게 하였다. 약을 복용한 지 2일째 되는 날, 기적이 일어났다. 대변을 5회 보았고, 소변을 배출하기 시작하였다. 5일째에는 소변량 정상이 되었고, 신장에 고인 물이 소실되었으며, 부친께서 침상에서 내려가 활동하기 시작하셨다……."

그렇다면 대체 어떤 처방을 쓴 걸까? 펑스룬馮世綸 선생은 나에게 후시수胡希恕 노사께서 쓴 것은 대시호탕합도핵승기탕大柴胡湯合桃核承氣湯이었다고 전해주었다. 그는 이것이 단위탕單玉堂 선생의 두 번째 입원이라고 했다. 첫 번째 입원 당시 단위탕單玉堂 선생은 폐렴으로 인해 열이 났고, 후시수胡希恕 노사께서 대시호탕가계지복령환大柴胡湯加桂枝茯苓丸에 생석고, 감초를 더하여 처방하였다. 이후 나에게 그 당시에 썼던 차트도 보내주었다.

대시호탕大柴胡湯은 후시수胡希恕 노사가 가장 좋아하는 것이다. 그는 대시호탕大柴胡湯에 생석고를 더하여 폐렴을 치료하였고, 대시호탕가계지복령환大柴胡湯加桂枝茯苓丸으로 천식을 치료하였으며, 단위탕單玉堂 선생의 폐성심질환(pulmonary heart disease)으로 인한 다중 장기 기능 부전을 치료하기 위해 대시호탕가도인승기탕大柴胡湯加桃核承氣湯을 사용하였다. 이것은 후시수胡希恕 노사의 지혜였다. 대시호탕은 원래 장중경이 숙식병宿食病을 치료하는 데 사용하는 처방이지만, 숙식병에 국한되지 않고 상한발열傷寒發熱에도 장중경은 대시호탕을 사용하였다. 후대에도 이와 같은 용법을 방증에서 착안했는데, 즉 "누르면 심하心下가 그득하고 아프다"였다. 더욱이 방증상응에서 출발하여 대시호탕의 적용 범위가 계속 확대되었다.

일본의 와다 도카쿠和田東郭(1744~1803)는 《초창잡화蕉窗雜話》라는 책에서 "긴 병에는 천식이 있고, 천식이 심하면 비록 치료하지 못한다고 하나, 언제나 대시호탕大柴胡湯을 쓰고 뜸을 떠서 치료하면 치료가 되었다"라고 하였다. 현대 한방대가漢方大家인 오쓰카 게이세쓰大塚敬節의 경험은 대시호탕가반하후박탕大柴胡湯加半夏厚朴湯으로 천식을 치료하고 대시호탕으로 고혈압을 치료하였다. 나도 대시호탕으로 위식도 역류병을 치료하였고 인진호탕茵陳蒿湯과 합하여 담도감염을 치료하였으며, 치자후박탕梔子厚朴湯과 합하여 우울증을 치료하였다. 또 소함흉탕小陷胸湯과 합하여 폐렴을 치료하고, 삼황사심탕三黃瀉心湯과 합하여 고지혈증을 치료하였는데, 사용 근거는 모두 "심하心下를 누르면 그득하고 아프다"이다.

어찌하여 "심하心下를 누르면 그득하고 아프다"인가? 이것은 고대 의학의 복진법이다. 심하心下는 검상돌기 아래쪽의 삼각형 구역이다. 작은 삼각형은 검상돌기 아랫부분에 위치하며 심와心窩라고 부르고, 큰 삼각형은 양쪽 늑골궁 아래로 즉 상복부 전체를 말한다. 심하心下를 누르면 그득하고 아프다는 검상돌기 아래 혹은 상복부에 명확한 압통이 있으며 의사의 손끝에도 명백한 저항감이 있고 또한 국소적으로 부풀어 있다. 이것은 대시호탕증大柴胡湯證의 중요한 객관적 지표이다.

"심하心下를 누르면 그득하고 아프다"라는 사람은 종종 위장운동 장애를 동반한다. 예를 들어 구토, 트림, 상복부 팽만감과 통증이 있고, 위산역류가 있으며 침을 흘리고, 입이 건조하며 쓰다. 또 식욕부진이 있거나, 식욕은 있으나 감히 많이 먹지 못하고 먹으면 바로 팽만감과 통증이 나타나며, 설태는 대부분 두껍다. 이러한 환자는 어떤 질병이냐에 관계없이 대시호탕의 사용이 매우 효과적이었다.

이후 임상경험이 많아지고 난 후 대시호탕을 사용하는 대부분의 환자는 체격이 튼튼하고 근육이 비교적 단단하며, 상체가 넓고 통통하며 얼굴이 크고 어깨가 넓고 목은 두껍고 짧았으며, 가슴둘레가 크고 얼굴 근육이 경직과 긴장되어 있었으며, 중장년층과 노년층에서 더 흔하다는 것을 알았다. 다음부터는 이런 체형의 환자를 보면 먼저 대시호탕이 머리에 떠올라야 하며 반드시 상복부를 눌러야 하는데……, 이런 사람을 "대시호탕 체질"이라고 한다.

대시호탕 체질의 고혈압, 고지혈증, 당뇨병, 담낭염, 담석증, 췌장염, 위염 위궤양, 장폐색, 단순 비만, 부정맥, 변비, 유선 소엽 과증식, 두통, 이명, 불면증 등에 모두 대시호탕을 사용할 수 있다. 나는 단위탕單玉堂 선생이 대시호탕 체질에 속하는지는 모르겠다.

한 처방으로 많은 병을 치료하는 것은 경방의 특징이다. 사실, 경방으로 치료하는 것은 병이 아니고 사람이다. 즉 체질을 조절하고 신체 자체의 질병에 대한 저항력과 균형 능력을 조절한다. 대시호탕의 방증에서 나타나는 "심하心

下를 누르면 그득하고 아프다"를 신체에서 나타나는 반류反流, 상역上逆, 불창不暢, 결체結滯, 울열鬱熱, 충실充實 상태의 8강이론八綱理論으로 보면 실열증實熱證에 속한다. 대시호탕이 바로 이런 상태를 해결할 수 있는 최적의 처방이다. 이것이 바로 고대 선인의 지혜이다.

나의 임상관찰을 요약해 보면 대시호탕 체질인 사람은 두통, 현기증, 경부 경직 및 어깨 결림, 가슴 답답함 및 복부 팽만감, 유방 팽만감·통증 등과 같이 진단의 주증主證이 양쪽 갈비뼈 이상의 상반신에 있었다. 주소증은 항상 상반신에 편중돼 있었고, 여성들도 상체가 발달한 반면 하체는 가늘고 약한 편이었다.

094 형방시박탕荊防柴朴湯

2013-11-8 13:16:19

오늘 젊은 C씨(여성)가 재진을 받으러 왔다. C씨는 지난번 처방이 효과가 좋았고, 약을 복용하는 동안 기침은 거의 나지 않았었는데, 최근 며칠간 날이 추워지면서 밤이 되면 아직 천식이 있어, 한약치료를 계속하고 하고 싶다고 하였다.

C씨는 기침성천식(Cough Variant Asthma) 환자다. 최근 2년간 기침과 천식이 있었고, 날씨가 추워지거나 겨울이 되면 증상이 심해지고 반복적인 요로감염, 알러지 비염, 폐결핵, 아스피린 알러지 병력이 있었다. C씨는 겨울에는 추위를 타고, 여름에는 손바닥이 매우 뜨겁고, 피부에 알러지 반응이 쉽게 나타났다. 식욕은 좋았다 나빴다를 반복하고, 월경 시기에는 복통과 구역감이 있으며, 쉽게 감기에 걸렸다. 담낭에는 지름 4mm의 종양이 있었다. 올 6월 초에 내원하였을 때 형개荊芥 15g, 방풍防風 15g, 시호柴胡 15g, 황금黃芩 10g, 강반하薑半夏 15g, 당삼黨參 10g, 생감초生甘草 5g, 후박厚朴 15g, 소경蘇梗 15g, 복령茯苓 15g, 건강乾薑 5g, 대추紅棗 20g, 15제를 처방하였다. 3일 복용 후에 이틀은 복용하지 말 것을 당부하였다. 10월 14일, 재진 시 여름에는 기침이 나지 않았는데, 최근 날씨가 바뀌면서 기침이 재발하였고 목구멍이 가렵고, 등에 여드름이 났으며 혀가 붉었다. 나는 이전 처방인 형방시박탕荊防柴朴湯을 계속 사용하였다.

형방시박탕荊防柴朴湯은 소시호탕小柴胡湯과 반하후박탕半夏厚朴湯에 형개荊芥, 방풍防風을 더해 만든 것으로, 나는 감기 치료 후에 기침이 반복되거나 심지어 약간 천식이 있는 환자에게 자주 사용하였다. 예를 들면, 기침성천식, 기관지염, 만성비염, 화분증(pollen allergy) 등의 질병에서, 기침을 멎게 하고 질병의 재발을 조절하는 효과가 있다.

기침은 왜 소시호탕小柴胡湯을 쓰는가? 왜냐하면, 이런 반복적인 기침에는 바로 소시호탕증의 "왕래한열往來寒熱"에 부합하기 때문이다. 왜 반하후박탕半夏厚朴湯을 사용해야 하는가? 기침이 있고, 코와 목구멍이 간지럽거나 아프며,

가슴이 답답하고 끈적끈적한 가래가 있을 때, 이것은 반하후박탕증半夏厚朴湯證의 "인후에 자련炙臠[69]이 있다"와 닮아 있기 때문이다. 왜 형개荊芥와 방풍防風을 더하였는가? 이 두 약은 거풍지양祛風止癢에 좋다. 피부의 가려움증뿐만 아니라 코, 눈, 목구멍이 가려운 것에도 효과가 있다. 형방시박탕荊防柴朴湯은 비교적 안전하다. 간肝, 신腎의 기능이 정상이라면 복용할 수 있다. 증상이 가라앉은 후에 복용을 중지하거나 양을 줄일 수 있으며, 복용 중에는 생선, 갑각류, 매운 음식 등은 알러지 반응을 방지하기 위해 섭취하지 않도록 한다. 몇몇 환자들에게서 설사 등이 나타나긴 하지만, 설사 후에는 편해지며, 설사가 하루에 3번을 넘지 않는다면 괜찮다. 최근 몇 년 동안 중국의 일부 대도시에서는 미세먼지가 심해졌고 호흡기질환이 쉽게 발생했다. 알러지성 상기도 질환에 형방시박탕荊防柴朴湯을 복용하게 하여 환자의 고통을 해결할 수 있었지만, 이 처방명은 내가 지었기에 방제학 교과서에서는 찾을 수 없다.

69 마른고기라는 뜻으로 중의에서는 환자의 인후부에 가래가 있다는 것을 비유하여 사용한다.

095 척추 경막외 혈종 후유증에 대한 사례

2013-11-9 00:43:10

모某씨는 오늘 혼자 진료실에 웃으며 들어오면서 3월 초진 때와는 천지 차이라고 내 앞에서 두 번 펄쩍펄쩍 뛰었다. 그는 하지관절이 훨씬 유연해져 허리를 굽힐 수 있고 다리를 들 수 있으며 걸을 때 지팡이를 사용하지 않아도 된다고 하며, 요즘 외출할 때 지팡이를 들고나오는 것을 자주 잊는다는 농담을 하면서 웃었다.

지난해 말 척추혈관종 파열로 척추 경막외 혈종이 발생해 응급수술과 치료를 받았지만, 팔다리의 활동이 심각하게 제한되고 무릎과 발목 관절이 저리며 뻑뻑한 후유증이 남아 허리를 굽힐 수 없었다. 다리를 들 수 없으니 걷는 것이 불안정해 눈밭이나 논을 걷는 원숭이같이 되었으며, 지팡이나 다른 사람의 부축에 의지해야 했다. 대변에 대한 감각이 떨어지고, 배변이 어려워져 2~3일에 한 번씩 약물에 의존해야 했고, 야뇨가 잦고 성기능을 상실하였다. 지난 6월 11일 외래에 지팡이를 짚고 내원하였다. 6월 4일 장쑤江蘇대학부속의원에서 촬영한 MRI 결과에 따르면 ①흉요추 부분에 척추 경막외 혈종 수술 후에 변형이 있다. ②T11 및 L1, 2, 4 추체 내 결절 및 반상 이상 신호가 있어 혈관종이 의심된다. ③요추 퇴행이 보인다. ④L2-3 및 L3-4 추간판에 경도의 팽출(swelling)이 있다. 혀는 자암紫暗하고, 설하정맥에 어혈瘀이 있으며, 맥박이 불규칙하였다. 어혈비瘀血痹였다. 육계肉桂 10g, 적작赤芍 15g, 백작白芍 15g, 복령茯苓 15g, 단피丹皮 15g, 도인桃仁 15g, 생대황生大黄 10g, 지별충地鱉蟲 10g, 회우슬懷牛膝 30g, 10세를 처방하였다. 매주 5일 동안 복용하도록 하였다. 7월 2일 재진 시에 약을 복용하는 동안 몸이 가벼워졌음을 느꼈고, 자세를 변경할 때 병변 부분에 다소 불편함이 있었으며, 특히 스스로 배변을 할 수 있었지만 약을 중단한 후에는 불편함이 다시 생겼다고 하였다. 설하의 정맥류는 감소하였고 부정맥의 횟수가 감소하였다. 이전 처방에 지별충地鱉蟲 15g과 회우슬懷牛膝 40g을 추가하여 처방하였고 복용법은 이전과 같게 하여 지금까지 복용하고 있다. 치료 효과에 만족스러워했다. 모某씨가 기뻐하여, 나도 매우 기뻤다.

급성 척추 경막외 출혈은 대부분 발병 전에 뚜렷한 유인誘因이 없으며, 첫 번째 증상은 출혈 부위인 척추에 극심한 통증과 신경근 방사통이다. 그 즉시 병변 부위 이하의 운동장애 및 감각장애가 나타나고, 마지막으로 괄약근 기능 상실이 나타난다. 이 질병의 유일한 효과적인 치료는 적시에 수술을 함으로써 혈종을 제거하여 가능한 한 빨리 척수의 압박을 제거하는 것이다. 제때 감압하지 못하고 척수를 너무 오래 누르고 있으며, 척수에 혈액을 공급하는 혈관에 혈전이 형성되기 때문에 심하면 척수 연화가 되어 심각한 결과를 초래할 수 있다.

모某씨는 비교적 제때 수술을 받았으나, 여전히 기능에 심각한 손상이 있었다. 어떻게 치료해야 할까? 경방의학經方醫學의 관점으로 본다면, 그는 하지의 통증과 저림, 변비, 설질 자암紫暗으로 인해 계지복령환증桂枝茯苓丸證과 하어혈탕증下瘀血湯證의 진단에 부합한다. 계지복령환桂枝茯苓丸은 "부인이 본래 징병癥病이 있는데 월경이 끊긴 지 석 달이 안 되어 출혈이 그치지 않고 배꼽 주위에서 태동이 느껴지는 것"이라고 하였고, 하어혈탕증下瘀血湯證은 "배 속에서 건혈乾血이 배꼽 아랫부분에 붙어 있는 것"이라고 하였다.

이 두 처방은 중경이 부인병을 치료하던 때에 사용한 것으로 활혈화어活血化瘀하는 처방이다. 임상적으로 완전히 유연하게 사용할 수 있다. 방증方證적으로 분석하면 계지복령환증桂枝茯苓丸證은 통증 출혈이 뚜렷하고, 하어혈탕증下瘀血湯證은 복부팽만과 심한 변비가 있어 임상적으로는 합용合用할 기회가 더 많다. 회우슬懷牛膝은 허리와 무릎을 부드럽게 하고 소변과 대변을 잘 통하게 하니, 두 처방을 잘 합하여 쓰는 것은 진주가 한데 꿰이고 옥이 한데 모이는 것과 같다고 하겠다.

096 두 명의 갑상샘 기능 저하증 환자 이야기

2013-11-11 14:21:01

L씨(여성, 45세)는 4개월 이상 피로함과 무력감이 있었다. 2013년 9월 5일 항갑상샘글로불린항체(TgAb) 2117(정상수치 0~115), 항마이크로솜항체(tpo ab) 105.1(정상수치 0~34)이 나왔다. 9월 10일 갑상샘자극호르몬수용체항체(TRAb) 0.29(정상치 1 미만)로 나와 전문과에서 하시모토 갑상샘염 및 갑상샘 기능 저하증을 의심하여 진단하였다. L씨는 매우 피곤하고 버스를 탈 때 자주 존다고 하였으며, 평소 어지럽고 가슴이 두근거리며, 땀이 많이 나고 아침에 일어나면 눈꺼풀이 붓고 변은 형태가 없다고 하였다. 월경 주기는 22~25일로, 월경 기간은 5일이고, 월경량은 많았다. 피부는 희고 윤기가 없으며 맥침沈하였다. 제부편制附片 15g, 백출白朮 30g, 백작白芍 30g, 복령茯苓 30g, 건강乾薑 15g을 처방하였다. 매일 1제, 매주 5일 복용하도록 하였다. 10월 12일 재진 시에 약을 복용한 후 피로와 무력감이 현저히 감소하였고, 이번에는 월경량도 눈에 띄게 줄었다고 하였다.

L씨(여성, 23살)는 갑상샘 기능 저하증 진단을 받은 지 6년이 되었다. 키 167cm, 몸무게 77kg, 얼굴색은 노랗고, 피부는 거칠었다. 2013년 6월 24일 초진 시 피곤한 것을 주소증으로 내원하였고, 평소 땀은 적고 운동 후에도 땀이 많지 않으며 관절에 시큰한 통증이 있고, 탈모가 있고 비듬도 많았으며, 배고픔을 느끼지 못하고 입이 마르지 않으며 물 마실 생각이 나지 않는다고 하였다. 설체舌體는 뚱뚱하고, 혀는 붉었다. 처방은 진무탕眞武湯이지만 마황麻黃, 세신細辛, 감초甘草, 대추紅棗를 더하여 생마황生麻黃 10g, 제부편制附片 15g, 북세신北細辛 5g, 백작白芍 30g, 백출白朮 30g, 복령茯苓 15g, 건강乾薑 10g, 생감초生甘草 5g, 대추紅棗 20g, 7제를 처방하였다. 7월 1일 재진 시에 약을 복용한 지 2일 후부터 증상이 크게 개선되고 무력감이 감소하였으며, 식욕이 회복되고 아침 일찍부터 배고픔을 느꼈으며, 저녁을 먹으면 포만감이 있었다. 또 안색이 개선되었으며, 체중이 줄었고, 관절에 불편함은 없어졌다. 이전 처방을 계속하여 복용하도록 하였고, 매주 5제를 복용하도록 하였다. 11월 4일 내원 시에

약을 중단한 지 보름이 되니, 증상이 다시 반복하여 나타났다고 하였다. 하지만 몸무게가 65kg으로 줄었고, 팔 피부가 매끈해지고 갈증을 느끼는 것에 나는 반가웠다.

위의 두 사람은 모두 갑상샘 기능 저하증으로 경방의 진무탕眞武湯을 사용하였으나, 앞에 경우는 단용單用을 하였고 뒤의 경우는 합방合方을 하였다. 내 경험에 따르면 진무탕眞武湯은 갑상샘 기능 저하증의 기본 처방 중 하나이나, 명확한 개인차가 있어 사람마다 가미加味를 하거나 합방合方을 해야만 한다. 마황부자세신탕麻黃附子細辛湯 외에도 사역탕四逆湯, 감강령출탕甘薑苓朮湯, 갈근탕葛根湯, 오령산五苓散, 당귀작약산當歸芍藥散 등을 합방合方할 기회가 있었다.

앞 사례는 비교적 전형적인 진무탕증眞武湯證이다. 땀이 많고 피로하며 부은 모습은 황기증黃芪證과 비슷하다. 하지만 이런 종류의 피로감은 정신적 피로이므로 부자증附子證으로 소음병少陰病의 "단지 자려고만 한다"에 해당된다. 그렇게 피곤하고 졸린데, 왜 마황부자세신탕麻黃附子細辛湯을 사용하지 않는 것인가? 그 이유는 땀이 많고 피부색이 희며 양기陽氣가 부족하여 마황을 사용하지 못하기 때문이다. 그리고 환자의 월경량이 많았는데 그때로 되돌아간다면 진무탕을 다시 사용할 수 있을까? 그럼에도 맥이 부활浮滑하고, 설면에 광택과 윤기가 없으므로 열증熱證을 단호히 부정하여 진무탕을 쓰니 월경량이 줄었다. 갑상샘 기능 저하증 환자는 월경량이 많아, 대부분 부자附子와 건강乾薑을 피해야 한다. 또한 땀이 많이 나는 것은 진무탕眞武湯의 증거 중 하나이다. 많은 중년 여성들이 땀을 많이 흘릴 때 황기 처방으로 효과가 없으면 진무탕을 사용하여 쉽게 나을 수 있는데, 그 착안점은 피로와 무력감, 침맥沈脈이다.

뒤 사례의 여성은 한습寒濕이 심하고, 표기表氣가 실實하였다. 땀이 없고 피부가 건조하며 관절이 아프고 목이 마르지 않다는 것을 주안점으로 삼았다. 이런 체질이라면 진무탕만 홀로 쓰기에는 힘이 약하다. 따라서 마황부자세신탕麻黃附子細辛湯을 합하여 온경산한溫經散寒, 발한이수發汗利水하게 하였다. 또한 환자가 젊고 기혈이 왕성하여 표기表氣가 충만하고 마황麻黃과 세신細辛을 피하지 않아도 되었다. 왜 약을 먹은 후에 식욕이 회복되었을까? 한습寒濕으로 인하여 비양脾陽을 고양시키지 못하였기 때문이다. 아, 설명이 필요한가?

097 열성熱性 생리통

2013-11-19 21:10:1

나는 청나라 명의 왕맹영王孟英의 의안醫案을 즐겨 읽는다. 그의 의안은 대부분 기억을 더듬는 식이고, 현장감이 강해 독자의 마음에 시사하는 바가 크다. 아래에 의안은 내가 열성熱性 생리통을 이해하는 데 많은 도움이 되었던 내용이다.

이중里中 장군 설기雪沂의 본부인(37세)이 을사년 월경 중에 복통을 호소하여 의사가 교애탕膠艾湯 여러 제를 복용하게 하였으나, 통증이 날로 심해져서 구토까지 하였다. 지금까지 10년 동안 다양한 약을 먹었는데, 나이가 들면서 점점 더 통증이 극심해져서 침대에서 구르고 소리를 질러 가까운 이웃에게까지 들렸다. 내가 진료를 보았을 때는 맥현활弦滑하고 또 삭數하였다. 내가 말하기를, "정수리가 아프고 목이 마른가? 냉이 많고, 허리가 아픈가? 월경이 자흑색紫黑인가?"라고 물었다. 환자는 놀라서 신인가 하였으며 참혹한 얼굴을 하였다. 내가 설기雪沂에게 말하였다. "이 증證은 온조溫燥한 것뿐 아니라 니보膩補한 것을 쓸 수 없다. 즉, 사물탕四物湯도 금지하는 종류 중 하나로, 마땅히 부인과에 널리 쓰이기는 하나 효과가 없다. 금芩[70], 련連[71], 치梔[72], 담膽[73], 여茹[74], 백柏[75], 호蒿[76], 미薇[77], 오烏[78], 모근茅根[79], 우藕[80]로 처방하였다." 약을 복용하고 나

70 황금.
71 황련.
72 치자.
73 용담초.
74 죽여.
75 황백.
76 청호.
77 백미.
78 초오.
79 백모근.
80 연근 뿌리.

서 월경이 나왔고 토하지 않았고 통증도 크게 줄었다. 이 약을 반년 넘게 복용했더니, 모든 병이 다 좋아졌다.《왕맹영의안王孟英醫案》

생리통을 책에서는 한寒이라고 하는 경우가 많고, 온경산한溫經散寒하는 방제를 많이 사용한다. 그러나 위 사례는 읽는 독자들에게 생리통에도 열熱이 있음을 알려준다. 사례 중에 왕맹영王孟英이 했던 세 가지 질문은 열성熱性 생리통의 특징을 생생하게 보여준다. 또한, 맥이 현활弦滑하고 또 삭數한 것은 더욱 열성 생리통을 가리키는 객관적인 징후이다.

나의 임상관찰에 따르면 황련해독탕黃連解毒湯으로 치료한 생리통 외에도 열성 생리통에는 팔미제번탕八味除煩湯을 사용한 경우도 있었다. 그 사람들은 대부분 젊은 여성으로 이가 희고 입술이 빨가며, 미간을 늘 찌푸리고 대부분 월경이 오기 전에 생리통이 발생하고, 시작한 첫날에는 종종 메스꺼움과 구토, 복창腹脹, 식욕부진, 가슴 두근거림, 식은땀을 흘리는 등의 증상이 있었다. 하지만 월경 주기와 질은 기본적으로 정상이었다. 맥은 현활삭弦滑數하고, 부인과 관련 검사에도 이상이 없었다. 평소에 잠을 잘못 자거나 두통이 있거나 가슴이 답답하며 두근거린다. 이런 사람의 생리통은 온경탕溫經湯, 갈근탕葛根湯, 당귀작약산當歸芍藥散 등으로 종종 효과를 보기 어려우며, 팔미제번탕八味除煩湯을 쓰면 빠르게 완화할 수 있지만 며칠 전에 복용하는 것이 가장 좋았다.

황련해독탕黃連解毒湯으로 치료한 생리통은 대부분 내유복열內有伏熱하였으며, 고한苦寒의 성질이 심한 약으로 필히 청설淸泄하여야 한다. 하지만 팔미제번탕八味除煩湯으로 치료한 생리통은 대부분 흉격기화胸膈氣火로 이기해울理氣解鬱, 화담청심化痰淸心만 해주어도 되는 차이가 있었다.

098 오령산五苓散과 복시複視·돌안突眼

2013-11-21 07:32:05

W씨(여성, 48세)는 키 160cm, 몸무게 65kg이다. 2012년 11월 19일 초진 시에 복시複視 4개월이 주소증이었다. 4개월 전 아이가 아파서 신경을 많이 쓴 이후에 복시가 생겼다. 돌안突眼[81]이 있고 어지럽고 제대로 서 있기가 힘들었으며, 머릿속이 뿌옇게 맑지 않고 두 눈은 외광畏光[82]이 있었고, 눈 주변 근육이 뛰는 것을 느꼈다.

평소에는 쉽게 피로해지고 땀이 많이 나며, 추위에 약하고 월경량이 감소하였다. 이전에 갑상샘을 검사하였을 때 결절이 있었으나, 갑상샘 기능 항진증과 갑상샘 기능 저하증은 배제하였다고 하였다. 안색은 암황暗黃색이고 부종이 있었으며, 기미가 있었다. 설체는 통통하고 혀는 담암淡暗하였으며, 하지 부종도 있었다. 형방시귀탕荊防柴歸湯, 진무탕가계지眞武湯加桂枝 등을 차례로 사용하여 피로감과 어지러움은 다소 경감되었으나, 그녀를 괴롭히는 복시複視와 돌안突眼은 여전히 호전되지 않았다.

2013년 2월 25일 4번째 진료 시 치료계획을 조정하여 오령산五苓散과 당귀작약산當歸芍藥散을 합방하여 썼다. 계지桂枝 25g, 복령茯苓 20g, 저령猪苓 20g, 택사澤瀉 30g, 백출白朮 30g, 당귀當歸 10g, 천궁川芎 15g, 백작白芍 30g, 15제를 처방하였고 물에 달여 매일 1제를 3회로 나누어 복용하게 하였다.

위 처방을 15제 복용한 후 시야의 정면과 우측면에서 겹치는 현상이 완화되었고, 어지럼증과 돌안突眼이 감소했으며 하지의 부종도 감소했다. 이 처방을 9월 9일 재진 시까지 꾸준히 복용하였다. 그 결과, 복시와 어지럼증은 완전

81 눈이 튀어나와 있는 것을 의미한다.

82 수명(羞明)·목수명(目羞明)·악일(惡日)·파일수명증(怕日羞明症)이라고도 부른다. 빛에 대한 심한 자극을 받기를 꺼리는 것. 풍열사(風熱邪)가 눈에 작용하거나 음(陰)이 허하고 혈액이 부족할 때 생긴다. 불빛이나 햇빛을 받으면 눈이 깔깔하고 아프면서 눈을 뜨지 못한다. 만일 눈이 벌겋게 붓고 아프며 눈곱과 눈물이 많이 나오면서 눈부심이 있으면 풍열사(風熱邪)로 인해 생기는 것이고, 눈이 벌겋거나 아프지 않고 다만 눈이 마르면서 깔깔하고 눈부심이 있으면 혈액이 부족하고 음정(陰精)이 모자라서 생긴 것이다. 수명은 생리적으로도 올 수 있으나 흔히 백정(白睛), 흑정(黑睛) 및 일부 눈꺼풀병, 동공 질병에서도 볼 수 있다. 눈과 온몸의 소견을 보고 증을 분별하여 치료한다. 《한의학대사전》

히 좋아졌고 하지 부종도 사라졌으며, 체중이 감소하였고 돌안이 뚜렷이 좋아졌다.

이번 사례는 치료 과정에서 오령산五苓散을 사용한 이후 전환점이 생겼다. 왜 오령산을 사용하였는가? 왜냐하면 오령산이 "현眩"[83]을 치료할 수 있기 때문이다. 현眩은 배를 탄 것처럼 머리가 어지러운 것을 표현하는 것뿐 아니라, 눈앞이 침침해지며 빛을 싫어하고, 복시가 생기는 등의 의미를 내포하고 있다. 후세사람들은 안과 질환의 증상으로도 본다. 오령산으로 안과 질환을 성공적으로 치료한 사례는 이번이 처음이 아니다. 그렇다면 왜 오령산 대신 시귀탕柴歸湯을 쓴다고 생각하지 못했을까? 이것은 일종의 고정관념과 경험적 속박으로 나타난 것이다. 나는 중년 여성 중에서 추위를 타고 월경량이 적으며 얼굴에 황색 반점이 있는 사람, 특히 하시모토병 등의 자가면역질환 환자에게는 소시호가당귀작약산(약칭 시귀탕)을 사용하여 비교적 효과를 보았었고, 돌안이 있는 그녀를 갑상샘 기능 항진증이라고 의심하였다. 그러나 약을 두 달이나 복용하였는데도 증상이 그대로 남아 있어 처방을 바꿀 필요가 있었다. 환자는 현훈眩暈, 복시, 부종이 뚜렷이 있어 소시호탕小柴胡湯에 적합하지 않았다. 소시호탕에 들어가는 인삼과 감초는 부종과 비만인 사람에게는 사용할 수 없다. 그동안 진무탕가계지眞武湯加桂枝를 거의 한 달 동안 사용했지만 효과가 없었다. 그 이유는 환자가 갑상샘기능저하증에 의한 부종도 아니고, 추체외로(extrapyramidal) 병변으로 인한 어지럼증 떨림도 아니었으며, 또 돌안과 복시는 부자附子의 적응증도 아니었기 때문이다. 처음 두 사례는 진무탕의 성공 사례인 반면, 후자는 계속적인 임상관찰이 필요하다고 본다.

83 달리 목현(目眩)이라고도 한다. 눈앞이 아찔해지거나 어물거리면서 잘 보이지 않는 것. 현훈(眩暈)의 항을 참조. 《한의학대사전》

099 오매환烏梅丸으로 크론병을 치료한 증례

2013-11-21 21:19:12

최근 몇 년 동안 해외에서 강의할 때 많은 사람들이 크론병(Crohn's disease)을 언급하며 어떤 경방이 효과가 있는지 묻곤 하였다. 나는 임상적으로 이런 병의 예가 많지 않아서 대답할 수 없었다. 최근 몇 가지 사례를 만났는데, 그중 오매환을 사용한 사례의 효과가 좋았다.

L씨(남성, 41세)는 키 176cm, 몸무게 65kg로 크론병으로 확진받은 지 6년이 되었다. 2013년 4월 20일, 초진 시 야간에 복통이 있고 발작 시 배꼽이 튀어나오며, 심한 통증 때문에 수면에 영향을 주어 호르몬제제를 복용하면 증상이 일시적으로 완화되었으나 2~3일 동안만 유지되었다고 하였다. 식욕이 있고 식사량이 많은 편이며 대변은 건조한 편이었다. 환자는 B형 간염 바이러스 보균자였고, 호르몬제제의 복용으로 인하여 관절에 경미한 퇴행성 변성이 발생된 상태였다. 오매烏梅 20g, 황련黃連 5g, 황백黃柏 10g, 제부편制附片 10g, 천초川椒 5g, 세신細辛 5g, 당귀當歸 10g, 육계肉桂 10g, 당삼黨參 15g, 건강乾薑 10g, 봉밀蜂蜜 1스푼, 10제를 처방하였다. 매주 5일을 복용하고, 2일은 쉬도록 하였다.

2013년 5월 31일, 재진 시 복통이 사라지고 수면 상태가 호전되어 날이 밝아질 때까지 잘 수 있었다고 하였다. 대변은 건조하여 양의 똥처럼 동글동글하였고 흰색 점액질이 나왔다. 위 처방을 복용한 후 호르몬제제를 감량하기 시작하여 지금은 이미 중단한 지 1주일이 되었다. 초진 시의 처방을 계속하여 10제 더 처방하였다. 복용법은 같았다.

2013년 6월 15일, 3번째 진료 시 대변의 건조함이 개선되었고, 추위를 덜 타게 되었다고 하였다. 감기에 걸린 이후에 다시 복통이 나타나며 팔다리와 관절에 오한과 자통刺痛이 있었으나, 호르몬제제를 복용한 이후에 호전되었다. 이전 처방의 당삼黨參을 홍삼紅參 5g으로 변경하고 녹각편鹿角片 10g을 더하여 15제를 처방하였고, 복용방법은 같았다.

2013년 9월 9일, 4번째 진료 시 호르몬제제를 복용하지 않은 지 3개월이 되었고, 상태는 안정적이고 복통은 없으며 체중이 약간 증가했다고 하였다. 오매烏梅 20g, 황련黃連 5g, 황백黃柏 10g, 제부편制附片 10g, 천초川椒 5g, 세신細辛 5g, 당귀當歸 10g 육계肉桂 10g, 홍삼紅參 5g, 건강乾薑 10g, 봉밀蜂蜜 1스푼, 15제를 처방하였고 복용방법은 같았다.

크론병은 원인불명의 염증성 장관 질환으로 임상적으로는 복통, 설사, 장폐색과 함께 발열, 영양장애 등의 장관 이외의 증상을 동반한다. 병정病程은 대부분 늘어지고 지연되며, 반복적으로 재발하고 완치가 쉽지 않다. 많은 환자에게서 합병증이 발생하여 수술적 치료가 필요하기도 하고, 수술 후 재발률도 매우 높다.

이번 사례의 환자를 통해 되돌아보면, 오매환烏梅丸은 단기적으로 복통에 효과가 있으며, 이 통증은 극심한 냉통冷痛으로 대부분 한밤중에 발생한다. 또한 오매환烏梅丸은 오래된 설사를 주로 치료하는데, 내가 과민성 대장증후군에 사용하였을 때도 효과적이었다. 그러나 이 사례의 경우 대변이 양의 똥처럼 말랐다면 오매환을 복용하였을 때 대변이 부드럽게 변하게 되는데, 설사는 오매환증烏梅丸證의 필견증必見症이 아닐 수 있음을 시사한다. 이는 아직 사례가 적고 가설일 뿐이라 여러 사람들과 함께 살펴봐야 하겠다.

100 양성 점액막 유천포창(mucous membrane pemphigoid)

2013-12-13 11:27:19

추邱 씨(여성, 73세)는 키 158cm, 체중 56kg의 중간 체격에 피부가 희고 얼굴은 붉고 윤기가 났다. 2013년 8월 31일, 초진 시 잇몸이 붉고 부었으며, 포진이 나고 궤양 출혈이 8개월 동안 지속되어 이를 주소증으로 내원하였다. 성省치과의원에서 양성 점액막 유천포창(mucous membrane pemphigoid)으로 진단을 받았다. 지난 1년 동안 항문에 통증이 자주 있었으며 땀이 많이 나고, 식욕은 없으며 복부 팽만감이 있고 대변이 건조하였다. 또 초조함과 불안이 있었고, 불면증이 있었으며 꿈을 많이 꾸고, 밤에 쉽게 놀랐으며 야뇨가 잦고, 아침에 일어나면 눈과 코가 건조하였고, 손이 뻣뻣하고 통증이 있는 등의 불편한 증상이 있었다. 추邱 씨는 입술과 손바닥이 붉고 혀끝이 붉으며 설태가 두꺼웠다. 맥은 활실滑實하고 유력有力하였다. 황련黃連 5g, 황금黃芩 10g, 황백黃柏 10g, 치자梔子 15g, 제대황制大黃 10g, 생감초生甘草 20g, 9제를 처방하였다. 3/2 복용법(3일 복용 후 2일 중단하는 방법)으로 복용하게 하였다.

2013년 9월 14일, 재진 시 잇몸이 붉어지며 붓고 출혈이 있는 것이 완화되고 항문 통증도 호전되었으며, 외용 치질 연고가 더 이상 필요하지 않았고 손바닥이 붉어지는 것이 사라졌으며, 악몽도 줄었다고 하였다. 치아가 헐거워지고 음식을 먹으면 아팠으며, 혀는 담홍淡紅하여 이전 처방을 10제 더 복용하게 하였다. 1/2 복용법(매일 반 제를 복용하게 하는 방법)으로 하도록 하였다. 10월 29일, 3차 진료 시에 약을 중단한 지 몇 주가 되었는데 잇몸이 붉어지고 부어오른 것은 분명히 좋아졌으나, 최근 1개월 동안 잠들기 어렵고 짜증이 나며 자주 두근거리는 증상이 있다고 하였다. 이전 처방에 백작白芍 20g, 아교阿膠 10g을 더하여 10제를 처방하였다. 1/2 복용법으로 복용하게 하고, 족발과 반숙란을 따로 먹도록 지시하였다.

양성 점액막 유천포창(mucous membrane pemphigoid)은 피부와 점막의 만성 소낭성 질환으로 천포창의 일종이다. 수포가 주요 증상이고 구강과 눈 결막에서 호발하며, 중장년 여성에게서 더 흔히 발병한다. 구강점막에 수포 손상이 있고, 갑자기 발생하며, 괴저위막으로 덮인 궤양이나 미란면糜爛面이 형성되고, 수포나 혈포가 발생하며, 수포가 파열되면 붉은 박리면이 형성되어 박리성 치은염과 유사하다. 나는 경험적으로 구강점막의 붉고 부어오른 미란성 병에 대황감초해독탕大黃甘草解毒湯의 적응증으로 보고 사용한다.

대황감초해독탕大黃甘草解毒湯은 황련해독탕黃連解毒湯과 대황감초탕大黃甘草湯을 합한 것이지만 감초의 양은 보통 20g으로 많다. 황련해독탕黃連解毒湯은 원래 열병熱病에 혼미하고 답답하며 입과 혀가 건조하거나, 대다수 구강점막병 환자들 중 정신을 잃지는 않지만 짜증과 불면증이 있고 입안이 건조해지는 경우에 많이 사용한다. 변비가 있거나 구취가 심하면 대황大黃을 더한다. 감초는 소화관 점막을 복구할 수 있지만 많은 양을 사용해야 한다. 장중경은 감초사심탕으로 호혹병狐惑病[84]을 치료할 때, 감초의 용량으로 4냥兩을 사용하였다. 1냥을 5g으로 환산하면 마땅히 20g이어야 한다. 그럼 용량을 더 늘리면 더 효과적이지 않을까? 이건 내가 단정할 수 없다. 하지만 대황감초해독탕大黃甘草解毒湯은 구강편평태선의 미란糜爛, 작통灼痛과 자궁내막암 및 유방암 화학요법 이후 번열, 치통에도 사용하였으며, 효과가 매우 좋았다.

84 베체트병과 유사한 병으로 눈이 충혈되고 눈 주위가 검어지며 구강(口腔), 인후(咽喉) 및 음부(陰部), 항문(肛門)이 짓무르는 궤양을 특징으로 하는 병증을 가리키는 용어이다.

101 계지가갈근탕桂枝加葛根湯

2014-6-22 13:15:05

설에 고향으로 돌아오면 옛 동창들이 모이는데, 그해 예쁘장한 여자 동창이 허혈성 뇌혈관질환(lacunar infarction)으로 진단받았다고 하였다. 몸매는 여전히 날씬했지만, 피부색은 황백색이고 광택이 적으며 혀는 암담暗淡하였다. 어지럽고 불면증으로 힘들어하며, 몸 전체가 불편해 보였다. 계지가갈근탕桂枝加葛根湯(계지桂枝 15g, 적작赤芍 15g, 감초甘草 5g, 건강乾薑 5g, 대추紅棗 20g, 갈근葛根 30g)을 처방하였다. 그녀는 복용 후 모든 증상이 사라졌고, 많은 사람을 소개하여 진료를 받도록 해주었다.

류劉 씨(남성)는 마른 체격에 얼굴이 황색이고 경추증(cervical spondylosis)[85], 허혈성 뇌혈관질환, 맥관염, 하지정맥류 병력이 있으며, 2년 이상 어지럼증으로 치료를 받고 있었다. 수면이 얕고 팔다리가 차고 손발과 심장이 뜨겁고 땀이 많으며, 배꼽 주변에서 박동이 뚜렷하게 느껴지고, 혀는 암담暗淡하였다. 계지가갈근탕桂枝加葛根湯에 천궁川芎 15g을 더하여 10제를 처방하였다. 재진 시 처음 약을 복용했을 때 전신에 조열燥熱이 있었지만 어지럼증이 완화되었다고 하였다.

이웃인 링冷 씨(남성, 60여 세)는 경추·요추 질환이 심각하고 왼쪽 하체의 보행이 좋지 않으며 발등을 들 힘조차 없고 반복적으로 넘어졌다. 체격이 뚱뚱하지 않고, 얼굴이 검붉으며, 설질도 선명하고 윤기가 없었다. 계지가갈근탕桂枝加葛根湯에 천궁川芎, 황기黃芪, 회우슬懷牛膝을 더하여 반 년 넘게 복용하면서 점차 회복되었다.

나는 계지가갈근탕桂枝加葛根湯을 뇌경색, 어지럼증, 불면증, 경추질환 등의

85 경추 추간판(椎間板)의 퇴행변성에 수반해서 주변 추체의 골극형성(骨棘形成)이 생긴다. 이것은 추체의 전부(前部), 후부(後部)에서 볼 수 있다. 일반적으로 전부골극은 증상이 나타나지 않는다. 그러나 후부골극은 축방에 기대고 있는 경우에는 추간공을 지나는 신경근을 압박하고 또 정중부에 있는 경우에는 척수를 압박하기 때문에 제각기 근증상, 척수 압박증상이 나타난다. 안정, 경부고정, 견인 등의 보존적 용법으로 개선을 보지 못하는 경우에는 전방고정술, 추궁절제술 등의 수술적 치료가 효과적이다. 《간호학대사전》 대한간호학회

치료에 자주 사용하였다. 이러한 질병 외에 어지럼증, 두통, 항요배구급項腰背拘急하고 무력無力하거나, 생각이 느리고 말이 어눌하거나, 불면증이 있고, 꿈을 많이 꾸는 경우, 입과 눈이 삐뚤어지거나 시야가 흐려지는 증상 등에도 사용하였다. 하지만 사람의 체질 상태를 반드시 확인해야 한다. 체형은 중간 정도로 마른 사람이 많으며, 안색은 황색 또는 암홍暗紅색이며, 혀는 대부분 담백淡白하고, 설하정맥이 자색紫色이거나 암홍暗紅색이다. 설태는 박백薄白하나 후니厚膩하지는 않다.

임상에서는 많은 처방이 있고 가미를 하기도 한다. 만약 어떤 사람이 살이 빠지지 않았지만 피부가 탄력이 없고 하지 부종이 있으면 감초甘草를 빼고 황기黃芪 30g을 첨가할 수 있고, 피부색이 황암黃暗하고 피부가 두꺼우며 검으면 마황麻黃 5g을 더할 수 있으며, 두통과 어지럼증이 있으면 천궁川芎 15g을 첨가하는 것이 더 좋고, 변비가 있고 설태가 두꺼우면 대황大黃 5~10g을 더할 수 있다.

이 처방은 복용 후 치통, 허약감, 배고픔, 두면부의 발열감, 변비 등의 특수한 반응을 보이는데, 이는 두면부에 혈액공급이 개선된 후 나타나는 반응으로 원래의 증상이 개선되면 처방을 바꿀 필요가 없이 복용량만 줄이면 된다.

102 형개연교탕荊芥連翹湯을 쓰다

2014-7-30 11:31:50

형개연교탕荊芥連翹湯은 두 가지 방이 있다. 하나는 명대明代 공정현龔廷賢의 《만병회춘萬病回春》이고, 다른 하나는 20세기 초 일본 한방의사인 모리 도하쿠森道伯의 것으로, 두 개의 차이는 후자가 황련해독탕黃連解毒湯을 더하여 썼다는 점이다. 나는 임상에서 후자를 사용하는데, 즉 모리 도하쿠森道伯의 형개연교탕荊芥連翹湯을 사용한다. 나의 경험적 용량은 시호柴胡 15g, 형개荊芥 15g, 방풍防風 15g, 연교連翹 30g, 길경桔梗 10g, 박하薄荷 5g, 백지白芷 10g, 감초甘草 10g, 지각枳殼 5g, 생감초生甘草 5g, 황련黃連 5g 황금黃芩 10g, 황백黃柏 10g, 산치자山梔子 10g, 생지황生地黃 15g, 당귀當歸 10g, 천궁川芎 10g 백작白芍 10g에 물 1200ml를 넣고, 물이 끓을 때까지 센 불로 가열하고, 끓은 후에는 약한 불로 바꾸어 40~50분을 끓인 후 300ml로 만들어 2~3회로 나누어 따듯하게 복용한다. 증상이 줄어들면, 양을 반으로 줄이거나 1/3로 줄여서 복용한다.

형개연교탕荊芥連翹湯을 알맞게 조절하면, 열성체질에 사용하기에 적합한데, 특히 젊은이들에게 많이 쓴다. 이들은 대부분 얼굴색이 붉거나 검붉고 기름지기도 하다. 머리카락 색은 검고 기름지며 입술은 붉고 통통하다. 인후부에 충혈이 되어 있고, 혀는 붉으며, 임파선이나 편도선 등의 내분비선들이 쉽게 붓고 커진다. 여드름, 포진, 구강궤양, 잇몸 출혈, 코피 등이 자주 나타난다. 더위를 싫어하고 땀이 많으며, 피부가 쉽게 가렵고 아침이 되면 몸이 쉽게 굳는다. 여성은 부인과 염증질환이 많고, 남성은 무좀이 있으며 땀 냄새가 심하게 난다. 이런 특성의 체질은 체내의 풍열風熱과 울화鬱火를 해결해야 한다.

형개연교탕荊芥連翹湯의 효능은 먼저 청열淸熱이다. 복용 후에 피부감염, 인후종통, 림프절종대, 구강궤양, 부인과 염증 등을 감소시키거나 없앤다. 다음으로는 산풍散風을 한다. 피부가 가렵지 않고 아프지 않다. 다음으로는 해울解鬱한다. 기분이 좋아지고, 머리가 아프지 않으며, 어지럽지 않다. 일부 환자의 여러 질병도 점점 완화시켰다. 이 처방의 효과도 매우 빨랐는데, 일반적으로 3~5제 정도 복용하였을 때 효과가 나타났다.

내가 여성 질병 중 형개연교탕荊芥連翹湯을 쓰면서 효과를 보았던 경험은 아래와 같다. 첫째, 여드름이다. 많은 여고생 혹은 대학생들은 얼굴 전체에 여드름이 있고 볼록 튀어나와 있으며 노란 고름이 차 있기도 한데, 이 처방을 복용하면 종종 몇 제劑만에 사그라진다. 둘째, 염증성 불임증이다. 종종 입술이 붉고 태苔가 두껍고 골반염·질염 등의 질병력이 있으며 대하가 색이 있으면, 양이 많았던 여성들이 약을 먹고 놀랍게도 아기를 품에 안게 되니 초조한 예비엄마들은 뛸 듯이 기뻐하였다. 셋째, 홍반성 낭창이다. 이 병은 젊은 여성에게 가장 많다. 일찍이 루프스 콩팥염(lupus nephritis), 신부전(renalfailure) 4기로 진단받은 어느 소녀를 진료한 적이 있다. 투석을 한 후 대량 호르몬 투여로 전신이 부어 마치 미륵불 같았다. 나는 많은 용량의 형개연교탕荊芥連翹湯에 선의蟬衣, 부평浮萍을 더하여 썼다. 5개월 동안 복용을 계속하였고 호르몬의 투여량을 점점 줄여갔으며, 신장기능은 회복되었고 대학에도 진학했다. 또 한 명은 루프스 콩팥염(lupus nephritis)에 걸린 여성이었다. 형개연교탕荊芥連翹湯에 선의蟬衣, 부평浮萍을 더하여 7개월을 복용하였고, 항핵항체(antinuclear antibody, ANA) 양성 및 anti-single-stranded DNA antibody가 처음으로 음성이 되었고 정상 범위로 돌아왔다.

남성들에게도 형개연교탕荊芥連翹湯을 사용할 수 있을까? 물론 가능하다. 예를 들어 "체취가 심한 남성"의 습진, 피부염, 모낭염에 이 처방이 효과적이다. 이런 증상이 있는 사람들은 대부분 땀이 많고, 끈적거리며 냄새가 나거나, 발냄새가 나기도 한다. 술을 좋아하거나 쉽게 화를 내고, 얼굴이 검붉으며 기름지거나, 피부 가려움증이 있어 견디기 힘들어하기도 하고 고름이 흐르기도 한다. 남자 청소년들의 안과 질환을 예를 들면, 속눈썹이 눈을 찔러 생기는 질환, 홍체염 등 "화안火眼"[86]에도 사용된다. 이런 사람들은 대부분 얼굴이 기름지고 머리숱이 많고 입술이 붉으며, 또한 성격이 급하고 불안해한다.

형개연교탕荊芥連翹湯은 약 맛이 매우 쓰다. 화火체질에 열병熱病이라면 처음 복용할 때는 마실 수 있으나, 병이 점점 호전될수록 약의 쓴맛이 심해져서 때

86 풍열사(風熱邪)를 감수해 발생한다. 두 눈이 찌르는 듯이 아프고 이물감이 있으며 분비물이 많아 아침에 눈꺼풀이 붙어 눈을 뜨기 어렵고 결막이 충혈된다.

가 되면 약을 감량하거나 복용을 중단해야 한다. 나는 보통 1제를 2~3일에 복용하는 것으로 바꾸거나, 매일 밥공기 하나 정도로 마시게 한다. 형개연교탕荊芥連翹湯은 남용해서는 안 되며 잘 사용하지 않으면 식욕이 떨어지고 심지어는 간기능에 이상이 생기기도 한다. 따라서 체질을 잘 구별하는 것이 안전하고 효과적으로 이 처방을 사용하는 비결이다.

103 황련해독탕黃連解毒湯으로 혈우병血友病을 치료하다

2014-3-16 08:42:54

정鄭 씨(남성, 57세)는 2013년 12월 23일 내원하였다. A형 혈우병으로 진단받은 지 4년이 되었고, 지난 3년 동안 팔다리에 간헐적인 종창腫脹과 동통疼痛이 있었고, 올해 3월에는 잇몸 출혈이 멈추지 않았으며, 10월에는 오른쪽 허벅지에 혈종이 생겨 입원 및 수혈 치료 후 호전되었으나, 통증이 여전히 있었고 걷는 것에 문제가 있었다. 중간 정도의 체형으로, 안색은 붉고 결막이 충혈되어 있으며, 평소 치아가 자주 시큰하게 아프고 혈당이 높고 수치가 잘 떨어지지 않았다. 설홍舌紅하고 맥은 활滑하며, 복벽은 탄성이 있었다. 틀림없는 열성熱性 체질이었다. 이러한 출혈은 반드시 고한청열苦寒清熱한 처방을 써야 한다. 황련黃連 5g, 황금黃芩 15g, 황백黃柏 10g, 치자梔子 10g, 생대황生大黃 5g, 생지生地 40g, 10제를 처방하였다. 5/2 복용법으로 복용하도록 하였다.

2014년 1월 6일 재진 시에 약을 복용 후 하체가 가벼워졌고, 4일째부터 대변 횟수가 점점 증가하여 매일 3~4회를 보고 있으며, 허벅지 부종과 통증이 완화되고 얼굴이 붉은 것과 결막의 충혈도 감소되었다고 하였다. 이전 처방으로 20제를 계속 복용하도록 하고 증상이 가라앉으면, 약의 용량을 적당히 줄이도록 하였다.

이 처방은 황련해독탕黃連解毒湯에 생지生地와 대황大黃을 첨가한 것으로 볼 수 있다. 황련해독탕黃連解毒湯은 당나라 때 처방으로 《외대비요外臺秘要》에 기록되어 있다. 원래 열병熱病으로 인한 착어錯語, 부득와不得臥를 치료하기 위한 처방인데, 후세에 이르러 다양한 화열증火熱證에 쓰여 좋은 효과를 보고 있다. 생지生地와 대황大黃은 모두 지혈약止血藥으로 손사막孫思邈의 《비급천금요방備急千金要方》에는 피를 토하는 모든 병을 낫게 한다……. 신묘한 경험은 있으나 그 처방이 전해지지 않는다. 대략적으로 대황가루를 생지황즙으로 삼키는 것으로, 효과를 얻기 위해서는 "법도를 따라 하는 것이다"라고 하였다. 물론 이 처방은 황련해독탕과 사심탕의 합방으로 볼 수도 있다.

사심탕瀉心湯은 지혈의 고전적인 처방이며, 《금궤요략金匱要略》에 "토혈, 뉵혈에는 사심탕을 쓴다"라고 기록되어 있고, 청대 의사인 진수원陳修園은 "내가 토혈을 다양한 약으로 치료하였으나, 멈추지 않은 사람에게는 《금궤金匱》의 사심탕瀉心湯이 백번 쓰면 백번 효과가 있다"라고 하였다. 위 처방으로는 이 질병을 완치할 수 없지만 출혈을 제어할 수 있으며, 단기 치료 효과도 좋았다. 혈우병은 유전성 질환으로 지속적인 수혈이 유일한 방안인데, 환자의 고통은 이루 말할 수 없다. 그러나 심각한 질병에 경방으로 효과를 거두는 것은 정말로 주목할 가치가 있다.

104 삼황사심탕三黃瀉心湯으로 기관지 아밀로이드증 객혈咯血을 치료하다

2014-3-16 09:07:49

천陳 씨(남성, 이싱興興 사람)는 올 1월 27일에 외래로 내원하였다. 2013년 10월 초에는 뚜렷한 유인誘因 없이 간헐적으로 선홍색 피가 있는 해혈咳血[87]이 약 1주일 동안 있었다. 상하이장하이上海長海의원에서 기관지 내시경검사 결과 기관지 및 양측 주기관지 점막과 기관이 결절 모양으로 융기되어 있고, 기도에 아밀로이드증 가능성이 있다고 하였다. 운남백약雲南白藥[88]으로 지혈치료를 한 후 해혈이 호전되어 가래에 피가 섞여 나오는 정도로 변하였고, 기관지 내시경 생검에서 아밀로이드 변화가 관찰되었으며, 병리학적 검사를 기다리는 동안 환자는 기침, 천식, 활동 후 숨 가쁨의 증상이 확실히 나타나 구러우鼓樓의원에서 응급처치를 받았으나, 치료 후에도 뚜렷한 호전이 없어 4주간 입원하였고 상태가 완화되어 퇴원하였다.

그러나 퇴원 후 기침과 객혈이 재발했고, 그의 딸이 인터넷에서 내가 쓴 사심탕 기사를 찾아 그 처방 그대로 복용시켰는데, 의외로 해혈咳血이 해소되었다. 이에 매우 기뻐서 강력히 주장하여 아버지를 내 외래에 내원하게 하였다. 그는 이미 70세였지만 체질적으로 질병이 없었으며, 현재 소량의 피가 있는 가래를 제외하고는 뚜렷한 불편함이 없었다. 자세히 물어보니, 최근 수면이 좋지 않고 평소 더위를 싫어하며, 땀을 많이 흘리고 대변이 건조한 편인 것을 알 수 있었다. 맥은 현활弦滑하고 유력有力하였으며, 설질은 암홍하고, 태황苔黃하였다. 사심탕증瀉心湯證이었다. 생대황生大黃 10g, 황련黃連 5g, 황금黃芩 10g, 10제를 처방하였다. 끓는 물에 넣어 우려 매일 1제씩 복용하게 하였다. 1개월 후 재진 시 위 처방을 3제 먹은 후에 해혈이 멈추었고, 기침도 편안해져 밤에 편히 잘 수 있었으며 대변 횟수가 증가하고 체중이 늘었다. 이전 처방을 계속 복용하도록 하였고 1개월 후에 다시 외래에 왔을 때는 상태가 안정되었다.

기관지 아밀로이드 변형은 처음 들어보는 질병이었다. 인터넷으로 검색하

87 달리 수혈(嗽血)·해수혈(咳嗽血)이라고도 부른다. 기침할 때 피가 나오거나 가래에 피가 섞여 나오는 병증이다. 《한의학대사전》

88 중성약.

여 새로운 질병이라는 것을 알게 되었고, 1854년 루돌프 피르호(Rudolf Virchow)가 처음 아밀로이드증(amyloidosis)이라고 명명했던 희귀병이었다. 발병 연령은 16~76세(평균 53세)이고, 남녀 비율은 1:1이다. 대부분 기저질환이 없다. 임상에서는 동시다발적(multiple foci)인 점막하 반점(약 85퍼센트)이 가장 흔하고, 단독 종양활성성 종양 덩어리가 그다음이며, 미만성 침윤형이 가장 드물다. 병변은 일반적으로 기관지 벽 외부로 확장되지 않고, 호흡곤란이나 천명喘鳴, 기침, 객혈咯血, 쉰 목소리 등이 흔한 증상이다. 기도가 좁아 분비물이 정체되어서 2차 감염이 자주 발생하는데, 이때 기침이 지속적으로 나오고 기침과 가래를 동반한다. 발열이 나타나고, 폐부에 수포음이 들리며, 백혈구의 수치가 증가된다. 혈관벽의 아밀로이드증은 혈관이 쉽게 파열되게 하고 수축성을 감소시킨다. 이 질병은 응고기전 장애를 종종 동반하므로 각혈咯血이 매우 일반적이다.

병은 지금의 병이고, 처방은 옛날 처방이다. 기관지 아밀로이드증은 처음이지만 각혈에 사심탕瀉心湯을 쓴 성숙한 경험이 있다. 여러 번 사용하면 효과적이라고 할 수 있었다. 사심탕瀉心湯은 《금궤요략金匱要略》에 "토혈吐血, 뉵혈衄血에는 사심탕으로 주로 치료한다"라고 기재되어 있다. 전형적인 지혈 처방을 후대의 의사들은 다양한 열성 출혈 치료에 계속 사용하였었다. 천陳 씨는 각혈咯血, 불면失眠, 심번心煩하고, 변이 건조하며, 안색과 입술이 붉어 바로 사심탕증이 아니라고 할 수 있겠는가? 방증方證이 상응相應하니 자연히 효과가 매우 빠르다. 나는 사심탕이 기관지 아밀로이드증을 완치할 수 있을지 잘 모르겠다. 하지만 각혈을 멈추게 된다면 삶의 질이 개선될 것이고, 내 생각에는 이 또한 괜찮을 것으로 생각한다. 솔직히 말해서, 임상적으로 많은 만성 질환이 완치되고 영원히 재발하지 않는 경우가 얼마나 되겠는가?

사심탕은 겨우 3가지 약으로 구성되어 있고, 하루 약값이 1000원도 안 되며 복용법도 간단하다. 달여 먹거나 끓는 물에 담가 먹어도 되고, 분말로 만들어 환제를 만들어 먹어도 된다. 천陳 씨가 외래에 와서 절망적일 때 이렇게 좋은 처방을 만났으니 기쁘지 않을 수 있겠냐며 기쁜 얼굴로 "감사합니다"를 연발하였다.

105 사심탕증瀉心湯證을 제복동계臍腹動悸에 쓰다

2014-9-7 21:25:27

"잠혈이 없어졌어요!" 그는 미소를 지으며 앉아 어제의 혈액검사 보고서를 건네주었다. 이 청년은 25세로 1년 이상 소변 잠혈을 앓고 있으며 여러 종류의 양방약을 복용하였고 동령진보冬令進補[89]하는 탕약을 모두 사용해 보았으나 효과가 없었다. 올 5월 중순에 내 진료소에 내원했다. 당시 주소증인 잠혈 외에도 무기력감이 심하며 심각한 정도로 두근거리는 불편감이 있었고, 이른 아침과 정오에 두드러졌으며, 두근거림이 있을 때 배꼽 주변부에서도 박동감이 있었다. 내가 복진을 하였을 때에 배꼽에서 위완胃脘부까지 뛰어오르는 듯한 박동을 느낄 수 있었다. 나는 그에게 2주치의 계지가용골모려탕桂枝加龍骨牡蠣湯을 처방하였다. 그러나 그가 두 달 가까이 복용하였음에도, 여전히 효과가 없었다.

7월 15일, 그는 다시 진료를 받았다. 그의 불안한 눈빛을 바라보며 나는 자세히 살펴보았다. 안색은 암황暗黃하고, 입술은 붉고 건조하며 혀끝은 붉고 설태는 황니黃膩하고, 인후는 붉고 편도선은 부어 커졌으며, 맥은 활대滑大하고, 맥박은 88회/분이었다. 다시 이전 증상들을 물어보았고, 그는 나에게 이전에 자주 코피가 났다고 말했다. 이때, 나의 생각이 명확해지기 시작했다. 그는 열성熱性 체질이다. 눈앞에 "심기心氣가 부족하고, 혈을 토하고, 코피가 날 때는 사심탕瀉心湯으로 주로 치료한다"라는 조문이 떠올라 대황大黃 10g, 황련黃連 5g, 황금黃芩 5g, 14제를 처방했다. 달일 필요 없이 물컵 1개를 준비해 매일 1제씩 넣고 끓는 물에 15분 정도 담가둔 후에 매일 1잔씩 복용하게 하였다. 그는 재진 시에 약을 복용하는 동안 소변 잠혈이 음성으로 나왔고, 심장 두근거림과 좌측 인후의 건조한 통증이 호전되었다고 말했다. 내가 검사해 보니, 편도선은 정상이었고, 배꼽 주변에 뛰는 것도 확연히 줄었다. 화기火氣가 이미 사라졌으니, 이 처방으로 마침내 효과를 보았다.

89 겨울에 자보(滋補)하는 것이다.

일반적으로 제복동계臍腹動悸에는 계지, 감초, 용골, 모려 등의 약물이 주요 치료제로 알려져 있어 계지가용골모려탕桂枝加龍骨牡蠣湯, 시호가용골모려탕柴胡加龍骨牡蠣湯, 시호계지건강탕柴胡桂枝乾薑湯, 계지가계탕桂枝加桂湯 등의 처방들이 모두 이 복증腹證을 갖고 있다. 그러나 내 관찰에 따르면 많은 사심탕증瀉心湯證 환자에게도 제복臍腹부에서 동계動悸를 볼 수 있었다. 스스로 느낄 수 있는 심계心悸 외에도 의사가 손으로 배꼽 주변 배를 눌렀을 때 복부 대동맥의 박동감을 분명히 느낄 수 있다. 이 외에도 환자는 입술이 붉고 혀가 붉으며 목구멍이 충혈되어 있고, 편도선이 부어오르며 전신에 열감, 번조煩躁, 실면, 출혈 등의 증상이 있었다.

제복동계臍腹動悸에는 한寒, 열熱, 허虛, 실實의 차이가 있으므로, 자세히 분별하지 않으면 안 된다.

106 풍인탕風引湯을 쓰다

2014-10-23 18:32:36

어제 환자 Z의 어머니가 외래에 와서 재처방을 받으러 왔다. Z가 약을 복용한 후 대변이 원활해지고 흑태黑苔가 없어졌으며, 정신이 맑아지고 원래 심했던 자한自汗과 도한盜汗은 현저히 감소하였으며, 상지근육의 긴장도가 호전되었다고 말하였다.

Z군은 멋진 청년장교였다. 하지만 불행하게도 지난해 뇌종양이 발견돼 두 차례 개두수술을 받았고, 또 한 차례의 감마나이프 시술을 하였으나 병세가 제대로 잡히지 않았다. 거의 가망이 없다고 생각될 때쯤 그의 가족은 한의학을 생각했다. 그날 나는 병실에 가서 그를 보았다. 그는 얼굴이 붉고 윤기가 있었으나, 몸은 강직되어 있었고 좌반신이 더욱 심했으며 종종 경련이 있었다. 그는 멍한 눈을 크게 뜨고 천장을 곁눈질하며, 깜박거리지 않은 채 한참 동안 본 후 또 두 눈을 꼭 감았다……. 그는 말을 거의 하지 않았고, 정신이 맑았다 흐렸다를 반복하였다. 청력이 매우 약하여 주위의 동정을 알 수 없는 것 같았다.

나는 경련을 치료하는 경방인 풍인탕風引湯을 사용하였다. 《금궤요략金匱要略·중풍中風》에는 "대인의 풍인風引과 소인의 경간계종驚癎瘛瘲은 하루에도 수십 번씩 발작을 한다. 의사가 치료할 수 없는 경우 이 탕약으로 주로 치료한다"라고 기록되어 있다. 경간驚癎은 즉 전간癲癎이다. 계종瘛瘲은 손발 경련이 있고, 입과 눈이 삐뚤어진다. 이런 종류의 질병은 대부분 뇌병腦病이다. 당나라《외대비요外臺秘要》에 따르면, "영가永嘉[90] 2년[91], 어른이나 아이 모두 풍전風癎병에 자주 걸리게 되면 대개 말을 하지 못하였다. 혹은 열이 나고, 반신半身이 끌어당겨져 오그라들기도 하고, 혹은 5~6일이나 혹은 7~8일이 되어 사망하게 되었는데, 장사유張思惟가 가루를 합하여 치료하였더니 모두 나았다"라고 하였다.

90 중국 위진남북조시대 서진(西晉)의 제3대 황제인 회제(懷帝) 사마치(司馬熾, 재위 307~313) 때의 연호이다.
91 영가(永嘉) 2년은 309년이다.

묘사된 병으로 보아 뇌염인 것 같다. 광둥廣東의 경방가인 리비류黎庇留 선생은 풍인탕風引湯으로 정신이상과 목설木舌을 치료하였고 근대 명의 자오시우趙錫武 선생은 풍인탕風引湯에 자석磁石, 귀판龜板, 별갑鱉甲, 생철락生鐵落을 넣어 반신불수이면서 혈압이 높은 사람을 치료하였으며, 허난河南중의약대학의 리파즈李發枝 교수는 풍인탕風引湯이 수족구병으로 인한 뇌손상이 있는 자를 치료하는 데 효과가 상당히 좋다고 하였다. 나는 풍인탕風引湯을 소아 뇌발육불량, 소아 척수신경교종, 간질, ADHD 등을 치료하는 데 사용하였다. 몇 사례에서는 효과가 좋았고, 경련발작을 조절하고 신경을 안정시키는 효과도 있었다.

풍인탕風引湯을 뇌종양에 사용한 것은 Z가 첫 번째 사례였다. 이전에 뇌종양을 치료하기 위해 시호가용골모려탕柴胡加龍骨牡蠣湯, 지경산止痙散, 마황부자세신탕麻黃附子細辛湯 등을 사용했는데 왜 Z씨에게 풍인탕을 사용했을까? 경련 외에도 땀이 많고, 맥이 활삭滑數하였으며, 복부가 딱딱하고, 그득하였으며, 설태舌苔가 초흑焦黑한 객관적인 징후가 있었다. 이렇게 땀을 많이 흘리면 반드시 석고石膏, 한수석寒水石 등을 써야 하고, 설태舌苔가 초흑焦黑하고 배가 그득하며 맥이 활滑하면, 대황을 써서 설열공적泄熱攻積해야 한다. 이 처방을 먼저 10일 동안 복용하도록 하고, 테스트한 결과 만족스러운 결과를 얻었다. Z씨의 어머니는 아들과 소통할 수 있게 되었고 배도 부드러워졌나고 하며 웃었다. 풍인탕風引湯으로 Z씨에게 기적이 일어나길 나는 진심으로 희망한다.

풍인탕風引湯의 원방은 자산煮散[92]하여 양이 매우 적다. 처방은 대황大黃, 건강乾薑, 용골龍骨 각 4냥兩, 계지桂枝 3냥兩, 감초甘草, 모려牡蠣 각 2냥兩, 한수석寒水石, 활석滑石, 적석지赤石脂, 백석지白石脂, 자석영紫石英, 석고石膏 각 6냥兩의 12가지 약을 절구에 넣고 찧이서 굵은 체로 친다. 갈대에 가루를 넣어 손가락 3개 정도의 크기로 만들어 정화수井花水 3승升을 넣고 세 번 끓어오르기를 기다려 따뜻하게 1승升을 복용한다. 정화수井花水는 이른 아침에 가장 먼저 뜬 정천수井泉水이다. 나의 임상시험은 대부분 탕제이며 복용량도 비교적 많았다. 이번에 Z씨에게 줬던 생대황生大黃 20g(후하後下), 생감초生甘草 10g, 생석고生石膏 30g,

92 전약법(煎藥法)의 하나이다. 〈전통지식 포탈〉

한수석寒水石 30g, 활석滑石 30g, 백석지白石脂 30g, 자석영紫石英 30g, 용골龍骨 20g, 모려牡蠣 20g, 계지桂枝 10g, 건강乾薑 10g을 처방하였다. 물에 달인 후 매일 2회 나누어 복용하도록 하였다.

백석지白石脂는 약국에서 갖고 있는 양이 부족하여 사용하지 않았다. 풍인탕의 특징은 많은 양의 광물약礦物藥을 사용하고 공하攻下하는 대황大黃을 배합하여 쓰는데, 전통적인 약성이론藥性理論으로 분석하자면 청열식풍淸熱息風과 정경안신定驚安神하는 효과가 있어 많은 뇌질환에 이 처방을 응용할 기회가 있다. 한漢나라와 당唐나라의 처방을 살펴보면 경광驚狂, 번조煩躁, 섬어譫語, 목불식인目不識人[93] 등의 증상이 있는 정신신경계 질환을 치료하는데, 대부분 광물약이나 사하약瀉下藥을 사용한다. 용골龍骨, 모려牡蠣, 생석고生石膏 등을 써서 중진안신重鎭安神·정경청열定驚淸熱을 하고, 대황大黃, 망초芒硝 등을 써서 공하적열攻下積熱하게 한다. 종종 위의 두 조합을 모두 쓰기도 하며, 풍인탕이 바로 이런 종류의 배오配伍법을 사용한 것이다. 화기火氣가 내려가고 대변이 나오면 정신이 자연스럽게 맑아진다.

풍인탕風引湯은 사람들이 잘 사용하지 않는데, 우리가 임상적으로 처방전에 대해 잘 이해하지 못하기 때문일 수도 있고, 처방에 광물약이 너무 많기 때문일 수도 있으며, 몇몇 생소한 약이 있어 배합이 좋지 않기 때문이기도 하다. 또 한 가지 분명한 것은 고등중의원교高等中醫院校[94]에서는 일반적으로 이 처방을 언급하지 않는다. 예전에는 나도 풍인탕이 매우 낯설었지만, 나중에는 경방經方을 연구하면서 비로소 이 처방에 관심을 갖게 되었다. 계감용모탕桂甘龍牡湯, 대황감초탕大黃甘草湯, 백호탕白虎湯 류의 처방으로 간주하여 신경내과의 여러 난치병에 시험적으로 사용하였으며, 몇 년 후 풍인탕風引湯이 가장 좋은 처방이라고 느꼈다. 또한 추가적인 임상관찰을 통하여 방증方證을 명확하게 알 수 있었고, 특히 풍인탕의 주요 질병군을 설정하고 적용할 수 있는 사람들을 정확히 찾아낼 수 있었다.

---

93 사람을 보고도 누구인지를 몰라보는 것이다.

94 중의학을 가르치는 고등교육기관을 가리킨다.

107 월비가출탕越婢加朮湯 이야기

2014-10-23 22:05:00

먼저 월비탕越婢湯에 대해 이야기하자. 월비탕越婢湯은 《금궤요략金匱要略》에 기록되어 있는 처방이다. 마황麻黃 6냥兩, 석고石膏 반 근半斤, 생강生薑 3냥兩, 대추大棗 15매枚, 감초甘草 2냥兩이다. 다섯 약재를 물 6승升에 달이는데, 먼저 마황을 달여 위에 뜬 거품을 없앤 다음 나머지 약을 넣고 달여 3승을 취한 후 따듯하게 세 차례에 걸쳐 복용한다. 월비탕越婢湯은 부기를 내리는 처방이다. 고전적인 방증方證에서는 "풍수風水로 오풍惡風이 있고, 온몸이 다 붓고 맥이 부浮하며, 구갈口渴은 없고 자한自汗이 계속 있되, 열이 크게 있지 않다면 월비탕越婢湯으로 다스린다"라고 하였다.

그래서 월비탕越婢湯을 먹고 나면 소변을 많이 보게 되고 부기가 빠지게 된다. 왜 출朮을 더하였을까? 구갈口渴 때문이다. 원문을 보면 "이수裏水는 온몸·얼굴·눈 주위까지 누렇게 붓고, 맥은 침沈하며 소변이 잘 나오지 않으니, 수水로 인한 병이다. 만약 소변이 잘 나온다면 이는 진액이 망실亡失된 것이며, 이에 구갈口渴이 있게 된다. 월비가출탕越婢加朮湯으로 다스린다. "고대의학에서 구갈口渴은 체내에 물의 정체되어 있는 것에 대한 외부적인 징후였고 출朮을 사용하는 근거였다. 이러한 갈증은 비교적 심각하지만 대부분은 부종, 다한多汗, 변이 오리똥 같은 증상을 동반하였다. 백출에 마황을 배오하면, 이수利水 작용이 더 좋아진다. 출朮은 백출과 창출로 구별할 수 있는데, 전통적인 약을 쓰는 관습에 따르면 부종이 있는 사람에게는 백출을 사용하고, 복부가 창만하고 설태가 후니厚膩한 사람에게는 창출을 사용하였다. 만약 바람을 싫어하고 추위를 타며 관절통이 있으면 부자를 더한다.

후대의 의사들은 월비가출탕越婢加朮湯으로 수종성 질병을 치료하는 데 많이 사용하였다. 가장 기억에 남는 것은 자오서우전趙守眞 선생이 다량의 마황으로 풍수수종風水水腫을 치료한 것이다. 그의 《치험회억록治驗回憶錄》에는 25세의 재단사가 이웃 마을에 친척을 방문하러 갔다가 갑자기 비가 쏟아지고 옷이 흠뻑 젖었다고 기록되어 있다. 3일 후 발열과 오한, 두통, 신통身痛이 있고, 몸이 무거웠다. 며칠 지나지 않아 온몸이 붓고 누르면 움푹 패여 오래도록 회복되지 않았고, 오풍惡風과 신통身疼이 있었으며 땀이 나지 않았다. 자오서우전趙守眞 선생의 생각에는 외한습外寒濕에 내울열內鬱熱이 있는 월비가출탕증越婢加朮湯證으로 보고, 마황을 중용重用하여 0.5냥兩, 창출蒼朮 4돈錢, 강피薑皮 3돈錢, 석고石膏 1냥兩, 대추大棗와 감초甘草는 각각 3돈錢으로 1제를 따뜻하게 복용하게 하고, 두꺼운 이불을 덮고, 땀을 물 흐르듯이 흘리게 하고, 옷을 여러 번 갈아입으면 부기가 절반 이상 가라앉는데, 다시 다음 제를 복용하여 땀을 많이 흘리고 나면 부기가 완전히 가라앉게 되고 갑작스럽게 끝내게 된다고 하였다. 그중 마황의 복용량을 오늘날로 환산하면 45g에 달하여 처방을 읽은 후 잊을 수가 없었다. 나중에 야카즈 도메이矢數道明 선생과 먼춘더門純德 선생의 의안을 보았는데, 급성 신장염을 치료하는 데 이 처방이 사용되었고, 그중 대부분은 어린이와 청소년의 전신부종이 있었다. 이 처방은 복용 후 부종이 가라앉을 뿐만 아니라 요단백도 사라지게 했다.

나는 월비가출탕越婢加朮湯으로 관절 통증을 치료한다. 74세의 노인을 치료한 적이 있는데, 그녀는 체격이 건장했지만 2년간 류머티스 관절염을 앓았고, 심해진 지 1년이 되었다. 무릎 관절이 붓고 아파서 서 있을 수 없었고, 휠체어를 타고 진료실에 내원하였다. 나는 계지작약지모탕桂枝芍藥知母湯과 시호가용골모려탕柴胡加龍骨牡蠣湯을 차례로 사용하였지만 효과가 없었고 이후 월비가출부탕越婢加朮附湯으로 바꾸었다. 생마황生麻黃 15g, 생석고生石膏 20g, 생감초生甘草 10g, 생강生薑 다섯 조각(큰 것), 대추紅棗 30g, 창출蒼朮 20g, 백출白朮 20g, 제부편制附片 30g(먼저 1.5시간 달임), 5제를 처방하였다. 매일 2회 식후에 복용하도록 하였다. 5제를 복용한 후 가족들은 확실히 효과가 있었고 두 다리로 서 있을 때 통증이 줄어들었으며 잠잘 때 스스로 몸을 뒤집을 수 있었다고 전해 주었다. 또 한 명의 노인(여성)을 치료한 사례가 있다. 노인은 우울증이 있었고, 두 무릎 통증이 있어 걸을 수 없을 정도였는데, 이 처방을 쓰고 매우 빠르게 효과를 볼 수 있었다.

최근 월비가출탕越婢加朮湯으로 심한 습진을 조절한 한 사례가 있다. 그녀는 뚱뚱한 중년 여성으로 상지, 손등, 손가락, 허리, 엉덩이에 모두 심한 습진이 있었으며, 가려움이 매우 심각하여 일상과 수면에 종종 영향을 미쳤고, 국소부에서 흐르는 삼출액도 심각하였다. 나는 대시호탕가반하후박탕大柴胡湯加半夏厚朴湯을 사용하였는데 약간의 효과는 보았으나 뚜렷하지는 않았다. 마행이감탕麻杏苡甘湯을 사용하였는데도 효과가 크지 않았다. 마지막으로, 나는 그녀가 붓고, 땀을 많이 흘리고, 흐리고 비 오는 날에 불편함이 심해지는 특성에 따라 월비가출탕越婢加朮湯(생마황生麻黃 10g, 생석고生石膏 20g, 생감초生甘草 5g, 창출蒼朮 20g, 건강乾薑 5g, 대추紅棗 15g)을 처방하였다. 7제를 복용한 후 삼출액이 현저히 감소하고 가려움이 호전되었으며, 피부의 손상 부위가 줄어들었다.

상반기에 나는 무술 애호가인 오스트레일리아인 의사를 만났는데, 그는 체격이 건장하고 거무스름한 피부색이었다. 밀 단백질 알러지가 있어 밀가루가 함유된 음식을 먹을 수 없고 조금만 먹어도 몸이 쑤시고 아프며 불편해했다. 그는 나에게 어떤 처방을 쓸 수 있냐고 물었다. 나는 그를 문진하여 더위를 싫어하고 땀이 많이 흘리지만 쉽게 피로하고 지친다는 것을 알았다. 월비가출탕越婢加朮湯 1제를 사용하였더니, 다음 날이 되자 정신이 맑아졌고, 매우 흥분하며 기쁜 마음으로 귀국하였다.

임상효과로 미루어 볼 때 월비가출탕越婢加朮湯의 효과는 부기를 가라앉히고 땀을 멎게 하며 관절통을 멈추게 하는 등의 효과가 있다. 신체 안에서의 메커니즘은 이수利水, 청열清熱, 배습排濕이며, 다양한 관절병, 피부병, 신장질환 등에 이 처방을 사용할 기회가 있다. 이 처방의 용량을 보면 마황麻黃, 석고石膏, 감초甘草의 비율이 3:4:1이다. 마황의 양이 비교적 많아 체격이 튼튼하거나 붓는 사람에게 쓰며, 나이가 많은 노인, 체력이 약하고 많은 병이 있는 사람 또는 영양실조가 있는 사람들은 주의하거나 쓰지 말아야 한다. 이 외에 석고는 지한止汗하여 땀이 많은 환자나 더운 것을 싫어하는 환자에게 쓸 수 있고, 백출은 지갈止渴, 이수利水하여 환자에게 뚜렷한 목마름과 부종이 있어야 한다.

월비가출탕越婢加朮湯과 마황가출탕麻黃加朮湯은 모두 신체 통증을 치료하는 데 사용할 수 있다. 마황가출탕麻黃加朮湯은 땀이 나지 않고 몸이 붓고 아픈 데 주로 사용하며, 월비가출탕越婢加朮湯은 몸이 붓고 아픈 데 주로 사용하지만 붓는 것이 주가 되고 땀을 많이 흘리는 환자에게 쓴다. 전자는 한습寒濕이고, 후

자는 습열濕熱이다. 월비가출탕越婢加朮湯과 방기황기탕防己黃芪湯은 모두 붓기를 가라앉히고 땀을 멎게 할 수 있지만 사용되는 체질은 다르다. 월비가출탕증越婢加朮湯證에서 체격이 건장하고 땀을 흘리는 것은 리열裏熱이기 때문이고, 방기황기탕증防己黃芪湯證에서 기육肌肉이 부드럽고 땀을 많이 흘리는 것은 표허불고表虛不固하기 때문이다.

월비가출탕越婢加朮湯과 마행이감탕麻杏苡甘湯은 모두 피부 가려움을 치료할 수 있고 둘 다 제습除濕을 한다. 하지만 마행이감탕증麻杏苡甘湯證은 병이 표表에 얕게 있고, 땀이 나서 바람을 맞으면 풍습風濕이 표表에 있기 때문에 마황을 반 냥兩만 써도 되고, 땀이 약간만 나면 낫는다. 하지만 월비가출탕증越婢加朮湯證은 습열濕熱이 리裏에 있고 표表에 풍한風寒이 있어 땀이 많고 부종이 뚜렷하여 땀이 많이 나도 부기가 가라앉지 않는다.

《천금방千金方》에서는 월비가출탕越婢加朮湯이 "육극肉極"을 치료한다고 말한다. 육극肉極은 무엇일까? 《성제총록聖濟總錄·권제구십이卷第九十二·허로문虛勞門》에 "육극肉極이란 사람을 여위게 하고 윤기가 없으며 음식을 먹어도 살이 찌지 않게 한다"라고 말한다. 그러나 임상적으로 월비가출탕越婢加朮湯의 적용 대상은 마른 사람이 아니라 비만인 사람, 튼튼하고 부종이 있는 사람이다. 일본 야카즈 도메이矢數道明 선생의 설명은 주목할 만하다. 그는 《임상응용한방해설臨床應用漢方解說》에서 피부 궤양, 켈로이드, 수포水皰가 있거나, 살이 찐 사람 등을 모두 "육극肉極"으로 설명하고, 그 상태는 썩어 문드러지고 더러운 것이 특징이며, 이를 월비가출탕越婢加朮湯의 방증으로 삼았다. 야카즈 도메이矢數道明 선생의 이런 해석을 타당하다고 할 수 있지 않을까? 모든 분에게 임상관찰 및 검증을 부탁드린다.

108 황기黃芪와 다발성골수종

2014-11-28 21:05:29

다발성골수종(Multiple myeloma, MM)을 앓고 있는 F씨(여성)가 지난 토요일에 외래로 왔다. 15년 동안 요단백과 경미한 빈혈이 있었으나, 정신상태가 좋았고 병의 상태가 안정적이어서, 나는 기뻤다.

2000년 5월 어느 날에 그녀는 한의학 치료를 하기 위해 병실에서 탈출하였던 것으로 기억한다. 화학 요법으로 생긴 부작용이 그녀를 참을 수 없게 했다. 늦은 봄, 초여름의 난징南京 날씨는 이미 매우 더웠으나, 그녀는 이미 패딩을 입고 있었고 온몸은 땀투성이였다. 그녀는 추위를 잘 타고 미열이 있었으며 안색은 창백한 황색이었다. ……나는 그녀에게 계지탕桂枝湯에 부자와 황기를 더하여 처방해 주었다. 곧 자한自汗이 멎었고, 체온이 정상으로 돌아왔다. 그 후 그녀는 진지하게 한약을 복용하기 시작했고, 진무탕眞武湯과 옥병풍산玉屛風散 등을 합하여 썼다. 내 처방의 기본은 변하지 않았다. 황기의 용량만 변화를 주었는데 매일 30g씩 더하여 120g까지 사용하였다. F씨는 수년 동안 양약을 사용하지 않았고 한약, 특히 황기를 지속적으로 복용해 왔으며 거의 중단하지 않았다. 황기를 달여 먹을 뿐만 아니라 황기찹쌀죽도 자주 먹었다.

다발성 골수종에 황기의 효과는 주목할 가치가 있다. 첫째, 다발성 골수종은 고대의 "혈비血痹"와 유사하다. 다발성 골수종은 골수를 침범하는 악성종양의 일종으로 60세 이상의 중장년층에서 잘 발생하며 일반적으로 병세는 점진적이다. 대부분의 환자는 통증을 호소하는데, 특히 허리 쪽 통증이나 골절 때문에 발견된다. 환자는 안색이 창백한 황색으로 몸이 아프고 내 살 같지 않은 느낌이 있어서 "외증外證으로 신체 감각이 이상하여 마치 풍비風痹 같다"라고 하였다. 혈비血痹병의 주요 처방은 황기계지오물탕黃芪桂枝五物湯이다. 둘째, 다발성 골수종 환자는 대부분 신부전이 있고 다량의 단백뇨를 동반한다. 황기는 이수소종利水消腫하기 때문에 단백뇨를 제거할 수 있다. 또한 환자의 많은 수는 빈혈이 있다. 황기는 얼굴이 황색이고 자한自汗이 있고 피로하며 혈구 감소 및 헤모글로빈 저하가 있는 환자에게 가장 적합하다. 실험에 따르면 황기의 다당은 골수의 조혈을 자극하고 면역 기능을 향상시키는 작용을 한다.

내가 F씨에게 쓴 처방 중 황기의 양이 비교적 많은데, 그 근거는 고대에는 부종 치료에 대부분 황기를 중용重用했기 때문이었다. 예를 들면 하지 부종을 치료하는 방기황기탕防己黃芪湯의 황기는 5냥兩을 사용했고, 청나라의 《냉려의화冷廬醫話》에는 심한 부종을 치료하는 황기찹쌀죽에 생황기 4냥兩을 사용했다고 기록되어 있다. 전해 오는 말에 의하면 후스胡適95 선생은 그해 당뇨병과 만성 신장염의 합병증인 심장병이 있었고, 전신부종으로 셰화協和의원에서 치료하지 못하고 이후 중의사인 루중안陸仲安에게 처방을 부탁하였는데, 황기 10냥兩과 당삼 등을 고용량으로 배오한 약을 먹고 나았다. 부종이 신장질환에서는 더 흔하기 때문에 신장질환에 사용되는 황기의 양을 대용량으로 늘려야 하며, 일반적으로 30~60g 정도이다.

황기찹쌀죽은 가정에서 자주 사용하는 매우 실용적인 식료방食療方이다. 《냉려의화冷廬醫話》에서 일찍이 황기죽을 언급한 한 적이 있다. 온몸이 극도로 붓고 대소변이 나오지 않은 사람이 황기찹쌀죽을 복용한 후 소변을 많이 보게 되어 병세가 빠르게 호전되었다. 나중에 잘못된 치료로 병이 반복되어 나타났고, 거의 숨이 끊어졌을 때도 황기찹쌀죽을 복용하여 기운을 되찾았다. 생황기 4냥과 찹쌀을 술잔 하나 정도의 양을 넣고 끓여서 큰 그릇에 담길 정도가 되면 작은 숟가락으로 조금씩 먹는다. 후대의 명의 판원후范文虎 선생과 웨메이중岳美中 선생은 산후 부종, 신장염, 부종, 단백뇨 등에 이 처방을 잘 조절하여 썼다. F씨는 황기와 찹쌀로 만든 죽은 식감이 좋아 자주 먹어도 질리지 않는다고 말했다.

황기는 일종의 약용식물로, 중국의 동북東北, 화북華北, 서북西北에서 생산된다. 내몽고의 황기가 가장 좋으며 약용 부위는 뿌리이다. 황기는 뿌리가 길고 색이 노랗고 질기고 단단하며, 씹으면 약간 달고 콩 비린내가 난다. 황기는

95 후스(胡適, 1891~1962)는 민국(民國) 초년의 사상가·철학가·문학가로 백화문을 제창(提唱)하였고 신문화운동(新文化運動)을 이끌었다. 작품으로는 《호적논학근저(胡適論學近著)》와 《중국철학사대강(中國哲學史大綱)》 등이 있다.

좋은 약으로 온화溫和하지만 힘이 있고 안전하며 독성이 없다. 20세기 말 내가 전국의 유명한 중의사들에게 사용하는 약에 대한 경험을 설문조사했었는데, 황기의 사용량이 1위였다. 거듭 말하자면 황기도 증상에 맞게 약을 처방해야 한다. 고용량의 황기는 식욕을 억제할 수 있으므로 식욕이 왕성하거나 배고픔을 자주 느끼는 사람에게만 적합하며 복부 팽만감, 복통, 설태가 후니厚膩한 사람에게는 사용할 수 없다. 나는 고용량의 황기를 사용할 때 종종 복진을 한다. 복부가 부드럽고 저항감이 없는 사람이거나, 배가 크고 특별히 잘 먹는 사람은 안심하고 사용할 수 있다. 나는 이런 복증腹證을 "황기黃芪 배"라 부른다.

109 좋은 처방, 시령탕柴苓湯

2015-1-9 21:28:27

전날 외래로 재진을 받는 환자 2명이 모두 시령탕柴苓湯으로 효과를 봤다.

한 분은 W씨(여성, 47세)로 4년간 만성 골수성 백혈병을 앓고 있어 글리벡[96]을 복용하고 있었으나 여전히 전신적인 감염이 자주 발생했다. 그녀의 주소증에는 특이한 점이 있었다. 피부와 뼈 사이에 작열감灼熱感이 있지만, 표피는 차갑게 느껴지고 체온은 정상이었으며, 피로감이 뚜렷하고 물과 같은 대하帶下의 양이 많았다. 또 입이 마르고 물을 잘 마셨으며, 입이 담담하고 입맛이 없으나 맛이 강한 음식을 먹었으며, 설사를 한 달에 2~3회 정도 하였다. 얼굴이 약간 부어 있었고, 얼굴에 푸르스름한 반斑이 있었으며, 설질은 암暗하고, 설체는 뚱뚱했다. 백혈구는 2.3×10^9/L이고 헤모글로빈은 약 100g/L이었다. 시령탕柴苓湯을 3개월 넘게 복용하였고 백혈구가 정상으로 돌아왔을 뿐 아니라, "예전에는 걷기도 어려웠는데 지금은 배드민턴을 30분 정도 칠 수 있다"라고 하였으며, 얼굴에 기미도 눈에 띄게 옅어졌다.

다른 한 명은 55세 여성으로, 건조증후군 확진을 받은 지 2년이 되었다. 입이 마른 것을 주소증으로 하였는데, 목이 마를수록 물을 마시기가 어렵다고 하였고, 어지럼증과 두근거림과 숨 가쁨이 있었으며, 쉽게 피로하며 땀을 흘리고 식욕부진食欲不振이 있었으며, 밥을 먹으면 토하였다. 대변은 형태가 없었고, 과일을 먹으면 쉽게 설사를 하였다. 이 환자는 눈 주변이 부어 있었고, 혀는 붉고, 태苔의 중간이 벗겨져 있었으며, 맥은 현弦하였다. 시령탕柴苓湯을 3개월 먹고 난 후 구강 건조 증상이 크게 개선되었고 침이 증가하였다. 또한, 피로가 감소하였고 체중이 증가하였으며, 안색이 붉어졌고, 몇 달 동안 없었던 월경이 다시 시작되었다.

시령탕柴苓湯은 소시호탕小柴胡湯과 오령산五苓散의 합방으로 송대宋代 이후 의사들은 주로 사기邪氣가 반표반리半表半裏에 있고 설사와 소변이 잘 나오지 않는

---

96 스위스의 노바르티스가 개발한 골수암 치료제이다.

증상을 동반하는 외감열병外感熱病을 치료하는 데 사용하였다. 나는 만성염증, 자가면역질환, 종양이 있는 환자가 부종 또는 설사를 동반하였을 때 종종 사용하였다. 이러한 질병은 대부분 반복적으로 나타났고, 왕래한열往來寒熱, 흉협고만胸脅苦滿이 있으면서 동시에 사람들은 대부분 두면부에 허부虛浮한 느낌을 호소하였다. 그리고 팔다리가 붓고 피부에 윤기가 없으며, 흉수胸水와 복수腹水가 나타나고 가벼운 우울증이 있거나 불안해했고 쉽게 피로를 느꼈다. 또 식욕부진이 있으며 입이 마르지만 물 마시기를 원하지 않았고, 물을 마시면 즉시 토하기도 하였으며, 피로감, 구역감, 구토, 복부팽만 증상이 있었으며, 설사를 하거나 대변이 묽기도 하였다. 혀는 암담暗淡하고, 설체는 뚱뚱하면서 크고 가장자리에 치흔齒痕이 있었다. 임상적으로 보면, 많은 만성 질환 특히 자가면역질환, 종양 등은 단순한 정허正虛뿐 아니라 사실邪實한 면이 있다. 이른바 사邪라고 하는 것은 풍습風濕, 한열寒熱, 기체혈어氣滯血瘀, 담응痰凝, 식적食積이 있는데, 만약 건비보신健脾補腎, 자음양혈滋陰養血만을 한다면 대병對病을 할 수 없다. 시령탕柴苓湯은 허실협잡虛實夾雜, 풍한습열風寒濕熱을 겸하고 있는 복잡한 병정病情을 처리한다. 투열산풍透熱散風, 건비리수健脾利水, 부정거사扶正祛邪를 한꺼번에 갖고 있으니, 이렇게 좋은 처방이 또 있겠는가? 정말 드문 일이다.

많은 사람들은 경방經方이 제한적이며, 오늘날의 복잡하고 변화무쌍한 임상에 적용할 수 없다고 생각하는데, 어찌 경방經方의 상합相合을 모르고, 수많은 신방新方의 변화를 할 수 있겠는가? 시령탕柴苓湯이 좋은 예인 듯하다.

시령탕柴苓湯의 용량은 각가各家마다 다르고, 내가 상용하는 양은 시호柴胡 20g, 황금黃芩 10g, 강반하薑半夏 10g, 생쇄삼生曬參 5g, 생감초生甘草 5g, 백출白朮 20g, 복령茯苓 20g, 계지桂枝 15g, 택사澤瀉 20g, 건강乾薑 10g, 대추紅棗 20g이다. 물에 달여 하루 2회를 복용하게 하고, 약을 복용한 후에는 바람을 피하고 찬 음식을 금기하며, 뜨거운 물을 마셔 약간의 땀이 나게 하는 것이 좋다.

110 계지복령환桂枝茯苓丸의 합방

2015-1-28 22:33:59

합방合方은 두 개의 처방 또는 여러 개의 처방을 합쳐서 치료하는 방법이다. 마치 군대의 연합작전이나 교향악단의 합주와도 같은데, 복잡한 질병의 다양한 변수에 적합하게 하는 것이 목적이며 경방 임상에서 흔히 사용되는 방법이다.

계지복령환桂枝茯苓丸은 전형적인 활혈화어活血化瘀하는 처방으로 임상적으로는 단순 혈어병증血瘀病證이 물론 적지 않지만, 어瘀와 열熱, 어瘀와 울鬱, 어瘀와 한寒, 어瘀와 담痰처럼 협잡증夾雜證이 많이 나타난다. 따라서 계지복령환桂枝茯苓丸과 다른 처방을 합하여 쓰는 기회가 상당히 많다.

지난주에 왕王 씨(여성, 43세)는 웃으면서 나에게 말했다. 약을 먹고 월경이 시작되었는데 양이 꽤 많아서 허리띠를 풀어야 할 정도였다고 하였다. 왕 씨는 비만체형의 폐경 환자였다. 생리가 벌써 몇 달째 오지 않았고, 체중이 10kg 가까이 늘었다. 복진에서 좌측 소복부에 압통이 있고, 설질이 어두웠다. 어한瘀寒이 있다고 진단하였다. 계지복령환합마황부자감초탕桂枝茯苓丸合麻黃附子甘草湯에 우슬牛膝을 더하였다. 계지桂枝 15g, 복령茯苓 15g, 적작赤芍 15g, 단피丹皮 15g, 도인桃仁 15g, 회우슬懷牛膝 30g, 생마황生麻黃 10g, 제부편制附片 10g, 생감초生甘草 5g, 10제를 처방하였다. 약을 복용한 지 4일이 지난 후, 생리가 시작되었다. 재진 시 얼굴에 웃음꽃이 피었고, 솔직히 말해서 이 처방은 정말 신기하다고 하였다. 마황부자감초탕麻黃附子甘草湯은 발한이습發汗利濕을 하고, 또한 월경을 나오게 한다.

류劉 씨(남성, 62세)는 얼굴이 어둡고 체격이 좋으며 눈꺼풀이 부어 있었다. 2010년 4월 3일 내원 당시 통풍이 재발했는데, 통풍이 시작되면 즉시 물이 차고 고통이 견딜 수 없게 심하다고 했다. 천식, 담결석, 고혈압, 오래된 허혈성 뇌혈관질환(lacunarinfarction)의 병력이 있었다. 오른쪽 하지 부종이 심하고, 정맥류가 있었다. 설태는 후백니厚白膩하고 설면은 어두웠으며, 설하정맥이 두꺼워져 있었다. 나는 어한瘀寒으로 진단하였으나, 이 병은 발통증이 주요하였기 때문에 계지복령환합대황부자탕桂枝茯苓丸合大黃附子湯에 우슬牛膝을 더하였다. 계지桂枝 20g, 복령茯苓 20g, 적작赤芍 20g, 단피丹皮 20g, 도인桃仁 20g, 회우슬懷牛膝 40g, 제대황制大黃 10g, 제부편制附片 10g, 북세신北細辛 5g을 처방하였다. 5월 31일 재진 시 이전 처방을 복용하고 나서 통증이 잡혔으며, 지금까지 다시 발병하지 않고 있다고 하였다. 대황부자탕大黃附子湯은 《금궤요략金匱要略》에서 지통止痛 처방으로 요각통腰腿痛과 복통腹痛 등을 전문적으로 치료한다고 하였다.

비費 씨(여성, 62세)는 몸이 여위고 피부가 희나 양쪽 광대뼈가 붉다. 2014년 12월 22일 초진으로 내원하였다. 환자는 11월 24일 "가슴통증이 간헐적으로 10여 일간 있었음"을 주소증으로 10여 일간 입원하였고 관상동맥죽상경화증과 관상동맥심근다리(coronary myocardial bridge)로 진단받았다. 심장 부위가 답답하고 가슴이 두근거렸으며, 배가 그득해지고 가스가 찼다. 그리고 밤에 잘 때 땀을 흘렸고, 다리에 자주 쥐가 났으며, 잠을 잘 자지 못한다고 하였다. 혀는 부드럽고 설질은 어두웠다. 또 치질과 하지 정맥류가 있었다. 흉비병胸痹病으로, 안에 어혈기체瘀血氣滯가 있었다. 계지복령환합귤지강탕桂枝茯苓丸合橘枳薑湯에 천궁을 더하여 계지桂枝 10g, 육계肉桂 10g, 복령茯苓 20g, 적작赤芍 20g, 단피丹皮 20g, 도인桃仁 20g, 지각枳殼 20g, 건강乾薑 10g, 진피陳皮 15g, 천궁川芎 15g, 10제를 처방하였다. 2주 후 재진 시에 약을 복용한 후 열이 나고 땀이 나는 것이 감소하였으며 두근거림이 호전되었다. 귤지강탕橘枳薑湯은 《금궤요략金匱要略》에서 흉비胸痹를 치료하는 처방으로, 흉중胸中의 기색氣塞과 단기短氣를 전문적으로 치료하며, 계지복령환桂枝茯苓丸과 합하면 관흉이기寬胸理氣·통양활혈通陽活血할 수 있다.

위의 3가지 사례는 모두 계지복령환桂枝茯苓丸의 합방안合方案이다. 임상적으로 보면 계지복령환桂枝茯苓丸의 합방合方 종류는 매우 많은데, 시호류방柴胡類方으로는 대시호탕大柴胡湯·사역산四逆散·시호가용골모려탕柴胡加龍骨牡蠣湯이 있고, 황기류방黃芪類方으로는 황기계지오물탕黃芪桂枝五物湯이 있으며, 대황류방大黃類方으로는 대황부자탕大黃附子湯·도핵승기탕桃核承氣湯·사심탕瀉心湯이 있고, 마황류방麻黃類方으로는 마황탕麻黃湯·마황부자세신탕麻黃附子細辛湯·마황부자감초탕麻黃附子甘草湯이 있다. 또 갈근류방葛根類方으로는 갈근탕葛根湯·갈근금련탕葛根芩連

湯이 있고, 부자류방附子類方으로는 사역탕四逆湯·진무탕眞武湯이 있으며, 당귀류방當歸類方으로는 당귀작약산當歸芍藥散과 기타 귤지강탕橘枳薑湯·배농산排膿散 등이 있는데, 모두 계지복령환과 합용合用할 기회가 있다. 어떻게 합용合用할까? 방증상응方證相應을 원칙으로 하여 증상이 있다면 방을 합용하면 된다.

어떤 사람들은 경방의 수가 제한적이고 임상 상태는 끊임없이 변화하는데, 경방을 쓸 수 있는지 물어본다. 사실 그런 걱정은 할 필요가 없다. 경방은 합방合方을 통해 수많은 새로운 처방으로 발전할 수 있다. 이런데도 임상에서 경방을 충분히 쓸 수 없다고 할 수 있을까?

111 황금탕합치자백피탕黃芩湯合梔子柏皮湯으로 누하漏下를 치료하다

2015-2-20 20:45:16

G씨(여성, 37세)는 지난해 11월 말 약물을 투여하여 유산한 후 2개월간 질 출혈이 반복되었다. 부인과에서는 먼저 배반포胚盤胞(blastocyst) 잔류를 의심하였다가 자궁내막염으로 다시 진단하여 단칠연질캡슐丹七軟膠囊, 복방익모초편複方益母草片, 소복축어혈탕가감少腹逐瘀湯加減, 역황탕易黃湯, 하어혈탕下瘀血湯, 실소산失笑散, 계지복령환桂枝茯苓丸, 산강복과립產康複顆粒 등을 복용하였으나 모두 효과가 없었다.

1월 22일 B-초음파에서는 자궁에 전위가 있고, 자궁 몸통부(corpus uteri)의 직경은 54mm, 전후 직경 44mm, 횡직경 48mm였다. 자궁 가장자리는 매끄럽고 근육층의 반사 에코가 균일하며 자궁체 중앙은 맞으나, 내막 두께는 18mm이며 에코가 고르지 않았다. 의사들은 모두 소파술을 주장하였다. 1월 말, 환자 가족이 온라인을 통해 사진을 올렸고 처방전을 요청하였다.

나는 황금탕합치자백피탕黃芩湯合梔子柏皮湯을 사용하였다. 황금黃芩 15g, 백작白芍 15g, 생감초生甘草 5g, 황백黃柏 10g, 치자梔子 10g, 대추紅棗 15g을 처방하였고 물에 달여서 복용하게 하였다. 2월 1일 약을 복용하였고 그날 피가 멎었다. 2월 5일 월경이 시작되어 약을 멈추었는데 출혈량이 이전보다 많아졌고, 점거성병변[97](spaceoccupyinglesion)이 분명히 보이지 않았으며, 작은 살색 덩어리가 한 조각 나왔다. 2월 13일 B-초음파에서는 자궁에 전위가 있고, 자궁 몸통부(corpus uteri) 크기 및 형태는 정상이며, 에코가 균일하고 점거성 병변이 없으며, 내막선은 명확하게 중앙에 있었고, 양측 난소도 뚜렷한 이상이 없었다.

왜 산후 누하漏下[98]에 활혈화어活血化瘀하는 방제가 효과가 없었을까? 그 이유

97 혈종(血腫)이나 종양(腫瘍)의 발육 등에 수반하여 조직 또는 장기의 일부가 그것과 바뀌는 경우에 그 혈종이나 종양을 점거성 병변이라고 한다. 예를 들면 뇌종양, 폐암, 간세포암 등으로 그의 종양괴(腫瘍塊)를 가리킨다. 주위에 압박증상이나 순환장애성 변화를 나타내는 것이 특징이다. 《간호대학사전》

98 여성 성기 부정 출혈. 붕루(崩漏)를 말하는데 피가 조금씩 나오는 것이다. 《한의학대사전》

는 간단하다. G씨는 어혈증瘀血證이 아니기 때문이다. 그녀는 키 156cm, 체중 54kg, 피부는 희고, 식욕과 대소변은 정상이고, 요통이나 복통이 없으며, 평소 몸이 따뜻하였다. 입술은 붉고 건조하며 얼굴의 피부가 약간 건조하고 벗겨지는 것을 볼 때 열증熱證이지 어혈증瘀血證이 아니다. 어혈瘀血이 있으면, 입술과 혀가 암자暗紫색을 띠고 피부가 갑착甲錯하고 어두운 황색이었을 것이며, 요통·복통이 있거나 변비가 있었을 것이다.

역황탕易黃湯은 청리습열淸利濕熱하여 부인과 염증炎症을 치료한다. 이 환자에게는 왜 효과가 없었을까? 역황탕易黃湯은 전통적인 지대방止帶方으로 황백黃柏이 청열淸熱 작용을 하지만 건비健脾 작용을 하는 검실芡實·산약山藥과 삽대澀帶 작용을 하는 백과白果, 이습利濕 작용을 하는 차전자車前子로 구성되어 있다. 식료食療의 개념으로 보았을 때는 좀 과하고, 약치藥治의 개념으로 보았을 때는 좀 부족하다. 병정病情이 비교적 가벼운 질염과 자궁경부염에는 적당하지만, 위 환자처럼 반복적인 출혈이 있는 자궁내막염에는 적합하지 않다.

환자에게 비록 염증炎症이 있다 하더라도, 대하가 많지 않고 출혈이 있었다. 황금탕黃芩湯은 혈리血痢와 붕루崩漏를 치료할 수 있고, 치자백피탕梔子柏皮湯은 요혈尿血과 혈리血痢를 치료할 수 있다. 두 방을 합하여 쓰면, 복열伏熱을 내리고 혈열血熱을 없앨 수 있다. 이 처방은 피부가 하얗고 건조하며 입술이 붉고 혀가 붉은 사람의 변혈便血, 붕루崩漏, 혈정血精에 가장 효과적이다.

처방을 하는 것은 복잡한 정신노동이다. 많은 사람들은, 한의사가 나무껍질과 풀뿌리를 가지고 어떻게 질병을 치료할 수 있다고 생각할까? 선조들은 생활에서 자주 접할 수 있는 천연 약재를 활용하는 비결을 터득했는데, 이것이 바로 방증상응方證相應, 약증상응藥證相應이다. 또한 이는 대응이 정확할수록 효과적이라는 것을 어찌 모르겠는가? 모든 방은 증證이 있고, 모든 약도 증證이 있으니, 조금만 차이가 나도 방은 효과가 없다.

같은 청열약淸熱藥인 황련黃連, 황금黃芩, 황백黃柏, 치자梔子, 석고石膏, 지모知母라도 각각 약증藥證이 다르고, 같은 활혈活血 처방인 계지복령환桂枝茯苓丸, 하어혈탕下瘀血湯, 혈부축어탕血府逐瘀湯, 저당탕抵擋湯도 각각 방증方證이 다르다. 이러한 방증 및 약증은 임상적으로 특정 환자에게서 매우 모호하고 은밀하게 나타나고, 혼란을 야기하는 정보가 많으며, 신중한 선별이 이루어지지 않아 소홀히 하는 경우가 많다.

창서우常熟의 명의名醫 차오런바이曹仁伯 선생은 《유구백문琉球百問》에서 "의학을 배우는 것은 관찰력을 배우는 것이다. 관찰력은 어디에나 있고, 그것에 맞는 준칙이 있는 것이지, 묘책을 이야기하는 것이 아니다. 만약 격식을 고집한다면 고지식하고 둔하고 나쁘다고 하겠다"라고 하였다. 그가 말하기를 "무릇 병을 치료할 때는 기준에 따라야 한다. 병을 볼 때의 기준, 약을 지을 때의 기준을 통하여 방이 정해져 약 하나도 증감할 수 없다"라고 하였으니, 선생의 몇 마디에 무궁무진함이 있구나!

112 영험한 소방小方에 대한 기록

2015-3-12 18:20:51

어느 지역의 공무원이 당뇨병이 있었다. 구강궤양이 자주 발생하였는데, 회의 중간에 약을 찾았다. 황련黃連과 육계肉桂를 같은 양으로 환을 만들고, 하루에 3~5g을 삼키도록 하였다. 한 달 남짓 후 전화로 구강궤양이 더 심해지지 않았고, 혈당도 안정적이라고 알려 왔다. 항시 복용하였느냐고 물었더니, 그렇다고 대답하였다. 그의 얼굴은 누렇고, 입술은 붉었다.

동창의 형이 식도암 수술 후에 갑자기 위괴사로 재수술을 하였는데, 목숨은 건졌으나 수술 부위의 회복이 잘되지 않고 병상에 누워 있은 지 3개월이 지났다고 하여 왕진을 갔다. 그는 당뇨병이었고, 정신상태는 양호하였으며 얼굴은 누렇고, 설질舌質은 암暗하였다. 위에 꽂아놓은 배농관[99]을 통해 많은 양의 액체가 흘러나왔다. 생황기生黃芪 20g, 육계肉桂 10g을 물로 끓여서 위관[100]으로 넣어주라고 하였다. 5일 후에 배농관으로 흐르는 액체의 양이 줄었다고 연락이 와서 그 방方을 계속해서 복용하라고 하였다.

어떤 노인이 뇌경색으로 반신불수가 되어 여러 해 고생하고 변비가 있었다. 그 아들이 나에게 처방을 해주길 요청했다. 대황大黃과 육계肉桂를 3:1의 비율로 갈아서 가루로 만들고, 물에 5g을 타서 복용하라고 알려주었다. 3일 후 메신저로 약을 복용한 후에 용변을 잘 보게 되었고, 노인이 매우 편안해한다는 기쁜 소식을 전해 왔다. 나는 격일로 복용하도록 당부하였다.

황련黃連·육계肉桂는 "흉중胸中의 열, 위중胃中의 사기邪氣"를 치료한다는 황련탕黃連湯에서 취하였고, 회궐蛔厥의 전문방方인 오매환烏梅丸에서 가지고 온 것이다. 번열煩熱을 제거하고 양기陽氣를 통하게 하며 불면증, 복통, 심계心悸, 숙취를 치료할 수 있으며 갈증을 가라앉히고 배고픔을 치료할 수 있다. 얼굴이 노랗고 말랐으며 내열內熱이 있는 사람에게 적합하다.

---

99 Gastric drainage tube.

100 stomach tube, Magensonde.

황기黃芪와 육계肉桂는 혈비血痹 전문방方인 황기계지오물탕黃芪桂枝五物湯, 허로虛勞 전문방方인 황기건중탕黃芪建中湯, 자한自汗을 치료하는 기작계주탕芪芍桂酒湯에서 갖고 온 것이다. 고표생기固表生肌하고 통양활혈通陽活血하여 상처가 오래 아물지 않는 것에는 이 조합이 아니면 안 된다.

대황大黃·육계肉桂로 "대실통大實痛"을 치료하는 계지가대황탕桂枝加大黃湯과 해울解鬱의 경방經方인 시호가용골모려탕柴胡加龍骨牡蠣湯에서 가지고 온 것으로, 두 약은 통변설탁通便泄濁하고 또 통양활혈通陽活血하여 노인성 변비, 식체에 자주 사용한다. 오늘날 흔히 볼 수 있는 고지혈증, 과다점성증후군, 고혈당 등으로 인하여 현기증이 있으며, 얼굴이 검붉고 복부창만을 느끼는 사람들에게도 적합하다.

처방에 약의 종류가 많지 않지만 근거가 있고, 약이 비싸지 않지만 몸에 맞게 잘 들으니, 실로 영험하다고 하겠다.

113 폭붕暴崩을 치료하다

2015-05-06 07:37:31

오늘 W씨가 위챗을 통해 연락을 했다. 이번에 생리를 1박 1일만 하였고, 지난달에는 2박 2일을 하였으며, 그 전 달에는 4박 5일을 하였다. 그녀의 폭붕暴崩은 치료되었다.

W씨(여성, 47세)는 피부가 희고 몸은 풍만하며 정신상태가 양호하고 몸 상태도 항상 좋았다. 하지만 올해 들어 한 달 동안 하혈을 계속하였고 폭붕暴崩이 그치지 않았다. 그때가 3월 초순이었던 걸로 기억하는데, 나는 이때 미국에 있었다. 월경량이 굉장히 많아서 거의 계속 흐르는 느낌이고, 벌써 3일째라고 하였다. 먼저 황금탕黃芩湯에 황백黃柏을 더하여 1제劑를 줬는데, 출혈이 멈추지 않고 양이 많았으며, 줄어들 기세가 없었다. 현기증이 나서 침대에 누워 있었으며, 병세病勢가 매우 심각하고 급했다. 생지生地 200g, 아교阿膠 10g, 황련黃連 5g, 황금黃芩 15g, 황백黃柏 15g, 치자梔子 15g, 제대황制大黃 10g, 포강炮薑 10g을 처방하였고, 3시간에 한 번씩 복용하게 하였다. 이 처방을 2일 동안 복용하니 혈액량이 크게 감소하였다. 이전 처방에서 생지生地를 100g으로 바꿔서 1일 3회 복용시켰고, 약을 복용한 후 복부 팽만감이 없어지고 혈액량은 계속 감소하여 2일 후 7일 동안의 월경이 멈추었다. 4월 초에는 월경이 시작되었는데 출혈이 또 많았다. 생지生地 100g, 아교阿膠 10g, 황련黃連 5g, 황금黃芩 15g, 제대황制大黃 10g, 포강炮薑 10g으로 처방하여 1일 3회 복용을 권하였다. 보통 월경은 4일이면 끝나는데, 이번 월경에는 첫날부터 위 처방을 복용했고 월경량은 정상 수준이었다.

W씨에게 한 처방은 먼저 황련해독탕黃連解毒湯과 대황大黃, 생지生地, 아교阿膠, 포강炮薑을 더하여 쓰고, 그다음에는 삼황사심탕三黃瀉心湯에 생지生地, 아교阿膠, 포강炮薑을 더하여 청열양혈清熱涼血하는 방법을 쓴 것이다.

황련해독탕黃連解毒湯은 월경과다月經過多를 치료하고, 이미 많은 성공사례도 있는데, 대부분 체격이 건장한 중년 여성으로, 월경이 터지듯이 오고, 닭이나 오리의 간 같은 혈괴가 있으며, 황색 대하가 뚝뚝 떨어지는 사람들이었다.

그러나 이 처방은 고한苦寒하여 오래 복용해서는 안 되며 치료가 되었다면 멈춰야 한다. 사심탕瀉心湯은 경전에서 지혈방止血方으로, 중경은 토혈吐血 뉵혈衄血에 다용한다고 하였지만, 나는 피하출혈과 붕루崩漏에도 쓴다. 맥활脈滑하고 번조불안煩躁不安한 사람들이었다.

생지生地는 지혈의 핵심 약물로, 장중경은 자궁출혈 치료에 사용 시 아교를 많이 배합하였다. 손사막孫思邈은 신선한 생지즙生地汁으로 대황가루를 복용하도록 하여 토혈吐血을 영험하게 치료하였다. 《보제방普濟方》의 지황익모초탕地黃益母草湯은 부인의 상혈부지傷血不止하고 적백대하가 있는 것을 치료하였는데, 생지황즙과 익모초즙을 반 그릇씩 물과 함께 달여 하루에 3~5회 복용하도록 하였다.

W씨는 처음에 황금탕가황백黃芩湯加黃柏을 사용하면 폭붕暴崩을 제어할 수 없었고, 대량의 생지生地와 아교阿膠를 첨가한 후에야 비로소 기세가 꺾이는 것으로 볼 때 생지와 아교의 중요성을 알 수 있다. 또한 혈액량이 많을수록 생지의 양도 많아졌다. 그러나 생지황을 대량으로 쓰면 복창腹脹, 설사 등을 종종 유발하기도 하는데, 이에 대응하는 방법은 생지를 감량하거나 포강炮薑을 첨가하는 것이다. 포강炮薑은 지혈止血하는데, 예로부터 포강炮薑 하나로 붕루崩漏와 변혈便血을 치료하는 데 쓰였으며, 동시에 온중溫中하여 지사지구止瀉止嘔할 수 있다.

W씨의 폭붕暴崩은 매우 심각하여 많은 전문의들이 에스트로겐을 사용할 것을 권장하고 사용하였으나, 일시적으로 출혈이 멈추었을 뿐이었으며, 체중이 급격히 증가하고 체형이 크게 변하여 한약을 복용하기로 결심했다. 그녀의 믿음과 결단력 덕분에 3개월간의 관찰을 통하여 한약이 월경량을 충분히 조절할 수 있음을 알 수 있었다. 그러나 월경과 월경 후도 중요하다. W씨가 지난달 월경 후 지치고 힘이 없고 두통이 멈추지 않아, 나는 진무탕眞武湯을 처방해 두통을 완화시켰다. 이번 달 월경이 끝난 후에도 진무탕 원방을 계속 복용하도록 하였다. 진무탕은 체력을 회복시키고 체중을 조절할 수 있을까? 지켜봐야겠다.

114 온경탕溫經湯으로 수면을 도와주다

2015-5-28 21:50:12

W씨(여성, 51세)는 폐경이 된 지 2년이 되었고, 작년에는 집안 인테리어를 하느라 바빠 체중이 58kg에서 48kg으로 줄었다. 유방이 위축되고 엉덩이가 야위었으며, 수면장애로 설날까지 밤을 새우고 잠을 이루지 못했다. 또 얼굴이 초췌하고 피부가 건조하며, 손바닥이 노랗고 입술은 마르고 발뒤꿈치가 건조했다. 보름 전 내원하였을 때, 나는 온경탕溫經湯에 대추를 더하여 사용하였다. 오수유吳茱萸 5g, 맥문동麥冬 15g, 당삼黨參 10g, 생쇄삼生曬參 5g, 생감초生甘草 10g, 계지桂枝 10g, 백작白芍 10g, 당귀當歸 10g, 천궁川芎 10g, 단피丹皮 10g, 강반하薑半夏 10g, 아교阿膠 5g, 건강乾薑 5g, 대추紅棗 30g, 20제劑를 처방하여 매주 5제를 복용하게 하였다. 오늘 재진을 하였는데 수면이 매우 좋아졌다. 최근 이틀간 5~6시간 정도 잘 수 있었고, 입맛이 좋아지고 입 마름이 호전되었으며, 피부도 촉촉해지기 시작했다. 효과가 있어서 방을 바꾸지 않았고, 이전 처방으로 다시 20제를 썼다.

온경탕溫經湯으로 숙면을 취하게 하는 것은 나의 경험이다. 이 처방은 폐경 후 불면증에 사용한다. 흔히 마른 여성의 갱년기 불면증에 많이 사용한다. 이 불면증은 병정病程이 길고 점진적으로 진행된다. 종종 잠을 잘 수 없다거나 수면 시간이 매우 짧다. 정서적인 것과 관계가 없고 정신적 자극으로 인한 유인誘因이 없으며, 월경불순 또는 폐경을 동반한다. 이러한 사람은 피곤해하고 체중이 점점 감소하며, 두통이 쉽게 생기고 성욕저하 등이 생긴다. 대부분 말랐고 피부가 건조하며, 특히 입술이 건조하고 손바닥에 번열煩熱이 있는 것이 특징이다. 즉 입술이 건조하고 바싹 말라 조글조글하며, 붉지 않고 부드럽지 않으며, 아프기도 하고 열감이 있기도 하다. 손바닥과 발바닥이 건조하고 거칠고 마찰하면 삭삭 소리가 나면서 쉽게 갈라지며, 피부가 쉽게 일어나고 아프기도 하고 열감이 있기도 하다. 온경탕溫經湯을 복용한 후 수면의 질이 크게 향상되었을 뿐 아니라 사람도 촉촉하게 변했다.

온경탕溫經湯은 예로부터 조경조잉調經助孕하는 방方이다. 어떻게 온경탕溫經湯

이 여성들의 수면에 효과가 있는 것일까? 보통 여성들은 젊었을 때 잠을 가장 잘 자는데, 이 시기의 여성들은 대부분 월경 주기도 정확하고 혈액량도 많으며 색도 붉다.

일단 갱년기 이후가 되면, 월경량이 극도로 줄어들고 혹은 완전히 폐경이 되기도 하는데, 그때가 되면 자는 것이 이전과 같지 못하게 된다. 잠이 얕게 들고 시간도 짧아 심하게는 전혀 잠을 자지 않은 것 같은 기분이 든다. 불면증이 있는 여성은 대부분 얼굴이 초췌하고 다크써클이 심해지며, 기미와 주름이 심해지고 머리카락도 빠지고 새치가 생겨 여성의 매력이 떨어진다. 한의학적으로 보면 "혈불양심血不養心"한 것이다.

온경탕溫經湯은 양혈조경養血調經의 경방이다. 이 처방은 여성의 월경량을 쉽게 늘리고, 월경 주기를 정상적으로 회복시키며, 임신을 쉽게 할 수 있게 한다. 혈血이 충분하면 수면제를 먹지 않아도 수면의 질이 좋아지게 되고, 잠에서도 자연스럽게 깨어날 수 있다.

그러나 온경탕溫經湯은 수면제가 아니며, 잠을 잘 수 있게 도와주는 수면 보조의 효과는 신체 자체의 조절 능력을 자극하고 조절하는 데서 비롯되므로, 이는 온경탕溫經湯을 파악하는 데 매우 중요하다. 이 방증方證은 일종의 특수한 체질 상태이다.

나는 《금궤요략金匱要略》에서 "문왈問曰. 부인이 나이가 오십쯤 되었는데 하리下痢가 수십 일 동안 그치지 않고, 밤이 되면 열이 나고 아랫배가 당기며 배가 그득하고, 손바닥에서 후끈하게 열이 나며 입술이 마르는 것은 왜입니까? 사왈師曰. 이 병은 대하帶下에 속한다. 왜 그런가? 일찍이 유산한 후 어혈이 아랫배에 남아 있는 것이다. 이것을 어떻게 알 수 있는가? 그 중에 입술이 말라 있는 것을 보고 알 수 있다. 마땅히 온경탕으로 다스려야 한다"라는 조문을 읽었다.

여기서 장중경은 한 갱년기 여성을 묘사하는데, 한때 유산을 하였고 또한 오랫동안 설사를 하였다. 이 여자는 결코 매끄러운 피부를 가질 수 없고, 얼굴에 홍조를 띠지 않을 것이다. 온경탕은 이런 초췌하고 수척한 여성에게 사용되었다. 만약 여자가 장미꽃이라면 온경탕을 써야 하는 여자는 말린 장미꽃이다.

115 갈근탕가행인葛根湯加杏仁으로 혈변便血을 치료하다

2015-6-10 21:02:46

첸錢 씨(남성, 33세)는 대변에 원인을 알 수 없는 출혈이 발생한 지 1년 반이 되었고, 2015년 4월 17일 외래로 내원하여 도움을 청했다. 격렬한 운동 후 아침에 일어났는데 대변에 선홍색 피가 묻어 있었다. 약도 복용해 보고 외치外治 등 여러 가지 방법을 시도했지만 효과가 없었다. 대변은 1일 1회를 보았으나 형태가 없었다. 천골 부위가 산창酸脹하고 불편해도 걷는 것에 영향을 미치지 않았다고 하였다. 그는 키 170cm, 체중 74kg으로 체격이 좋았다. 얼굴색은 황암黃暗하고 눈썹은 매우 짙은 검은색이며, 피부는 건조하고 등 쪽에 좌창痤瘡이 있으며, 맥은 부浮하고 맥박은 84회/분이었다. 이전에 허리 근육 손상이 있었다. 갈근葛根 60g, 생마황生麻黃 10g, 계지桂枝 15g, 적작赤芍 15g, 생감초生甘草 5g, 건강乾薑 5g, 대추紅棗 20g, 행인杏仁 15g, 7제劑를 처방하여 식후에 복용을 하게 하였다. 4월 24일 재진 시 약을 복용한 후 3일째에 대변에서 출혈이 멈췄다고 하였다. 대변에 형태가 생겼고, 하루에 한 번 보았다. 맥박 68회/분. 이전 처방을 매주 2제씩 식후에 복용하도록 하였다.

이 처방은 갈근탕葛根湯에 행인杏仁을 더한 것이다. 왜 갈근탕을 사용하였는가? 그 사람의 체형과 체격이 "갈근탕인"의 특징을 갖고 있기 때문이다. 첫째, 등에 좌창痤瘡과 허리 근육 손상이 있고 천골 부분에 산창酸脹이 있었다. 이 모든 것이 갈근탕葛根湯의 주치 부위인 "항배項背"의 연장선이다. 둘째, 얼굴이 노랗고 어두우며 체격 좋고 피부가 건조한 것은 갈근탕 방증方證의 "무한無汗"한 연장선이라고 본다. 셋째, 대변에 형태가 없는 것은 갈근탕 방증의 "자하리自下利"라고 보았다. 처방과 사람이 상응하니, 갈근탕증에 이미 절반은 부합한다고 하겠다. 그렇다면 왜 대변 출혈에는 갈근탕을 썼을까? 사실 임상적으로 갈근탕을 출혈에 썼다는 사례는 흔하지 않지만, 항문질환과 장질환에 마황 및 동류同類의 처방을 사용하는 사례는 있다. 예를 들면 마행석감탕麻杏石甘湯은 항루肛瘺·치창痔瘡에 쓰이며, 마황부자세신탕麻黃附子細辛湯은 변비, 탈항 등에 사용된다.

위의 의안들은 마황이 골반근육과 기관에 선택적으로 효과가 있음을 시사한다. 이번에 처방한 갈근탕에 행인을 더한 것도 이러한 생각에서 왔다. 치료 효과를 관찰한 결과 만족스러웠다.

대변출혈, 특히 치창痔瘡출혈은 흔한 질환이다. 현대 항문대장과에서는 청열양혈清熱涼血하는 처방을 많이 사용하는데, 예를 들어 지유地榆, 괴화槐花, 괴각槐角, 대황大黃, 황금黃芩, 당귀當歸, 지각枳殼 등이 상용약이다. 그러나 문헌 조사에 따르면 삼황사심탕三黃瀉心湯, 감초사심탕甘草瀉心湯, 도핵승기탕桃核承氣湯, 계지복령환桂枝茯苓丸, 당귀작약산當歸芍藥散, 당귀적소두탕當歸赤小豆湯, 교애탕膠艾湯 등 항문·대장 질환에 사용되는 경방이 적지 않고, 마황류麻黃類 처방인 마황탕麻黃湯, 마행석감탕麻杏石甘湯, 마황부자세신탕麻黃附子細辛湯도 모두 응용할 기회가 있다. 어떻게 마황류 처방을 항문·대장 질환에 사용할 수 있을까? 고대의 의학 이론인 "폐와 대장은 표리表裏관계이다"를 떠올릴 수 있다.

이 개념은 《황제내경黃帝內經》에서 시작되었다. 《영추집주靈樞集注·권오卷五》에서 말하기를 "대장은 폐의 부腑이고, 대변을 주관한다. 사기邪氣가 대장을 마비시켜, 기가 위로 올라가서 기천氣喘이 된다. ……고로 대장의 병이라고 하며 또한 능히 상역하여 폐에 영향을 끼칠 수 있다"라고 했다.

임상 소견에서 항문대장질환이 있는 환자는 다만 국소 증상으로 절박변의, 이급후중裏急後重, 항문하수肛門下垂, 대변무력大便無力이 있을 뿐 아니라. 대부분 체격이 실하고, 흉민胸悶, 기침, 피부 소양증 등을 동반하는데, 이는 폐열울폐肺熱鬱閉에 적합한 증상이다.

다음은 닝寧의 명의 판원후范文虎 선생이 마행석감탕麻杏石甘湯으로 절박변의를 치료한 사례를 살펴보자. 자賈 씨(상하이 거주, 30대)는 기골이 장대하며 식사는 평소와 같으나 설사를 하루 5~6회 정도 한 지 이미 5개월 넘었다. 여러 명의에게 치료를 받았는데 청리清利, 준공峻攻, 고삽固澀, 온비溫脾, 온신溫腎 처방이 모두 효과가 없었다. 내가 상하이에 가서 진료하였는데, 그 맥을 짚어보면 우촌右寸맥이 홀로 긴緊하고, 나머지는 평平하였다. 호흡이 약간 거칠고 가쁘며, 대변이 급박하다고 하였다. 폐의 열이 대장으로 갔으므로 나는 마행석감탕麻杏石甘湯에 마황을 세 돈錢 썼다. 약을 먹은 후 그날 밤 약간의 땀을 흘렸다.

다음 날 다시 내가 맥을 잡아보니, 우촌右寸맥이 평平해졌다. 이는 곧 치유될 징조였다. 과연 설사는 하루 만에 그쳤고, 5개월간의 병이 편안히 나았다(《근대명의학술경험선편近代名醫學术經驗選编·범문호전집范文虎專輯》).

5개월이 넘게 치유되지 않았던 급박변의에 마행석감탕麻杏石甘湯 1제劑로 편안해졌다. 이를 극찬하지 않을 수 없다. 설사라고 하지만 항문질환을 배제할 수 없다. 이전 처방은 갈근탕葛根湯에 행인杏仁을 더하여 혈변을 치료한 것이고, 이 사례는 마행석감탕麻杏石甘湯으로 급박변을 치료한 것으로 마황류麻黃類 처방과 항문·대장 질환 간의 미묘한 관계에 관심을 가질 수밖에 없으며, 앞으로도 계속 관찰해야 한다.

116 위창불식胃脹不食하는 흉비胸痹에 쓰는 처방

2015-6-14 17:33:29

쑨孫 씨(여성, 81세)는 키 152cm, 체중 38kg이고, 랴오닝遼寧성 단둥丹東 사람이다. 평소 담배를 좋아하고, 다른 사람의 도움 없이 스스로 생활할 수 있었다. 1982년 위암으로 위의 1/3을 절제하였다. 최근 조카의 사망으로 마음이 슬퍼 식욕이 줄었고, 배가 고픈지 부른지를 모른 지 2개월이 되었다. 2015년 5월 28일 초진 시 복부팽만, 식후 복부팽만이 있고, 신물이 올라온다고 하였다. 트림 빈도가 잦았고, 모틸리움(Motilium) 약의 도움을 자주 받아 소화를 시켰으며, 쉽게 어지럽고 가슴이 답답함을 느꼈다. 그녀는 맥압차가 컸다. 수축기압은 190mmH, 이완기압은 50mmHg도 되지 않았다. 대변은 형태가 없었고, 매우 말랐으며, 피부는 암황색이었다. 대답은 잘하였으나, 눈썹을 찌푸리며 고통스러운 얼굴을 하고 있었다. 설태는 황후黃厚하고 ,맥은 현弦하였으며, 맥박은 68회/분이었다. 육계肉桂 10g, 지각枳殼 30g, 지실枳實 15g, 생강生薑 20g, 진피陳皮 20g, 복령茯苓 20g, 행인杏仁 10g, 당삼黨參 15g, 백출白朮 20g, 건강乾薑 10g, 생감초生甘草 5g, 10제劑를 처방하였다. 증상이 줄어들면 약을 격일로 복용하라고 당부하였다. 6월 12일 재진 시 얼굴에 웃음을 띠고 왔다. 약을 복용한 후 배고픔과 배부름을 알 수 있게 되었다고 말했으며, 혈압은 140/60mmHg이었고, 정신상태도 호전되었다.

친秦 씨(여성, 65세)는 키 163cm, 몸무게 44kg이다. 2015년 3월 7일 "위통 3년"을 주소증으로 외래에 왔다. 몸은 마르고 얼굴은 노랗고, 입술은 암담暗淡하며 근심이 많았다. 입맛이 없고 음식을 많이 먹으면 배가 더부룩하며, 트림을 자주 한다고 말하였다. 그녀의 부모는 모두 위장병이 있었다. 검사 결과 위하수 1cm, 십이지장 구근궤양, 표재성 위염, 위문동염, 헬리코박터파일로리 양성으로 나타났다. 또한 가슴이 답답하고 소변이 자주 마려우며, 대변이 시원하지 않고 잔변감이 있는 등의 불편함이 있었다. 당삼黨參 15g, 백출白朮 15g, 건강乾薑 5g, 자감초炙甘草 5g, 육계肉桂 10g, 지각枳殼 15g, 지실枳實 15g, 10제劑를 처방하였다. 격일로 1제씩 복용하게 하였다. 2015년 4월 7일 재진 시 위완부胃脘部에 여전히 통증이 있었고, 식후에 위가 딱딱해지는 느낌이 있었으며, 통증이 발생하면 숨이 잘 쉬어지지 않는 듯하다고 하였다. 4월 5일 영상의학적 진단 결과 국소 미란 및 위하수를 동반한 중증 위문동염이었고, 혈당은 7.4mmol/L였다. 아래 두 가지 처방을 하였고, 교차로 복용하게 하였다. 처방① 계지桂枝 10g, 육계肉桂 10g, 지실枳實 30g, 지각枳殼 30g, 건강乾薑 10g, 진피陳皮 30g. 처방② 당삼黨參 15g, 백출白朮 15g, 건강乾薑 5g, 생감초生甘草 5g. 각 10제劑를 처방하였다. 2015년 4월 28일, 3차 진료 시 환자는 약을 복용한 후 위완부胃脘部의 통증 횟수가 현저히 감소하였고 위장에서 꾸르륵거리는 소리가 나며 훨씬 편안해졌다고 하였다. 이전 처방 20제劑를 지속적으로 복용하게 하였고 복용방법은 위와 같았다.

위의 두 처방의 경우 모두 위장불식胃脹不食을 치료한 것인데 모두 계지생강지실탕桂枝生薑枳實湯, 귤지강탕橘枳薑湯을 사용하여 효과를 얻었다. 계지생강지실탕桂枝生薑枳實湯은 3가지 약초로 구성되어 있고, "심心 중에 비痞가 있고[心中痞], 모든 역逆이 있을 때마다 심이 죄는 듯 아픈 것[諸逆心懸痛]"을 치료한다. 귤지강탕橘枳薑湯 역시 3가지 약초로 구성되어 있으며, 흉비胸痹와 흉중기색胸中氣塞, 기단短氣을 치료한다. 인삼탕人參湯 즉 이중탕理中湯은 삼參·출朮·강薑·초草 4가지 약으로 구성되어 있고, 흉비심중비胸痹心中痞한 것을 치료한다. 이 세 가지 처방은 모두 흉비胸痹, 심통心痛, 심중비心中痞를 치료하는 경방이다.

흉비胸痹는 무엇인가? 심중비心中痞는 무엇인가? 심통心痛은 무엇인가? 이것은 상복부에서 가슴까지의 부위에서 느끼는 도색감堵塞感, 민창감悶脹感, 판질감板窒感[101], 동통감疼痛感 등을 특색으로 하는 증상군으로, 소화기 질환인 복창腹脹·복통腹痛, 호흡기 질환인 해수咳嗽·기천氣喘, 순환기 질환인 흉민胸悶·기단氣短 같은 증상으로 이해할 수 있다.

환자는 "공기가 부족해서 숨이 잘 쉬어지지 않는다.", "가슴과 명치 부분이 막힌 느낌이다.", "위에 돌이 있는 것 같다." 등의 표현을 종종 한다. 계지생강지실탕桂枝生薑枳實湯은 지실枳實 5매枚를, 귤지강탕橘枳薑湯은 귤피 1근斤을 사용

101 판질감: 딱딱한 것으로 막혀 있는 듯한 느낌.

하는데, 이는 모두 파기소적破氣消痞의 효과가 있다.

친秦 씨의 초기 처방에 지각枳殼·지실枳實을 각각 15g 사용하였으나 효과가 없었고, 처방전을 바꾸어 두 배로 증량하였을 때 통증이 감소하였다. 쑨孫 씨의 처방은 지각枳殼 30g, 지실枳實 15g을 사용하였는데, 약을 복용한 이후 생각 외로 식욕이 크게 증가하였다. 두 사람은 모두 매우 말랐으나 지각枳殼·지실枳實을 피하지 않았다. 쑨孫는 혈압이 오히려 올라갔다. 지실枳實과 진피陳皮 등이 이기소비理氣消痞약의 용량을 보수적으로 쓰지 말아야 한다. 마른 사람이지만 복부가 단단하고 눌렀을 때 비경痞硬한 자는 지각枳殼, 지실枳實과 귤피橘皮를 예를 든 바와 같이 고용량으로 쓸 수 있다.

두 처방 모두 인삼탕人參湯을 썼다. 왜 그 처방을 썼을까? 이것은 장중경의 경험이다. "흉비胸痹인데 심心 중에 비痞가 있어 기가 가슴에 맺혀 있고 가슴이 그득하고, 옆구리 아래로부터 기가 심心으로 거슬러 오르면 지실해백계지탕枳實薤白桂枝湯으로 다스리며, 인삼탕人參湯으로 다스릴 수도 있다." 인삼탕은 중초中焦를 조절한다. 대변 모양이 없고 위가 찬 사람에게 적합하다. 인삼탕을 다른 방과 함께 달여 복용할지, 아니면 친秦 씨 처방처럼 인삼탕人參湯과 계지생강지실탕桂枝生薑枳實湯을 따로 달여 격일로 번갈아 복용하는 방법을 사용할지는 임상연구가 필요하다.

계지생강지실탕桂枝生薑枳實湯에 생강과 계지를 사용하는 이유가 무엇인가? 생강과 계지는 신열辛熱하고 통양通陽한다. 흉비胸痹, 심통心痛, 단기短氣 증상은 대부분 흉양부진胸陽不振과 관련이 있다. 심心에 병이 있고 복통이 있으면서 입술과 혀가 어두우면, 마땅히 계지를 다용해야 한다. 물을 토하고 설사를 하며 설태가 백후白厚하거나 활滑하다면, 마땅히 생강을 다용해야 한다.

흉비胸痹를 오늘날 사람들은 관상동맥 심장질환으로 종종 오해하는데, 이러한 견해는 바뀌어야 한다. 《금궤요략金匱要略·흉비심통단기병맥증과치료제구胸痹心痛短氣病脈證並治第九》의 일부 처방을 임상에 적용해 볼 때 흉비胸痹는 소화기 질환과 호흡기 질환으로도 볼 수 있다. 위의 두 처방은 매우 심각한 위병胃病이지만 흉비 처방을 통해 신속한 효과를 얻은 것으로 이를 증명할 수 있다.

117 계지탕가황기桂枝湯加黃芪로 봉합부의 궤양을 치료하다

2015-12-17 21:55:35

Y씨(남성, 68세)는 뚱뚱하지만 건강한 편인데 당뇨병이 있다. 지난해 12월 식도암 수술 후 위벽 괴사가 발생했고, 재수술 후 수술 부위가 아물지 않아 음식을 먹을 수 없어 공장空腸을 통해서 영양분을 공급해서 생존을 이어갔으며, 3개월 후에도 병세가 여전해 음식을 먹고 싶지만 먹을 수 없어서 코에 위관을 꽂았는데 매우 고통스러워했다.

3월 하순에 나에게 진료를 받았다. 먼저 황기黃芪 30g, 육계肉桂 10g을 끓여서 위관을 통해서 주입하였는데 복용 후 편안해졌으며, 이후 황기黃芪의 양을 점차 60g까지 늘렸다. 5월 하순에 위내시경을 보았을 때 수술한 부위의 상처는 작아졌으나, 흉강에 약간의 삼출액이 있고 폐에 염증이 있었다. 6월에 나는 병실로 다시 가서 환자를 보았다. 환자는 초췌하고 눈이 퀭하고, 혀는 부드럽고 땀이 났다. 생황기生黃芪 30g, 육계肉桂 10g, 백작白芍 10g, 자감초炙甘草 5g, 생강生薑 3조각, 대추紅棗 30g을 처방하였다. 매일 1제劑를 먹게 하였다. 1개월 동안 복용한 후 환자의 가족은 환자의 상태가 좋아졌고, 음식을 먹은 지 이미 1주일이 되었다고 말했다. 8월에는 하루 두 그릇의 죽과 국수를 먹을 수 있을 정도로 상태가 좋아졌다. 하지만 공복에 혈당이 높아져 가족들은 처방에 대추가 들어간 것을 우려하였다. 나는 혈당이 문제가 아니라고 강조하였으며, 오히려 너무 낮으면 견딜 수 없으니 계속 원방原方으로 복용하도록 하였다. 9월이 되었을 때, Y씨는 퇴원하여 집에서 몸조리를 하였고 혈당은 정상이었다. 10월에 드디어 위관을 뽑았다. 12월에는 체중이 2kg 늘었고, 공복혈당은 7~8mmol/L, 식후혈당은 13~15mmol/L이었다. 환자는 정신적·신체적으로 모두 좋아졌고, 치료 효과에 만족했다. 지금도 여전히 이전 처방을 복용하고 있다.

이 병은 허로虛勞중증이다. 두 차례 수술로 인해 기음氣陰이 크게 상해서 반년 넘게 약을 복용한 후에 궤양이 아물어 위관을 빼냈으며, 체중이 오르면서 병은 점차 호전되었다. 종양 환자의 회복은 빠른 효과를 얻을 수 없음을 알았고, 천천히 공을 들였다. 식도암에는 왜 자감초탕炙甘草湯을 쓰지 않을까? 왜냐하면, 이 사람은 빈혈이 없고 대변이 건조하지 않고 부정맥이 없기 때문이었다. 왜 서여환薯蕷丸을 쓰지 않은 것인가? 왜냐하면 이 사람은 식욕부진이나 영양실조가 아니라 식욕이 있으나 먹을 수 없기 때문이다. 왜 계지탕桂枝湯을 선택했을까? 계지탕은 조화영위調和營衛·섭리음양燮理陰陽하기 때문에 일종에 체질을 조절하는 방으로 큰 병에 걸린 후, 수술 후, 산후, 격렬한 운동 후에 종종 발생하는 자한自汗, 식욕부진, 심계心悸, 실면失眠, 허약虛弱 등에 쓴다. 청淸대 정흠안鄭欽安이 《의리진전醫理眞傳》에서 "이 처방은 중경의 113가지 처방 중 가장 으뜸이다. 또한 조화음양調和陰陽한다고 말하여 시험 삼아 사람 신체의 음양陰陽 조화調和에 대해 물어보니, 그런대로 괜찮고 병을 얻은 것도 아니다. 그런대로 괜찮고 창瘡이 생긴 것도 아니다"라고 하였다.

왜 황기를 넣었을까? 왜냐하면 그 병은 궤양潰瘍이 상부 소화기관에 있었기 때문이다. 황기는 살을 새롭게 만들고 궤양을 치료할 수 있다. 《신농본초경神農本草經》에는 "구패창久敗瘡"을 주로 치료한다고 기록되어 있다.

20세기 식량결핍 시대의 많은 사람들은 위궤양과 복통을 겪었는데, 황기건중탕黃芪建中湯이 매우 효과적이었다. 황기건중탕黃芪建中湯은 예전에는 살이 쪘지만 지금은 마른 사람이나, 부종이 있는 마른 사람에게 썼다. 하지만 식욕이 있으나 먹지 못하는 사람이어야 한다.

황기는 식욕을 억제하므로 만약 식욕부진인 사람에게는 황기를 마땅히 적게 사용하거나 사용하지 말아야 한다. 그렇다면 이 처방의 환자에게는 왜 황기건중탕黃芪建中湯을 직접 쓰지 않았을까? 왜냐하면 이 환자는 단맛을 싫어하였기 때문에 이당을 쓸 수가 없었고, 복통이 없어 작약을 중용重用할 필요가 없었다. 진찰은 방증方證에 약증藥證과 상응해야 하며, 매우 세밀하고 조리 있어야 안전하고 효과 있게 쓸 수 있다.

118 통경痛經을 치료한 황금탕黃芩湯

2016-4-14 20:19:19

최근 몇몇 생리통 환자에게서 황금탕이 효과가 있다는 소식을 받았다.

W씨(여성, 37세)는 몸이 통통하고 머리카락은 새까맣고 빛나며 얼굴에 윤기가 있고 입술은 붉었다. 생리통이 있은 지 4년 정도 되었고, 월경마다 심한 통증이 있어서 침대에서 구를 정도인데, 심하면 실신하기도 하여 진통제를 자주 복용하였다. 한 번 월경 시 최대 12정을 복용하기도 하였다. 작년 11월 하순 자궁선근증으로 진단받았다. 문진을 통해 평소 월경량이 많고 짜증이 나며 더위를 많이 탄다고 하였다. 또 잠들기 어렵고 밤에는 도한盜汗으로 여러 번 옷을 갈아입어야 할 정도이며, 치질이 자주 발생한다는 것을 알 수 있었다. 열성통경熱性痛經으로 진단하였다. 황금黃芩 20g, 백작白芍 20g, 생감초生甘草 5g, 대추紅棗 20g을 처방하였다. 물에 달여 매주 5제劑를 복용하게 하였다. 이 처방을 올해 3월에서야 중단했고, 통증이 크게 완화되어 진통제가 전혀 필요하지 않게 되었다.

T씨(여성, 46세)는 중간 체격에 볼에는 약간의 기미가 있지만 눈동자가 맑고, 입술은 붉으며 우아한 자태가 있었다. 지난해 11월 내원하였을 때, 극심한 생리통이 있었고 종아리에 경련도 있었다. 검사 시 에스트라디올[102] 674pmol/L(난포기), 자궁근종의 크기는 36mm×24mm이었다. 황금탕黃芩湯(황금黃芩 15g, 생백작生白芍 20g, 생감초生甘草 5g, 대추紅棗 20g) 20제劑를 처방하였고 매주 5제劑를 복용하도록 하였다. 올해 3월 초 재진 시에 생리통은 사라졌고, 에스트라디올은 168pmol/L(난포기)로 감소하였으며, 자궁근종의 크기는 30mm×25mm였다.

생리통은 부인과에서 흔히 볼 수 있는 질환으로, 한의학에서는 한응寒凝, 기체氣滯, 습열濕熱, 혈허血虛, 어혈瘀血 등 여러 가지 원인으로 보고 사용할 수 있는 처방도 많다. 황금탕黃芩湯은 열성통경熱性痛經의 전형적인 처방이다. 생리통은 대부분 고통이 극심하여 비명을 지르거나 침대에서 구르기도 하고, 진통제

102 대표적인 난포 호르몬이다.

에 의존하기도 한다. 월경량은 많으며, 덩어리가 있고 진득거리고, 혈색은 짙은 붉은색이다.

검사에서는 자궁이 커져 있거나, 골반염, 자궁선근증, 자궁내막증, 자궁근종 등이 흔하게 발견된다. 이런 사람들은 입술이 붉거나 혀가 붉고, 짜증이 나고 잠을 잘 수 없으며, 수족심열手足心熱이 있고, 맥은 대부분 활삭滑數하다. 치창痔瘡, 항렬肛裂, 변혈便血이 있기도 하며, 몸에 열이 나고 도한盜汗이 있기도 하며, 아침에 관절이 붓고 아프고, 뻣뻣해지고, 헛구역질과 설사를 하기도 하며, 두통과 유방창통을 동반하기도 한다. 대변은 악취가 나기도 하고, 건조하고 잘 나오지 않기도 하고, 대부분은 항문에 작열감灼熱感이 있다.

황금탕은 《상한론傷寒論》 처방으로, 원문에 "태양太陽과 소양少陽의 합병合病으로 저절로 설사하는 경우에 황금탕을 준다"라고 하였다.

후대에는 황금탕黃芩湯을 열리熱利의 치료에 사용하였다. 예를 들면 이질痢疾, 장염腸炎 같은 것이다. 그렇다면 생리통은 어떻게 치료할 수 있는 것일까? 황금탕의 주치와 관련이 있다. 황금탕은 황금黃芩 3냥, 작약芍藥 2냥, 감초甘草 2냥, 대추大棗 12매를 사용하며, 처방 전체로 보았을 때는 황금黃芩과 작약감초탕芍藥甘草湯의 조합이라 할 수 있다.

작약감초탕은 "각연급脚攣急"을 전문으로 치료하는데, 생리통 자체가 자궁평활근의 연급攣急 상태라고 본다. 임상적으로 보면 황금탕에 적합한 생리통 환자는 복근에 경련이 있거나, 복통 및 변비와 설사가 동반되며, 요통이나 다리 통증 또는 두통이나 유방 통증을 동반하는 경우가 많고, 특히 하지 경련이 쉽게 나타난다. 황금은 복열伏熱을 치료한다. 황토탕黃土湯은 "하혈下血"·"선변후혈先便後血"을 치료하고, 사심탕瀉心湯은 "토혈뉵혈吐血衄血"을 치료한다. 두 가지 처방 모두 황금이 들어가고, 황금이 청혈열淸血熱한다. 황금탕은 "저절로 설사하는 경우自下利"를 치료하고, 갈근황금황련탕葛根黃芩黃連湯은 "설사가 계속 그치지 않고利遂不止, 맥이 촉促한 경우脈促者"를 치료하며, 황금은 청장열淸腸熱한다. 삼물황금탕三物黃芩湯은 "사지가 번열煩熱로 고통스러운 것"을 치료하며, 반하사심탕半夏瀉心湯·생강사심탕生薑瀉心湯·감초사심탕甘草瀉心湯 등은 심하비心下痞를 치료한다. 황금은 열비熱痹를 제거할 수 있다. 황금은 청리열淸裏熱하고 청심복혈분清深伏血分하며 청장도지열清腸道之熱하는 것을 알 수 있다. 작약과 감초를 같이 쓰면 열통熱痛을 주요한 치료 목표로 하게 된다.

사실 황금탕黃芩湯은 열성설사熱性腹瀉와 열성통경熱性痛經을 치료할 수 있을 뿐 아니라, 다양한 통증 및 출혈과 관절이 붓고 아픈 증상이 장·생식기·관절의 염증 및 울혈성 질환으로 나타나기도 하는데, 이때도 사용할 기회가 있다. 일례로 S씨(여성, 23세)는 천골과 왼쪽 다리에 당기는 듯한 통증이 있고, 검사 결과 항스트렙토라이신O(ASO), C 반응성 단백질(C-reactive protein, CRP), ESR (Erythrocyte Sedimentation Rate) 수치가 모두 높게 나왔으나, 항생제 치료는 효과가 없었고 양방의학에서는 알 수 없는 질병이었다. 그녀의 피부는 희고 입술은 붉으며 생리통이 있었고, 치창痔瘡, 항렬肛裂, 변혈便血도 있었다. 나는 황금탕黃芩湯 원방을 썼고, 1개월 후 재진 시에 요천골 통증이 사라졌고 혈액검사도 모두 정상이었다.

참고로 황금黃芩을 과용하면 식욕을 저하시키고 메스꺼움 등의 부작용이 나타날 수 있지만, 황금탕黃芩湯은 복방複方[103]으로 쓸 때 증상과 상응한다면 약 맛도 쓰지 않고 간과 위를 상하게 하지도 않는다. 또한 처방 중의 12매枚에 불과한 대추大棗도 가볍게 보지 말기를 바란다.

103 처방명을 조성하는 데서 2개, 또는 그 이상의 처방을 합해서 만든 것. 예를 들면 보기약(補氣藥) 처방인 사군자탕(四君子湯)과 보혈약(補血藥) 처방인 사물탕(四物湯)을 합한 팔물탕(八物湯)이다. 《한의학대사전》

119 소시호탕小柴胡湯과 아급성 갑상샘으로 인한 발열

2016-6-11 09:32:41

최근 소시호탕小柴胡湯으로 아급성 갑상샘염(Subacute thyroiditis)으로 인한 발열 2례를 치료하였고 만족스러운 결과를 얻었다.

C씨(여성, 49세)는 월경기에 여행을 다녀왔고, 그 시기에 감기에 걸리면서 열이 난 지 10일이 넘었다. 오후부터 오르기 시작한 열이 밤에는 39°C까지 올랐다. 목 통증이 심하고 삼키는 동작을 하기가 어려웠으며, 아급성 갑상샘염으로 진단받았다. 호르몬제제와 세레콕시브[104]는 복용하지 않았고, 순수하게 아래 처방만을 복용하였다. 시호柴胡 30g, 황금黃芩 15g, 강반하薑半夏 10g, 당삼黨參 15g, 생감초生甘草 15g, 생강生薑 20g, 대추紅棗 20g, 형개荊芥 20g, 방풍防風 15g, 7제劑를 처방하였다. 약초를 달여서 15봉으로 만들어 하루에 3봉씩 마시게 하였다. 약을 복용한 지 2일 만에 체온이 떨어지고 3일 후에는 정상으로 회복되었다. 이후 시귀탕柴歸湯 몇 제劑로 관리를 잘하였다.

Z씨(여 30세)는 아급성 갑상샘염으로 인하여 20일 이상 열이 나고 땀이 많고 열이 잘 가라앉지 않으며 밤에는 39°C까지 올라갔다. 인후통이 극심하여 목과 어깨까지 당기는 듯한 통증이 동반되어 매우 고통스러워하였다. 입원 후 호르몬제제 투여를 거부하였고 한약만을 복용하였으나, 체온은 떨어지지 않았다. 나에게 내원할 때 눈에 생기가 있었고, 설태舌苔는 후니厚膩하였다. 나는 소시호탕小柴胡湯과 반하후박탕半夏厚朴湯을 합방하여 시호柴胡 30g, 감초甘草 10g, 3제劑를 처방하였고 약을 복용한 후 열은 가라앉지 않았지만, 정신상태와 식욕이 좋아졌다. 설태가 박薄해지고, 머리와 목에 당기는 통증만 남았다. 이전 처방에 형개荊芥, 방풍防風, 계지桂枝, 작약芍藥을 더하였는데 3일 후 체온은 정상이 되었고 자발적으로 퇴원하였다. 그러나 2일 후 체온이 39°C까지 다시 올라갔고, 인후통이 반복되었으며 목 통증 극심해졌고, 삼키기가 어려웠으며 땀이 많이 나지 않고 피부가 가려웠고, 이로 인해 환자의 걱정이 심해졌다. 시호柴胡

104 염증과 통증 감소를 위해 사용되는 소염진통제

60g, 황금黃芩 20g, 강반하薑半夏 15g, 당삼黨參 20g, 생감초生甘草 30g, 건강乾薑 5g, 대추紅棗 30g, 후박厚朴 15g, 자소엽紫蘇葉 10g, 형개荊芥 30g, 방풍防風 20g, 백작白芍 30g, 지각枳殼 20g, 연교連翹 60g, 생석고生石膏 50g으로 처방을 바꾸었으며, 1제劑를 먹고 열이 내리며 통증이 사라졌다. 보름간 추적 관찰하였는데 체온은 정상이었다. 월경이 시작되지 않아서 시귀탕柴歸湯으로 바꾸었고, 월경이 바로 시작되었다

아급성 갑상샘염(subacute thyroiditis)은 중년 여성에게서 더 흔하게 나타나고, 계절성으로 발병을 하여 여름에 발병률이 높다. 발병 시 환자는 종종 상기도 감염을 동반하고, 발병 초기에는 발열이 급속하게 나타나면서, 오한, 피로, 무기력증, 식욕부진 등을 동반한다. 가장 특징적인 증상은 갑상샘 부위의 통증과 압통이 있는데, 특히 턱밑, 귀 뒤 또는 목 쪽으로 방사통이 있는 경우가 많으며 씹고 삼킬 때 통증이 심해진다. 병리적 변화로는 갑상샘이 커지고, 딱딱해지며 압통이 명확해지고, 일부 환자는 갑상샘 기능 항진증을 동반하기도 한다. 이 병의 경과는 수주에서 반년 이상으로 매우 다양한데 일반적으로는 2~3개월 정도이다. 따라서 아급성 갑상샘염이라고 한다.

아급성 갑상샘염의 발열에 소시호탕小柴胡湯을 사용한 것은 나의 경험을 다시 한 번 발전시킨 경험이었다. 어떻게 아급성 갑상샘염의 발열에 소시호탕小柴胡湯을 사용할 수 있을까? 그것의 근거는 다음과 같다. 첫째, 아급성 갑상샘염의 발열은 짧게는 10일에서 15일 정도, 길게는 수개월에 이른다. 일반적으로 매일 저녁 체온이 오르기 시작하고 열이 나면 한열교체寒熱交替 현상이 나타나고, 한밤중부터 새벽까지 열이 내리고 열이 내리면 땀이 난다. 이런 종류의 열은 소시호탕小柴胡湯의 주치증인 "왕래한열往來寒熱", "휴작유시休作有時"와 일치한다. 둘째, 아급성 갑상샘염의 환자는 대부분 갑상샘종(goiter)과 통증을 동반한다. 목 부분의 통증은 소시호탕증小柴胡湯證의 "흉협고만胸脅苦滿"의 연장선에 있다. 셋째, 임상관찰 결과 아급성 갑상샘염의 발열은 대부분 여성에게 나타나며, 특히 월경기에 감기가 걸린 이후에 발열이 지속된다. 이러한 월경기 발열은 《상한론傷寒論》에서 말하는 "열입혈실熱入血室"과 유사하며, 열입혈실증熱入血室證의 주방主方은 소시호탕小柴胡湯이다. 소시호탕小柴胡湯은 아급성 갑상샘

염의 발열에 사용되며 효과가 비교적 빨라 일반적으로 3~5일 이내에 열이 내려간다.

소시호탕小柴胡湯을 아급성 갑상샘염의 발열에 사용할 때는 시호를 대용량으로 쓰는데 일반적으로 30~60g 정도이다. 장중경張仲景은 소시호탕에서 시호를 반 근斤 썼는데, 한 냥兩을 15g으로 계산하면 120g에 달해야 하므로, 내가 쓰는 용량은 보수적인 편이다. 또한 시호는 땅 아래에 있는 부분, 즉 시호 뿌리를 사용하여야 한다. 시호엽柴胡葉을 사용하면 해열 효과를 보장할 수 없다. 시호의 지하 부분과 지상 부분의 사포닌 함량이 7배 정도 차이가 난다고 보고되어 있다. 해열시키고자 할 때는 시호를 대용량으로 써야 하고 감초도 많은 양을 써야 하는데, 나는 감초를 시호의 절반 정도로 사용한다.

시호와 감초는 소시호탕의 주약主藥으로 《상한론傷寒論》 원방에서도 가감加減하는 것을 볼 수 있다. 황금, 인삼, 반하, 생강, 대추는 모두 양을 줄일 수 있으나, 시호와 감초만은 그럴 수 없다. 시호와 감초를 함께 사용하면 해열 효과가 좋다. 송대의 《보제본사방普濟本事方》에서는 시호와 감초를 같은 양으로 써서, 상한傷寒 후에 살이 빠지고 근육 열熱이 있는 것을 치료하였는데 이를 시호산柴胡散이라고 한다.

위의 두 사례는 왜 형개와 방풍을 추가하였을까? 시호, 형개, 방풍은 후대에 흔히 사용되는 약으로, 형개연교탕荊芥連翹湯, 형방패독산荊防敗毒散, 십미패독산十味敗毒散 등의 처방이 모두 이 조합으로 되어 있으며, 대부분 발열, 피부 가려움증, 신체 통증 증상을 가진 질병에 사용되고, 여기에 소시호탕을 첨가하면 거풍산열투사祛風散熱透邪의 효능이 강해진다.

Z씨 사례에는 갑상샘종(goiter)과 갑상샘이 딱딱해지는 증상 때문에 많은 양의 생석고와 연교를 사용하였고, 환자의 초조함과 불안, 식욕부진, 인후부의 가래와 목의 통증 때문에 반하후박탕半夏厚朴湯과 지각, 백작을 병용하였다. 만약 갑상샘항진증이 동반되면 다한多汗, 구갈口渴이 있으며, 심장 박동이 빨라지는데, 이때는 백호탕白虎湯을 병용한다.

아급성 갑상샘염의 후기에는 월경량이 적거나 희발성 월경이 나타나는 경우가 있는데, 소시호탕만으로는 부족하여 당귀작약산當歸芍藥散을 병용해야 한다. 나는 이 처방을 시귀탕柴歸湯이라고 부른다. 시귀탕은 피로감과 오풍惡風, 냉감冷感을 해소하고 월경량을 증가시켜 안색을 붉게 하며 정서를 고양시키는데, 아급성 갑상샘염의 후기 단계에 있는 환자에게 흔히 사용되는 관리 처방이다.

120 대반하탕大半夏湯으로 치료하는 위반병胃反病

2016-6-18 21:17:51

Z씨는 모 부대 가무단의 단장으로 이미 80세가 넘으셨으나 몸은 건강하였다. 올해 3월 갑자기 췌장염이 발병하였고 5월에 재발하여 입원하였을 때 담관결석이 발견되어 내시경 수술로 돌을 제거하려 하였으나 실패하였고 스텐트시술을 받았다. 몇 번의 큰 병과 금식, 지속적인 항생제의 사용으로 그는 체중이 크게 감소하였다. 또 식욕이 전혀 없었으며 음식을 먹을 수 없었고, 먹는 즉시 토하여 수액에 의지하여 보냈으며 나날이 초췌해지고 있었다. 일주일 전에 내가 가서 진료하였는데, 무표정에 기력이 없었으며 목소리는 낮았다. 배는 편평하고, 탄력이 없었으며, 혀는 광光하고 태苔가 없어 마치 돼지간 같았고, 맥은 약弱하고 무력無力하였다. 나는 위반병胃反病이라고 확신했다. 장 내의 진액이 고갈되고 위허胃虛로 실강失降하게 된 상태로, 대반하탕증大半夏湯證임을 확신했다. 생쇄삼[105]生曬參 10g, 당삼黨參 30g, 강반하薑半夏 15g, 봉밀蜂蜜 250g을 처방하였다. 약사에게 약을 달이기 전에 꿀과 물을 잘 섞어 달여 줄 것을 당부하고, 환자에게는 약을 복용할 때 소량을 천천히 삼킬 것을 당부하였다. 오후에 처방하여 저녁에 환자가 약을 받았다. 처음 60ml는 약이 맛있고 불편함이 없었으며, 나머지 150ml를 복용한 후 밤새 불편함이 없이 잠을 잤다. 다음 날 시간에 맞춰 약을 복용하였고 놀랍게도 온종일 토하지 않았다. 날마다 약을 잘 복용하였고 개위開胃가 되어 쌀죽이나 오래 끓여 불은 국수 등을 먹을 수 있었으며, 칼륨이 부족하였다고 생각하여 달고 맛있는 사과나 바나나를 숟가락으로 긁어서 먹도록 하였다. 이로써 최근 몇 개월간 지속된 식입즉토食入即吐 현상은 사라졌다.

대반하탕大半夏湯은 고대의 위반병胃反病 치료에 특화된 처방이다. 《금궤요략金匱要略》에서 처음 소개된 처방으로, 약은 3가지에 불과하다. "반하半夏 2승升, 인삼人參 3냥兩, 백밀白蜜 1승升, 물 1두斗 2승升과 꿀을 넣고, 240회 섞으면

105 태양에 말린 인삼을 가리킨다.

서 끓여 약이 일승반一升半이 되면 취取한다. 따듯하게 1승升을 먹고, 나머지는 뒀다가 먹는다." 《금궤요략金匱要略》에서 위반胃反·구토嘔吐 자를 치료한다고 하였고, 《천금방千金方》에서 이 처방은 위반胃反하여 음식을 먹지 못하고 음식을 먹으면 토하는 자를 치료한다고 하였다. 위반胃反은 고대의 병명이다. "아침에 먹고 저녁에 토하고, 저녁에 먹고 아침에 토하여, 소화가 잘되지 않는다"(《금궤요략金匱要略·구토홰하리병맥증치제십칠嘔吐噦下利病脈證治第十七》)에 나오는 특징이다.

장중경 시대는 아마도 하루 두 끼로 아침저녁 두 시간대였을 것이다. 아침저녁 두 끼 사이의 간격은 대략 6~10시간이며, 저녁식사부터 아침식사 사이의 간격은 더 길었을 것이다. "숙곡불화宿穀不化"는 위의 부숙腐熟기능 저하와 배출 장애를 시사한다. 한마디로 말하면, 반위병反胃病은 비교적 심각한 소화기능 장애이다. 현대 임상에서는 항생제를 다량 사용하여 생기는 구토, 유문폐색, 신경성 구토, 식도경련, 방사선 화학요법 후 위장 반응으로 인한 구토, 임신성 구토 등을 볼 수 있다. 그러나 이러한 종류의 위반胃反은 체질이 허약한 환자에게 더욱 흔하다. 반복적 구토, 장기간 금식, 고한苦寒한 공하약攻下藥을 반복적으로 사용하여 체내의 진액이 모두 고갈된 자에게도 보인다. 환자는 대부분 여위고 비쩍 말랐다. 설광무태舌光無苔하고, 대변은 굳어서 잘 나오지 않으며, 숨이 차고 힘이 없다. 다시 말하면, 허약한 사람이 오랫동안 구토를 하였을 때 대반하탕大半夏湯을 쓰는 것이다. 왜 그럴까? 대반하탕大半夏湯의 조성을 살펴보자. 처방 중 반하半夏는 지구요약止嘔要藥이며, 장중경張仲景 처방 중 반하半夏를 썼다는 것은 대부분 구토嘔吐의 증상을 갖고 있다. 인삼은 기액氣液을 보補한다. 장중경은 대한大汗, 대토大吐, 대하大下 이후 체액이 부족한 사람, 특히 "심하비경心下痞硬" "불수식不受食"한 자에게 많이 사용하였다. 이른바 심하비心下痞는 상복부가 불편한 것을 말하고, 딱딱한 것은 복근의 탄력이 없어 마른 사람에게서 많이 볼 수 있다.

《외대비요外臺秘要》 대반하탕大半夏湯 방증에 대해서 "구토와 심하비경心下痞硬[106]"이라고 자세히 설명하였다. 백밀白蜜 즉 봉밀蜂蜜은 능히 "약성을 부드럽

106 위완부(胃脘部)가 막혀 그득하고 답답하여 편하지 못하면서 누르면 단단한 병증. 사열(邪熱)과 위(胃)의 수음(水飮)이 어울려 생김. 비색(痞塞), 창만(脹滿), 동통(疼痛)의 증상(症狀)이 있다.

게 하고 비기脾氣를 더한다"라고 하였다(《경방예석經方例釋》). 장중경張仲景은 봉밀을 사용하는 데 고수高手였다. 《상한론傷寒論》에 밀전도蜜煎導라는 방이 있는데 봉밀만을 사용하여 엿처럼 만들어서 대변건조大便乾結에 외용으로 사용하였고, 저부탕猪膚湯이라는 방은 봉밀과 돼지껍질, 쌀가루를 끓여서 고처럼 만들어 음허陰虛로 인한 인후통을 치료하였다. 또한 도홍경陶弘景은 봉밀을 "음식불하食飮不下"에 주로 사용한다(《본초경집주本草經集注》). 또 민간에서는 봉밀蜂蜜을 물에 타서 복용하여 노인성 변비를 치료할 수 있다는 생활 상식도 있었다. 이러한 경험은 모두 대반하탕大半夏湯에 사용된 봉밀蜂蜜에 대한 설명에서 시작되었고, 마르고 약한 사람의 위장 기능 저하, 특히 변비가 있고 먹지 않는 사람에게는 봉밀蜂蜜은 없어서는 안 되었다. 정문설程門雪 선생은 "요즘 사람들은 반하半夏가 성질이 조燥하여 매일 사용하는 것을 꺼리는데, 뜻밖에도 반하半夏에 인삼參과 꿀蜜을 같이 쓰면 조燥하지 않고 강역降逆하는 기능으로 사용할 수 있다"라고 말했다. 대반하탕大半夏湯은 윤조양위潤燥養胃하는 지구止嘔 처방이라고 볼 수 있다.

대반하탕大半夏湯과 유사한 것은 소반하탕小半夏湯이며, 반하半夏와 생강生薑 두 가지 약을 사용한 지구止嘔 처방이다. 장중경張仲景은 "다양한 구토嘔吐와 먹고 싶으나 먹을 수 없을 경우"에 사용하였다. 《금궤요략金匱要略》 두 처방의 차이점은 무엇일까?

첫째, 소반하탕小半夏湯은 구嘔를 주증상으로 하여 메스꺼움이 두드러지지만, 대반하탕大半夏湯은 토吐를 주증상으로 하여 일반적인 구토 전에는 메스꺼움이 없다. 둘째, 소반하탕증小半夏湯證은 "먹고 싶지만 먹을 수 없다"이고, 대반하탕증大半夏湯證은 음식은 먹을 수 있지만 소화 장애가 있어 토할 수밖에 없는 것이다. 셋째, 소반하탕증小半夏湯證은 먹지 않아도 토하고 심지어는 먹어도 내려가지 않는다. 하지만 대반하탕증大半夏湯證은 먹으면 토하고 먹지 않으면 토하지 않는다. 넷째, 대반하탕증大半夏湯證은 심하心下가 비경痞硬한 것이고, 소반하탕증小半夏湯證은 심하心下가 비痞하지만 경硬하지는 않다.

대반하탕大半夏湯은 달여서 먹는 방법이 특이하다. 첫째, 오래 달여야 한다. 물 1말 2승에 백밀 1승을 넣고 약이 1승반이 될 때까지 끓여야 하므로 달이는 시간이 길다. 둘째, 봉밀蜂蜜과 물을 잘 섞어 약을 달여야 하는데, "꿀을 240번 섞는다"라고 하였다. 그 이유는 무엇일까? 또한 청淸대 막매사莫枚士 선생의 고증에 따르면 대반하탕大半夏湯을 끓이는 물은 샘물이어야 한다(《경방예석經方例釋》). 그 이치는 또 어디에 있는가? 나는 짧은 시간으로 억측할 수 없다.

121 황금탕黃芩湯으로 치료한 요통

2016-7-18 15:44:18

Z씨(여성)는 70세가 다 되어 요추디스크 수술을 받은 지 1달 정도가 되었지만 여전히 허리가 끊어질 듯한 요통이 있고, 하지下肢는 산마창통酸麻脹痛하였으며, 허리에는 작열감灼熱感이 있고, 발은 얼음같이 차가웠다. 내가 Z씨를 보았을 때, 풍만한 체격에 피부는 희고 에너지가 넘쳤으며, 맥은 활삭滑數하고 혀는 붉고 태苔는 건조하였다. 내복열內伏熱이 있다고 진단하여 황금탕黃芩湯을 처방하였다. 황금黃芩 20g, 백작白芍 30g, 생감초生甘草 20g, 대추紅棗 20g, 황백黃柏 15g을 매일 1제劑씩 3일 동안 복용하게 하였다. 오늘 아들이 전화로 어머니의 통증이 현저히 감소하고 국소적인 열감도 감소하였으며 다리가 따듯해졌다고 알려왔다. 위 처방을 3일 동안 더 복용하도록 지시하였다.

황금탕黃芩湯을 복열伏熱이 있는 요통腰痛에 사용하였는데, 이는 최근 몇 년 동안 나의 경험으로 찾은 것이다. 먼저 소개할 S씨(여 23세)는 천추미골과 왼쪽 하지에 통증이 있어서 검사해 보니, 항스트렙토라이신O(ASO), C 반응성 단백질(C-reactive protein, CRP), ESR(Erythrocyte Sedimentation Rate) 수치가 모두 높게 나왔으나 항생제 치료 효과가 없어 양방에서는 진단할 수 없는 병이었다. S씨는 피부가 하얗고 입술은 붉었으며, 생리통이 있었고, 치질과 항문열상, 변혈便血도 갖고 있었다. 나는 황금탕黃芩湯 원방을 썼고, 1개월 후에 재진하였는데, 요천골의 통증이 사라졌고 혈액검사의 여러 지표들이 정상으로 돌아왔다.

올해 청명절清明節 이후에 원래 요추병腰椎病이 있던 나의 노모는 허리가 찌뿌둥하여 불편해하고 아침에 일어날 때 더욱 힘이 들었으며, 왼쪽 다리에 찢어지는 듯한 통증이 있어서 스스로 애구고약艾灸膏藥[107]을 사용하였으나, 효과가 없고 오히려 통증은 더욱 심해졌다. 나의 어머니는 체질적으로 건장하고 목소리도 크며 맥은 대大하고 유력有力하였다. 2년 전 요추 수술 후 추간판염이 생

107 중성약으로 애엽을 주요한 재료로 만든 따듯한 파스 같은 것이다.

겼었는데, 내가 사심탕瀉心湯, 월비가출탕越婢加朮湯 등을 써서 치료하였다. 이번 요통腰痛은 열증熱證을 치료하기 위해 황금탕黃芩湯 원방을 썼다. 두 제劑를 먹은 후에 통증은 감소하였고 5일 후에는 완전히 회복되었다.

그날 봤던 Z씨는 위의 사례들 때문에 마음에 확신이 있어서 신속하게 황금탕黃芩湯을 처방하였고 작열灼熱감이 국부에 있었기에 황백黃柏을 더하였다.

황금탕黃芩湯 중에 백작白芍, 감초甘草는 각연급脚攣急을 치료하는 장중경의 중요한 조성이다. 두 가지 약을 같은 양으로 사용하면 천고千古의 명방名方인 작약감초탕인데, 각연급脚攣急을 치료하는 효과가 신묘하고 고대에는 거장탕去杖湯이라고도 불렸다. 양허한중陽虛寒重한 사람은 부자附子와 오두烏頭를 더하고, 내유복열內有伏熱한 사람에게는 마땅히 황금黃芩·황백黃柏을 더한다.

임상적으로는 한습요통寒濕腰痛을 가장 많이 볼 수 있고, 열통熱痛도 적지 않게 볼 수 있다. 앞에서 언급한 3가지 사례는 모두 복열요통伏熱腰痛에 속한다.

복열요통伏熱腰痛은 아래 4가지로 감별할 수 있다. 첫째, 눈으로 보면 에너지가 넘치고 피부는 하얗고, 입술은 붉고 혀도 붉다. 둘째, 문진을 하면 몸에 열이 많고 땀을 많이 흘리고 쉽게 땀이 나며, 대변은 건조하거나 찐득하고 냄새가 심하며, 항문에는 작열감이 있고 항문열상이 있기도 하다는 것을 알 수 있다. 셋째, 관절 부위가 붉고 부어 있으며 열감이 있다. 넷째, 맥이 대부분 활삭滑數하다.

황금탕黃芩湯은 4가지 약재로 되어 있으나 효과가 매우 좋으며 가격도 하루에 약 2000원을 넘지 않는다. 이런 처방으로 병을 보살피는데, 백성들이 어찌 한의학이 좋다고 말하지 않겠는가?

122 당귀작약산當歸芍藥散으로 치료한 변비

2016-7-19 20:13:09

며칠 전 아침에 위챗(WeChat)[108]에 게시된 한 친구의 게시물을 보게 되었다. "변비 15년, 방광암 및 신우암 3년차로 한쪽 신장을 제거한 지 5개월이 지났고, 약을 2제劑밖에 복용하지 않았는데, 오늘 아침 엄마는 너무도 편안하게 정상 변을 보았다." 이 친구는 내가 쓴 '2016-7-13' 진료기록을 첨부하였다. 환자는 이미 8차례 화학요법을 받았고, 특별한 불편함은 없었으나 소변에 거품이 많았으며, 15년간 변비가 있었다. 평소에 체력은 좋은 편이고, 매일 4km 정도를 걷는다고 하였다. 고혈압, 과콜레스테롤혈증, 담결석이 있었다. 수면과 식사는 좋은 편이고, 대변은 3일에 한 번 정도 보았고 건조하여 마치 알밤 같다고 하였다. 당귀當歸 15g, 천궁川芎 20g, 생백작生白芍 60g, 생백출生白朮 60g, 복령茯苓 20g, 택사澤瀉 15g, 7제劑를 처방하였고 하루 한 제劑를 복용하도록 하였다.

나는 에너지가 넘치며 얼굴빛이 약간 노랗고 부종이 있는 모습의 노인이 생각났다. 그녀의 가장 고통스러운 주소主訴증은 변비였다. 설사약을 먹지 않으면 변을 보지 못하였다. 복부를 눌렀을 때 부드러웠고, 설태舌苔도 두껍지 않았다. 허비虛秘의 한 종류였다. 나는 당귀작약산當歸芍藥散을 사용하기로 하였다. 《금궤요략金匱要略》에서 당귀작약산當歸芍藥散은 양혈養血·조경調經·이수利水·지통止痛의 공효功效가 있는 양태養胎하는 처방이다. 당귀當歸 3냥兩, 작약芍藥 1근斤, 천궁川芎 반 근半斤, 복령茯苓 4냥兩, 택사澤瀉 반 근斤, 생백출生白朮 4냥兩을 사용한다. 위의 여섯 가지 약은 절구에 찧어서 가루로 만든 후 방촌비方寸匕[109]로 떠서 술에 타서 하루에 3번 먹는다. 원방原方은 임산부의 복통과 여성의 다양한 복통 등에 쓰였고, 후세에는 부인과 질병에 다양하게 응용되었으

108 중국에서 사용하는 메신저로 우리나라의 카카오톡과 비슷한 앱이다.

109 지난날에 산제(가루약)의 양을 계량할 수 있게 만들어 쓰던 약숟가락의 하나. 정방형의 1치 되는 약숟가락을 말한다. 광물성 한약가루 1방촌비는 약 2g 정도이고 식물성 한약가루 1방촌비는 1g 안팎이다.《한의약대사전》

며, 임상에서는 복통·부종·두현頭眩·심계心悸·구갈口渴하고, 소변불리小便不利 등에 응용할 수 있다. 예를 들면 복통 및 출혈을 동반한 부인과 질환인 통경痛經, 폐경 불임증, 기능성 자궁출혈, 복통 및 출혈을 동반한 부인과 질환 및 부종과 설사를 동반하는 주산기[110] 여성의 태위부정胎位不正, 태아발육부진, 계류유산, 습관성유산, 임신성 고혈압증후군, 얼굴색이 노랗고 부종이 있는 면역성 간병, 만성간염, 간경화 하시모토병, 철 결핍성 빈혈, 월경량이 적고, 설사를 동반하는 좌창痤瘡, 황갈반黃褐斑, 탈항脫肛, 치창痔瘡 등은 모두 당귀작약산當歸芍藥散을 쓸 수 있는 기회가 있다.

당귀작약산當歸芍藥散은 변비를 치료할 수 있으며, 나는 적지 않은 사례가 있다. 일반적으로는 여성이나 노인에게 많이 쓴다. 대변이 건조하여 알밤 같거나, 처음에는 딱딱하여도 끝에는 형체가 없는 변을 보는 사람들은 대부분 얼굴이 노랗고 피부가 건조하며, 복부를 눌러보면 부드럽고 하복부에 덩어리가 만져지거나 압통이 있다. 또 복통, 통경痛經, 하지경련 등이 있기도 하다. 이런 종류의 변비는 비허脾虛인데 대황大黃과 망초芒硝는 사용할 수 없으며 생지生地와 종용蓯蓉 또한 효과가 없다. 나는 보통 당귀작약當歸芍藥散을 사용하고 백작白芍과 백출白朮을 중용重用[111]한다.

110 주생기. 출산 전후의 기간. 일반적으로 임신 29주부터 생후 1주까지이다.

111 용량을 더 많이 쓴다.

123 오수유탕吳茱萸湯과 당귀사역탕當歸四逆湯으로 치료한 두통

2016-11-30 17:21:35

“두통이 너무 심해 눈알이 튀어나올 것 같고, 이마는 화끈거려서 매우 애를 먹었어요…….” 그녀는 눈살을 찌푸리며 부은 눈에서는 눈물이 흘렀다. 동북에서 오신 아주머니는 여러 해 동안 두통으로 고생했고, 특히 3개월 전부터 정도가 심해졌다고 한다. 현지 병원에서는 비후성 경수막염, 혈관염 등의 진단을 받았다.

그녀는 11월 7일에 내 진료실에 왔다. 50세가 막 넘은 그녀는 키가 크고 피부색이 창백하며 눈꺼풀이 부어 있었다. 그녀는 나에게 두통이 매우 심하고 하루걸러 한 번씩 나타났으며 두통이 시작되면 통증이 극심하여 매번 펑펑 울었고, 국소적으로 작열감灼熱感이 있지만 추위를 느낀다고 하였으며, 어제는 뿜어내는 듯한 구토를 3회 하였다고 하였다. 그녀는 나에게 어렸을 때 냉동창고에서 3년간 일을 했다고 말했으며, 건선을 앓고 있었고, 2010년 고열이 있어 입원하였는데 퇴원 시에 베게너육아종증혈관염이 의심되어 지금까지 호르몬제제 등을 복용해 왔다. 그녀의 아버지는 소뇌위축증이 있다. 나는 통증을 줄여주기 위해 오수유탕吳茱萸湯(오수유吳茱萸 15g, 당삼黨參 15g, 건강乾薑 10g, 대추紅棗 30g) 7제劑를 썼다.

5일 후 재진하였고 정신상태가 완전히 다른 사람 같았다. 4제劑를 복용한 후, 통증은 참을 수 있을 정도가 되었고, 5제劑를 복용한 이후에는 두통이 한 번 나타났으며, 통증이 지속되는 시간이 단축되었다. 최근에는 손발에 마목감과 저림이 나타나고, 이 증상이 있을 때 손바닥이 창백해졌다. 약의 효과가 이미 나타났다고 보았으며, 계속해서 치료에 협조하기로 하였다. 처방①: 오수유吳茱萸 15g, 당삼黨參 20g, 건강乾薑 10g, 대추紅棗 40g. 처방②: 당귀當歸 15g, 계지桂枝 15g, 백작白芍 15g, 자감초炙甘草 10g, 세신細辛 5g, 대추紅棗 50g, 통초通草 5g. 위의 두 처방을 교차하여 15제劑씩을 복용할 것을 당부하였다. 어제 메시지에서 동북으로 돌아간 지 10일이 되었는데 한 번도 두통이 재발하지 않았다고 나에게 기쁜 소식을 남겼다.

오수유탕吳茱萸湯은 지통止痛, 지구止嘔의 대표방이다. 경전 중에 보이는 증상으로는 밥을 먹으면 토할 것 같고, "음식을 먹으면 구역질이 나는 경우"(《상한론傷寒論》 243조), "소음병少陰病에 토하고 설사하며 번조煩躁가 있고, 손발이 궐랭逆冷하고 죽을 것 같은 경우"(《상한론傷寒論》 309조), "헛구역질을 하고, 연말涎沫을 토하고, 머리가 아픈 경우"(《상한론傷寒論》 378조), "구역감이 있고, 흉만胸滿한 경우"(《금궤요략金匱要略·구토홰하리병맥증치제십칠嘔吐噦下利病脈證治第十七》) 등이 있다.

후세 의가들의 의안醫案을 보면 오수유탕증吳茱萸湯證은 아래 4가지 경우를 가장 많이 볼 수 있다. 첫째, 두통이다. 주로 정수리 위주로 통증이 격렬하게 있는데, 마치 갈라지는 것 같기도 하며 송곳으로 찌르는 것 같기도 하다고 한다. 혹자는 수건으로 머리를 감아 묶기도 하고, 혹은 신음이 멈추지 않기도 하며, 손으로 머리를 때리거나, 미친개처럼 머리를 감싸고 뛰어다니며, 듣지도 대답하지도 않고, 잠시도 쉬지 않으며, 실내를 빙글빙글 돌기도 한다. 복통이 있을 때도 사용할 수 있는데, 이 통증에는 대다수가 배가 부어오르고 덩어리가 만져진다. 둘째, 구토이다. 물을 토하거나, 맑은 침 가래를 토하기도 한다. 구역질을 자주 하기도 하며, 신물이 올라오고, 트림을 하기도 한다. 많이 먹지만 맛을 모르고, 위가 차갑다. 셋째, 수족역랭手足逆冷이다. 손발이 얼음같이 차갑거나, 허리와 등에 냉통冷痛이 있고, 혹은 코와 입, 이에 냉기가 심해 참을 수 없을 정도라고 하기도 한다. 넷째, 죽을 것 같은 번조煩躁이다. 극도로 번조煩躁하고 빛이나 소리를 싫어한다. 또는 입수入睡가 쉽지 않고, 꿈을 많이 꾸고, 쉽게 깨거나, 침대에 누워도 몸을 이리저리 뒤척이기도 하고, 손이나 머리를 흔들기도 하는 등 극도로 불안해한다.

위 사례의 경우에는 극심한 두통과 구토를 동반하고 추운 것을 싫어하므로, 오수유탕증吳茱萸湯證에 부합하여 방方과 증證이 딱 맞아 효과가 즉시 나타났다.

당귀사역탕도 진통 효과가 있는 방方이지만, 산한散寒의 공효功效가 있어서 사지말단이 차가워 보랏빛이 되며, 맥은 세細하고, 통증은 마치 송곳으로 찌르는 듯한 임상적 특징을 갖고 있어 한성寒性체질에 적합하며, 여성에게서 더 흔하다. 경전 중에 보이는 증상으로는 손발이 몹시 차갑고, 맥이 세細하여 끊어질 듯한 경우(《상한론傷寒論》 351조)이며, 임상에서는 얼굴이 청자靑紫색이고, 사지가 얼음과 같이 차면서 통증이 있으며, 말단은 암홍색이나 담자淡紫색이고, 혀는 담淡하고, 태苔는 희다. 또 목이 마르지 않고, 동상에 걸렸거나, 혹 이전에 동상에 걸렸던 적이 있다면 이것을 근거로 삼을 수 있다. 하지만 위의 모든 증상이 해당되어야 하는 것은 아니며 한두 가지만 있더라도 괜찮다.

위의 환자는 얼굴이 창백하고, 온몸이 차갑고 추웠으며, 손발에 마목감과 저림이 있고, 게다가 혈관에 병이 있었으므로, 당귀사역탕증當歸四逆湯證에 부합된다.

비대경수막염(hypertrophic cranial pachymeningitis)이든 베게너육아종증성혈관염이든 모두 비교적 까다로운 질병이다. 환자는 호르몬제제와 메토트렉사트(methotrexate)로 수년간의 치료를 했음에도 여전히 증상을 조절하지 못하였고 두통이 더욱 심해졌는데, 간단한 경전의 두 가지 처방으로 평온해졌다고 하니 적어도 단기적인 효과는 확실했다. 또한 두 가지 처방을 하루씩 교차하여 복용하는 것은 두 처방이 상합相合하지는 않아 내가 최근에 생각해낸 복용 방법이다. 각각의 경방經方마다 구성이 다르고, 가감加減으로 인해 구성에 영향을 미칠 수 있으며, 공전共煎·분전分煎 또한 미묘한 변화가 있을 수 있다. 따라서 이렇게 신중한 방식을 통해 효과가 어떠할지 지켜봐야 하겠다.

124 평충平沖·정계定悸하는 영계감조탕苓桂甘棗湯

2016-12-2 14:55:09

영계감조탕苓桂甘棗湯은 복령계지감초대조탕茯苓桂枝甘草大棗湯의 약칭으로 정계定悸시키는 데 효과가 빠르고 안전하다. 올해 5월 고향에서 진료한 사례를 살펴보도록 하자.

루盧 씨(남성, 77세)는 5월 22일 초진으로 내원하였다. 광대뼈가 두드러지게 올라와 있고, 양볼은 살이 없어 함몰되어 있었으며, 전체가 틀니인데 헐거워서 말하는 것이 어눌하였다. 혀는 반대胖大하고 색은 자암紫暗하였다. 설면舌面에 백태白苔가 두꺼웠으며, 루盧 씨의 목소리는 쉬어 있었다. "기력이 없어, 어지럽고, 가슴이 답답해 여기……." 그는 손을 뻗어 가슴을 만졌다. 가족들이 나에게 루盧 씨에게 고혈압, 심방세동, 뇌경색이 있다고 알려주었다. 최근에는 자주 의식을 잃고 넘어져 병원에 입원하기도 했다.

루盧 씨는 한의학 치료를 원하였다. 나는 루盧 씨를 눕혔다. 그는 확실히 매우 말랐고, 배가 주상복舟狀腹[112] 형태였다. 누르면 심하게 납작해지고 탄력이 없었으며, 넓은 바지통 안에 앙상하게 마른 종아리에는 건조한 각질이 떨어졌다. 맥은 공대空大하고, 누르면 딱딱하고, 맥박이 고르지 못하였다. "이 사람은 '계지인桂枝人'이다." 나는 복령茯苓 40g, 육계肉桂 10g, 계지桂枝 10g, 자감초炙甘草 30g, 대추紅棗 50g, 5제를 처방하였다.

6월 22일 재진 시 그의 정신상태가 눈에 띄게 호전되었고, 얼굴빛이 약간 붉어진 듯 보였다. 그는 7제를 먹은 후에 가슴 두근거림과, 일어날 때 현기증이 확연히 줄었으며, 식욕과 체중이 늘었다고 나에게 기쁘게 말하였다. 가족들은 나의 처방 17제를 연달아 복용하였다고 했다. 하지만 기력이 아직 부족하고 숨이 찬 증상이 있어, 이전 처방에 방제에 용골, 모려, 당삼을 넣어 중단하지 말고 계속 복용할 것을 당부하였다.

---

112 abdominalretraction / scaphoid abdomen, 앙와위(仰臥位)를 하였을 때 앞쪽 복벽이 눈에 띄게 꺼져 있고, 심하면 복벽이 함몰되어 척추에 거의 가까워져 늑궁, 장골증선, 치골이 함께 노출되어 배가 배(船) 모양과 같아진다. 체중감소와 탈수증이 있는 사람에게서 보인다.

영계감조탕은 정계定悸 처방이다. 《상한론》 65조에서 "땀을 낸 후 환자의 배꼽 아래가 두근거리는 경우 분돈奔豚이 발작하려는 것이니"라고 하였다. 즉 배꼽 부분에서 강한 박동감을 느끼는데 마치 아기돼지가 뛰어 위로 솟구치는 듯한 느낌으로 사람으로 하여금 당황스럽고 불편함을 느끼게 할 뿐 아니라 심하면 혼절하게 된다는 것으로, 장중경은 심황心慌·심계心悸가 심한 환자를 이와 같이 묘사하였다. 이 경우 주로 순환기계 질환과 신경정신과 질환, 특히 심부전, 심방세동, 부정맥, 저혈압, 동맥경화, 심장판의 이상 등이 있다.

가슴이 두근거리고 혼절하는 것이 주소主訴증이었고, 심각한 심뇌혈관 질환이 있으므로, 질병으로만 보았을 때 복령계지감초대조탕의 사용이 적합하였다. 다만 영계감조탕은 사람이 마르고 약한지, 설질舌質이 어둡고 선명하지는 않은지[暗淡], 맥은 무력無力하지 않은지 여부를 가늠해봐야 한다. "계지인桂枝人"을 중요하게 고려해야 한다. "계지인桂子人"은 많은 양의 계지, 육계를 사용하거나, 장기간 계지류 처방을 사용하는 사람들을 간단히 이르는 말이다. 이 사람들은 대부분 수척하고 초췌하며 땀이 쉽게 나고, 심장이 쉽게 두근거리며, 혀가 특히 어둡고 선명하지 않고, 색은 자암紫暗하고, 설질舌質은 통통하고 부드러우며, 맥은 약弱한 특징을 갖고 있다. 그럼 뚱뚱한 사람은 이 처방을 쓰지 못하는 것인가? 이것은 결코 단언할 수 없으며, 때때로 그럴 수도 있다고 하겠다. 다만 영계감조탕의 대추 15매枚와 감초 2냥兩을 더해 사용한 약물 조성을 보았을 때, 일반적으로는 마른 사람에게만 사용할 수 있다고 하나, 혹자는 부종이 없는 사람, 허반虛胖하지 않은 사람에게만 쓴다고 한다. 감초는 사람을 붓게 하고, 대추는 살찌게 한다. 《상한론》의 감초방은 대부분 극심한 한汗·토吐·하下 후에 몸의 진액 손상이 심각해지면 많은 양을 쓰게 된다. 대용량의 대추방은 대부분 허로虛勞한 것에 쓴다. 예를 들어 자감초탕炙甘草湯에는 대추 30매枚, 서예환薯蕷丸에는 대추 100매를 쓴다.

경방經方 중에는 정계定悸 처방이 많이 있으며, 여러 방제들은 영계감조탕苓桂甘棗湯과 매우 유사하다. 예를 들면 영계출감탕苓桂朮甘湯은 대추를 사용하지 않고 백출을 사용한다. 이는 이수利水를 통하여 정계定悸시키려 하는 특징이 있어, 음수飮水가 적체되어 "심하心下가 역만逆滿하여 기氣가 가슴으로 상충上沖하면, 일어날 때 어지럼증이 생긴다"라는 것에 사용할 수 있으며, 대부분 위하수胃下垂·위저류胃潴留, 설사 등의 소화기 질환 환자에게서 많이 보인다.

복령계지오미감초탕茯苓桂枝五味甘草湯은 대추를 사용하지 않고 오미자를 써서 탈진과 정계定悸시키는 특징이 있고, 기침·천식 환자 중 침을 많이 흘리나 입이 건조한 환자에게 쓸 수 있다. 맥은 미微하고, 궐역厥逆하여 얼굴이 술 취한 사람처럼 뜨겁고, 소변을 잘 보지 못하나 또 자주 가고 싶어 한다면, 이것은 심폐질환의 허탈虛脫 조짐으로, 기관지염, 기관지 천식 폐기종, 저혈압 등에서 많이 보인다. 처방에 쓰인 한 가지 약물의 차이는 방증이 동일하더라도 그 사이의 다름을 볼 수 있는데, 경방經方의 엄격성을 여기에서 짐작할 수 있다.